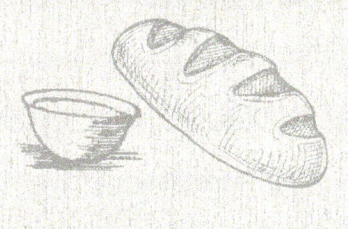
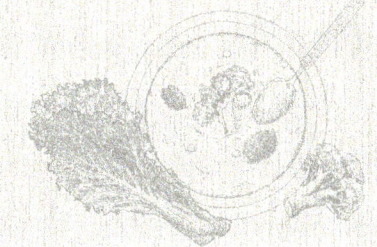

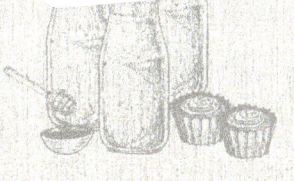
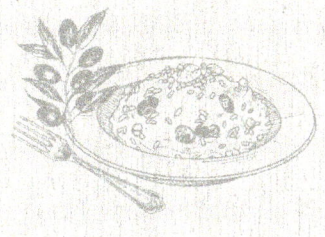
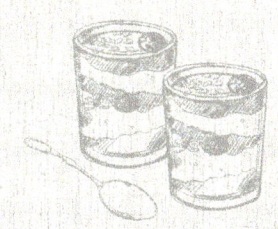
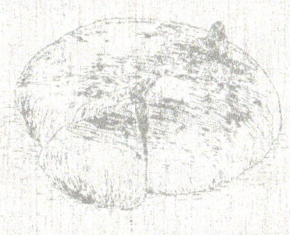

¡COME BIEN Y SÉ FELIZ!

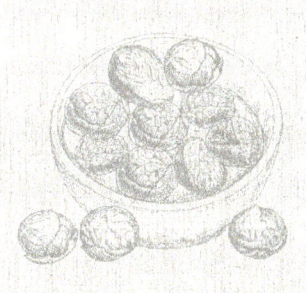
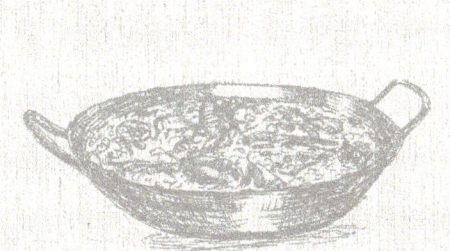
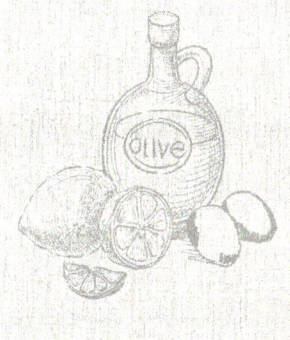
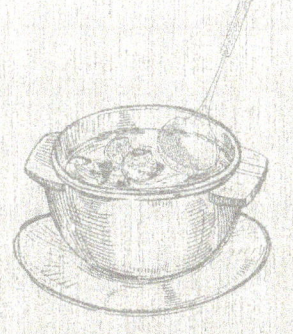
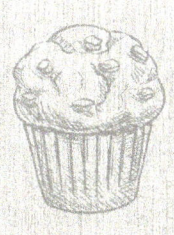
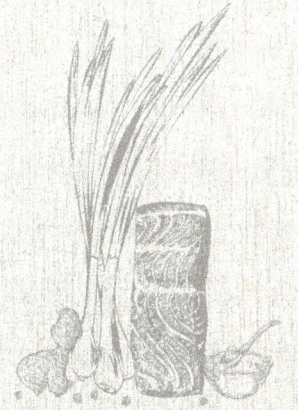

Come bien y se feliz: recetas fáciles y sencillas para llevar una vida sana, feliz y equilibrada.

© Carmen Delgado, 2021.

https://carmensorganickitchen.com

Fotografía © Shelly Waldman.

Fotografía © Carmen Delgado, páginas 16, 128, 136, 188, 196, 202.

Fotografía de Quentin bacon, páginas 10, 183.

Portarretratos de Carmen en contraportada, bio y páginas 6 y 224 de Nish Photography, Australia.

Diseño, maquetación y dirección artística de Rosa Mármol, art&ficio. Studio.

Edición y traducción de textos: Carmen Delgado, Maria del Mar Damany, Mayte Sanz y Rosa Mármol.

Los derechos morales de Carmen Delgado al ser identificada como autora de este trabajo se han afirmado siguiendo la Ley de Propiedad Intelectual.

Publicado por primera vez en inglés con el título *Traditionally Rustic Food: Easy & Simple Recipes for a Healthy, Happy & Balanced Life*, ISBN: 978-0-6450673-0-9 por Carmen Delgado en los Estados Unidos de América en 2021.

ISBN: 978-0-578-32931-4

Cualquier opinión expresada en este trabajo es exclusivamente del autor y no es necesariamente la opinión sostenida o respaldada por Carmen Delgado.

Todos los derechos reservados. Ninguna parte de esta publicación puede ser reproducida o transmitida por ningún medio, electrónico, fotocopiado o de otro tipo, sin el permiso previo por escrito del autor.

Descargo de responsabilidad:

Toda la información, técnicas, habilidades y conceptos contenidos en esta publicación tienen la naturaleza de un comentario general únicamente y no se recomiendan de ninguna manera como consejo individual. La intención es ofrecer una variedad de información para brindar una gama más amplia de opciones ahora y en el futuro, reconociendo que todos tenemos circunstancias y puntos de vista muy diversos. Si algún lector opta por hacer uso de la información aquí contenida, es su decisión, y el autor y los editores no asumen responsabilidad alguna bajo ninguna condición o circunstancia. El autor no se hace responsable del éxito comercial, financiero, personal o de otro tipo, los resultados o el cumplimiento de la decisión de los lectores de utilizar esta información. Se recomienda que el lector obtenga su asesoramiento independiente.

Come Bien y Sé Feliz

RECETAS FÁCILES Y SENCILLAS PARA LLEVAR UNA VIDA SANA, FELIZ Y EQUILIBRADA

Carmen Delgado

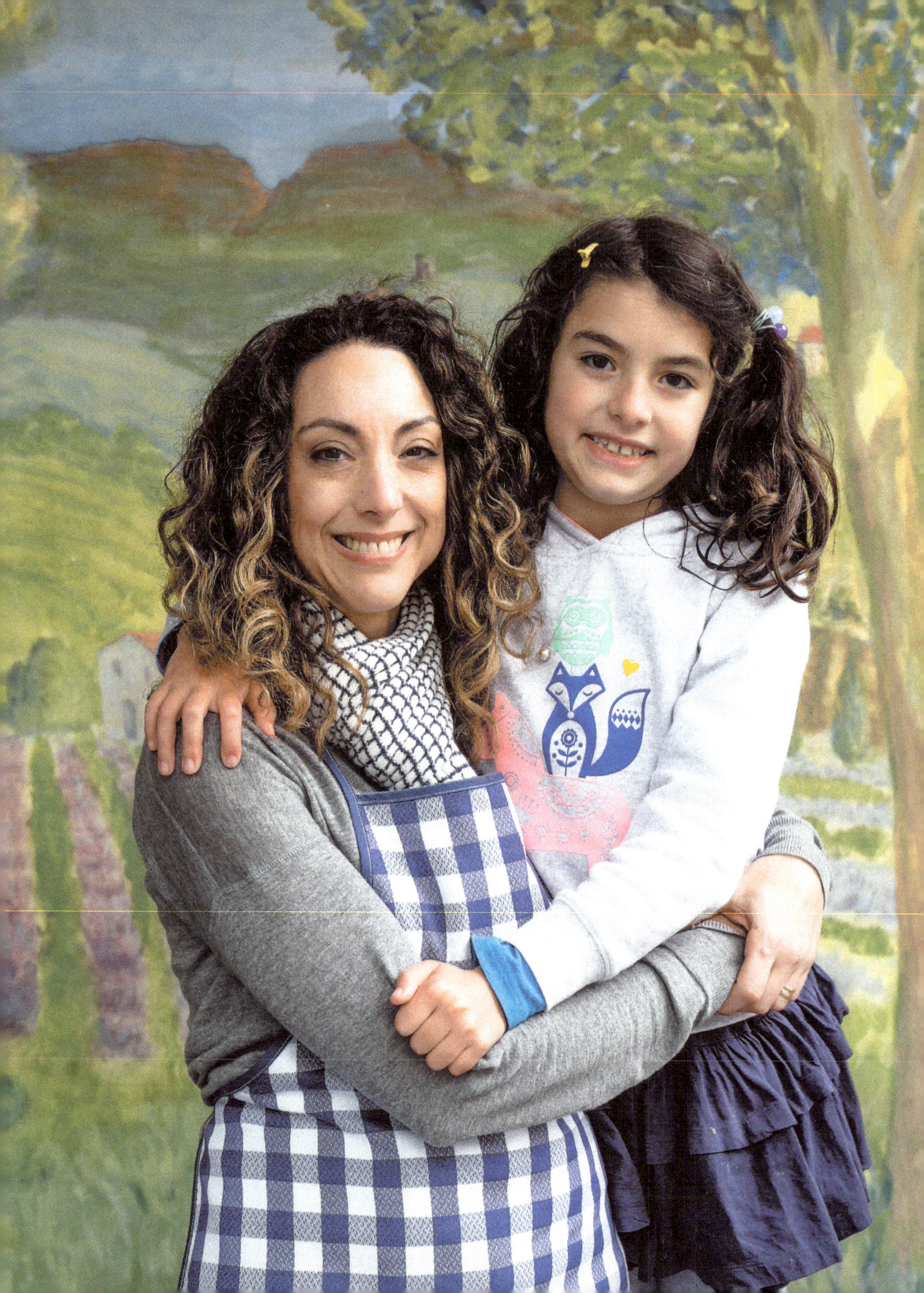

Para mi querida Gabriela, gracias por inspirarme a ser mejor persona y cocinera.
Te quiero hasta la luna y más allá.

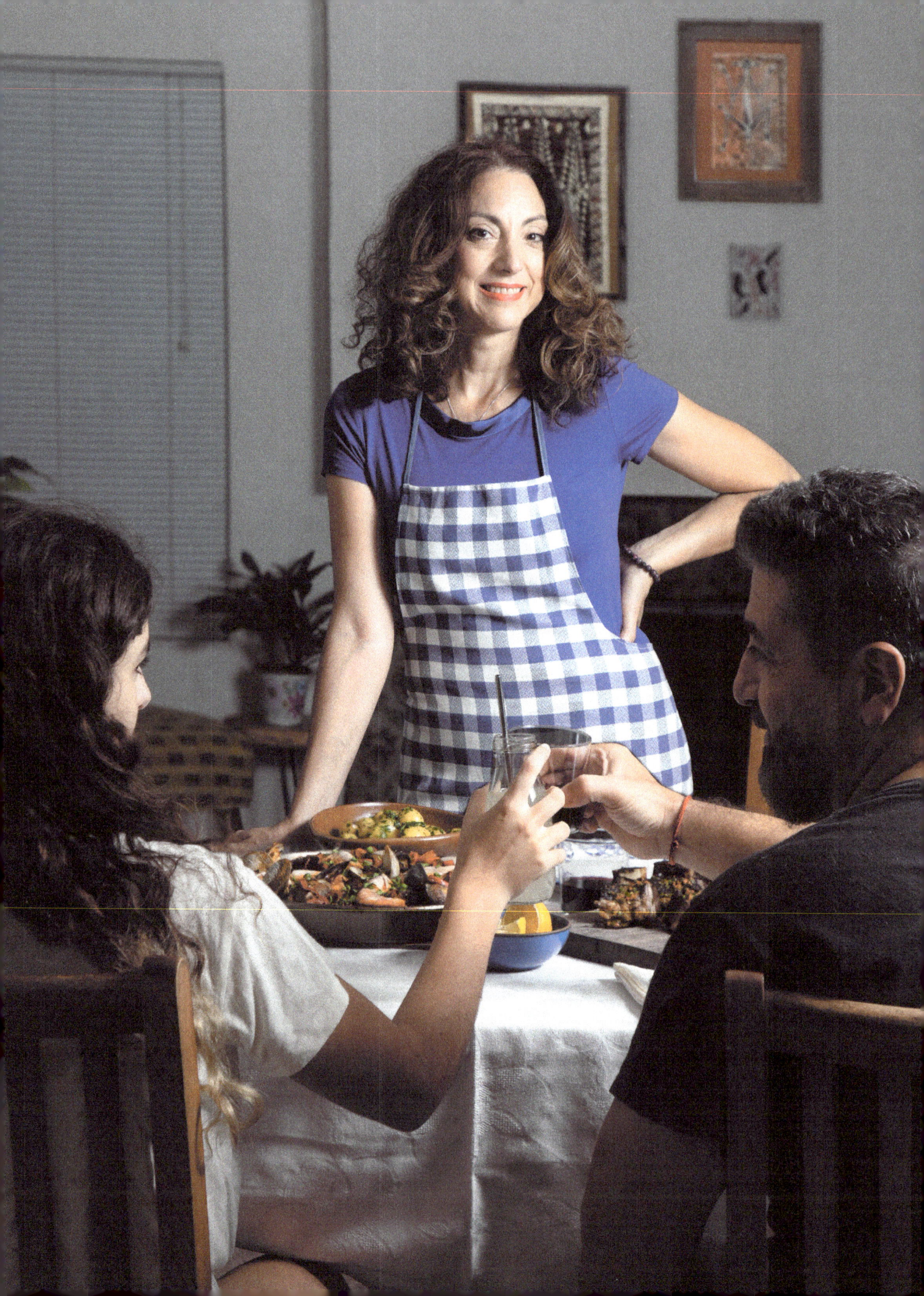

Tabla de Contenidos

Prólogo 11

Mi historia 13

¿Por qué ecológico (orgánico)? 17

Consejos y trucos 19

Básicos: caldos, mayonesa que nunca falla, pesto superalimento, aliños para ensaladas y mucho más 25

Bebidas: batidos de temporada, bebidas frías, calientes y ¡sangría! 41

Desayunos: ideas inspiradoras para un desayuno fácil y especial 55

Pequeños bocados: deliciosos dips y surtido de tapas 67

Ensaladas y guarniciones de verduras: un arcoíris de ensaladas y verduras llenas de sabor 91

Sopas nutritivas, abundantes y deliciosas 109

Pasta y arroz perfectos, paella, cuscús fácil y risotto delicioso 127

Pescados y carnes: almejas, mejillones, salmón, pollo y ternera con sabores internacionales 151

Panes y pizza: desde pan super fácil hasta panes del mundo y pizza de espelta 179

Dulces y postres: muffins básicos, pasteles, galletas, helado fácil, sorbete y chocolate 197

Agradecimientos 221

Índice 225

Sobre el autor 229

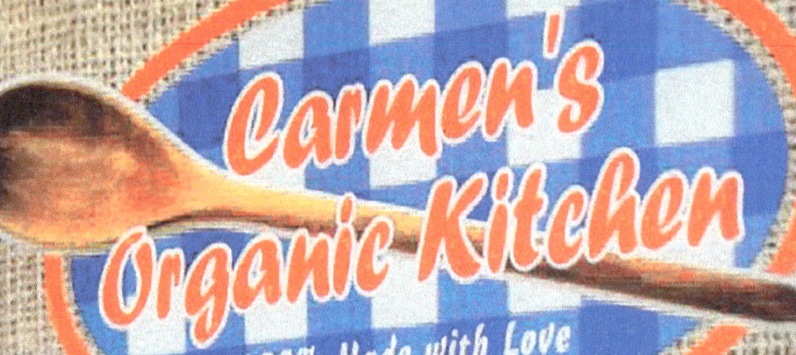

Carmen's Organic Kitchen
100% Made with Love

Rocky Road
$2 or
3 for $5

Prólogo

Desde el momento en que conocí a Carmen, pude sentir su amor por el arte de la cocina.

Cocinar no es solo algo que Carmen hace, ella es cocina. Carmen pone todo su corazón en el proceso de crear y preparar platos que alimentan el cuerpo y el alma de las personas que los disfrutan.

Sus profundas raíces culturales emergen en cada plato que prepara, y su inspiración se manifiesta claramente en la forma en que enseña a cocinar a sus clientes y fans.

Me conmueve su pasión por su carrera y su deseo de compartir sus conocimientos culinarios con aquellos que están listos para llevar su cocina a un nuevo nivel.

Sé que vas a encontrar mucha inspiración y alegría en las páginas de este libro, mientras te sumerges en el mundo de la cocina que Carmen comparte contigo.

¡Disfruta del libro!

Emily Gowor
ESCRITORA, COACH MOTIVACIONAL Y ORADORA INSPIRACIONAL

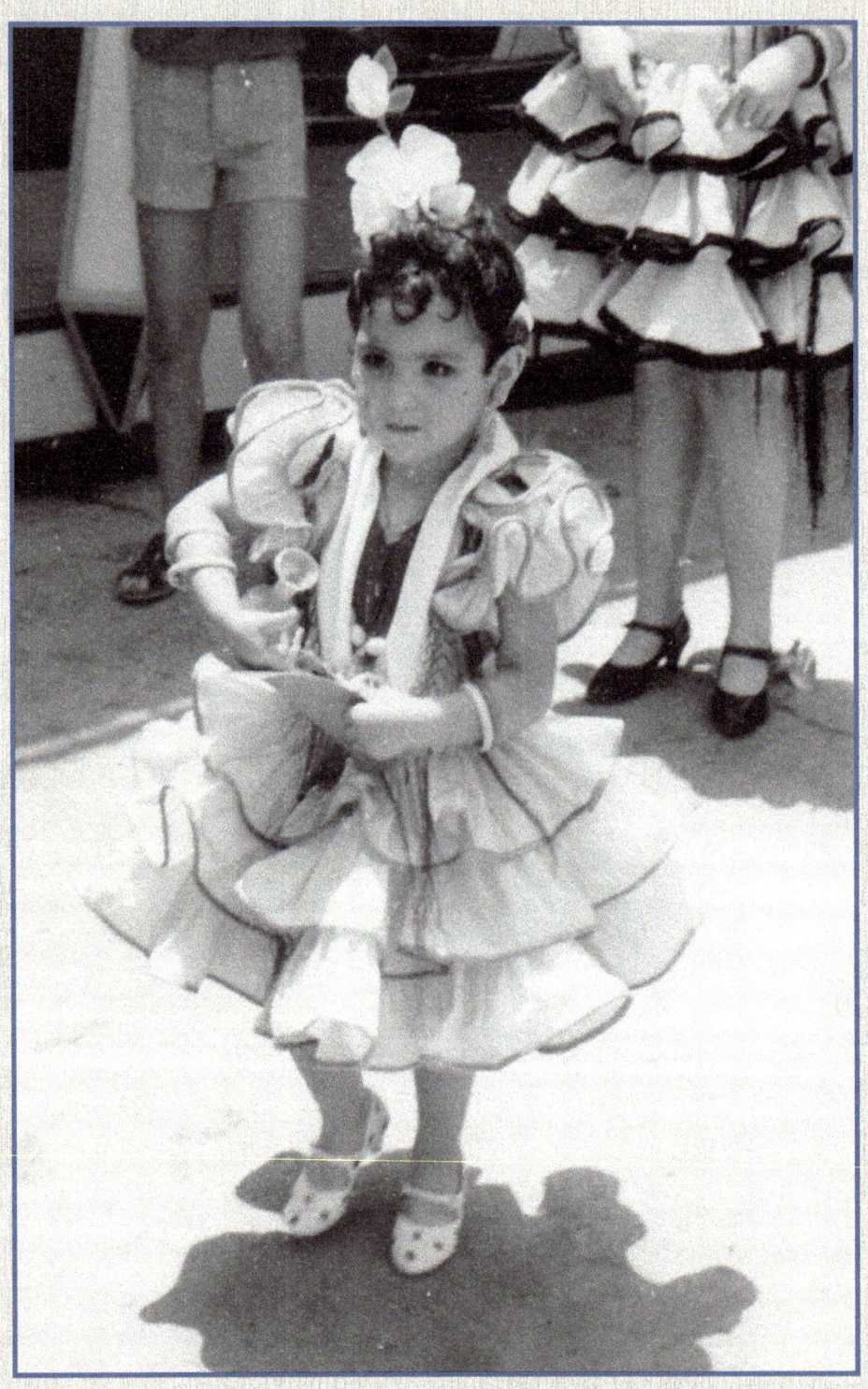

Carmen a los 3 años en la Feria de la Salud en Córdoba, España, su ciudad natal.

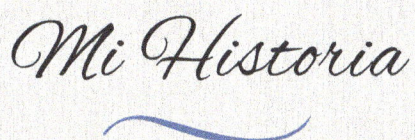

Mi Historia

N ací en Córdoba, España y soy la menor de seis hermanos. Mis recuerdos de la comida y la cocina están estrechamente ligados a mi infancia y a la familia. Recuerdo el lechero que venía a nuestra calle, la pequeña frutería de la esquina (donde todas las frutas y verduras de temporada eran riquísimas), nuestro carnicero local y la pequeña pescadería. Me encantaba ir a hacer las compras con mi madre. La comida era sencilla pero muy importante.

Siempre me ha interesado la comida y empecé a cocinar desde pequeña, aunque sin mucho éxito al principio.

Después de terminar la universidad y de trabajar algunos años, decidí seguir mi sueño de aprender a hablar inglés y continuar mis estudios universitarios. Así me embarqué en mi primera aventura en Estados Unidos.

Dos años después, me fui a Australia, donde me gradué con un MBA y conocí a mi marido. Sí, el AMOR... ¿No es lo que mueve el mundo? Nos conocimos en una cita a ciegas creyendo que éramos de la misma ciudad. Y lo somos, pero de diferentes países, en continentes diferentes: él nació en Córdoba, Argentina. Algunos lo llamarán coincidencia, pero yo creo firmemente que fue el destino. Nos casamos en Melbourne, Australia, en el día de las bodas de oro de mis padres. Nuestra felicidad se completó cuando nació nuestra hija Gabriela.

Como mencioné anteriormente, mi interés por la comida empezó en mi infancia; pero fue después de casarme cuando comencé a dedicarme más a cocinar y a experimentar en la cocina. Ayudé con éxito a mi marido a estar más en forma y llevar una vida más saludable a través de una dieta equilibrada y nutritiva. Cuando mi hija empezó a comer sólidos, volví a mis raíces y cociné todas sus comidas, como había visto hacer a mis hermanas con sus hijos.

Después de un susto que me dio mi salud, me aconsejaron que buscara un pasatiempo creativo para complementar mi innato enfoque lógico e intelectual. Probé muchas cosas: hacer punto (me encanta, pero no era suficiente en ese momento), bailar (siempre quise ser bailarina), pero nada parecía funcionar. Fue un querido amigo quien me aconsejó que empezara a cocinar más, ya que se me da bien y me apasiona la cocina. ¡Le estoy muy agradecida!

Carmen's Organic Kitchen nació en 2014. Desarrollé y comencé a vender mi propia gama de productos ecológicos (orgánicos) en los mercados. Me ofrecí como cocinera jefe en el comedor escolar de mi hija. También trabajé como voluntaria en el colegio de nuestro barrio en su programa de cocina. Fueron momentos muy felices en mi vida. Estaba claro que la cocina era para mí.

Cuando mi segunda aventura en Estados Unidos me llevó a California, decidí seguir mi carrera culinaria. Empecé a dar clases de cocina, principalmente a niños, me encanta poder enseñarles. Sin embargo, como me siento una ciudadana del mundo, necesito poder llevar mi trabajo a donde quiera que vaya. Fue entonces cuando pensé en escribir este libro, inspirada por mi hija, que ya me había pedido que le fuera escribiendo mis recetas.

Siento que tengo que compartir mi éxito y experiencia en la cocina, siguiendo una dieta sencilla, equilibrada y saludable. Creo que 'eres lo que comes', si comes bien, vivirás bien y serás feliz.

Como dijo Ferrán Adriá en la televisión española, cuento mi historia a través de mi comida, mis recetas nutren el alma y alimentan el cuerpo.

Come Bien y Sé Feliz te va a ayudar a amar la cocina y disfrutarla con tus seres queridos.

En esta época de exceso de información y opciones en la que vivimos, y en la que hay tantas dietas diferentes a seguir, puede resultar muy confuso y abrumador cuando se trata de elegir qué vas a cocinar para tus seres queridos. En este libro, he recopilado algunas de mis recetas básicas, las cuales son rápidas, fáciles de cocinar y muy agradables de comer. Las he desarrollado durante mis años viviendo en el extranjero, utilizando productos locales, de temporada y ecológicos (orgánicos).

Lo creas o no, los productos frescos tienen un sabor diferente de un lugar a otro. La tierra, el clima, la exposición al sol... Todos estos factores afectan el sabor y el crecimiento de un ingrediente. Una receta que has cocinado muchas veces, sabrá muy diferente cuando la cocines en otro lugar. Imagina las diferencias en los sabores cuando cocinas en un país diferente y más en el ¡hemisferio opuesto!

Yo he tenido la oportunidad de hacer todas las pruebas por ti. Ahora todo lo que tienes que hacer es:

- Ponerte el delantal.
- Seguir mis explicaciones.
- Añadirle amor.
- Crear tu propia receta.
- ¡Y divertirte!

La idea es que crees un menú semanal incluyendo todos los grupos de alimentos para lograr una dieta equilibrada: carnes blancas, pescados, arroces, legumbres, carnes rojas (si las comes), pastas y algo más especial para el fin de semana. Siempre incluye una guarnición o ensalada, algo de pan, arroz o cuscús básico y ¡tendrás una comida completa y deliciosa cada día! Si eres *VEGETARIANO* o *VEGANO*, sigues una dieta *SIN GLUTEN* y / o *SIN LÁCTEOS*; fíjate en las notas y opciones al final de las recetas. Mi libro es totalmente inclusivo.

El equilibrio es muy importante en todos los aspectos de nuestra vida. Tener una vida equilibrada asegurará la felicidad. ¿No es eso lo que todos perseguimos? Mira este libro y empieza a seleccionar las recetas que más te llamen la atención. Sigue siempre tu instinto y crea tu menú semanal. Escribe la lista de la compra, ve a comprar y empieza tu nuevo viaje culinario conmigo.

Algunas de las recetas, están relacionadas con personas muy especiales que forman parte o que he conocido en el camino de mi vida. Por lo que podrás conocerlas y saber su relación con la receta y conmigo.

Come Bien y Sé Feliz, es un libro de cocina de referencia para cualquier persona, independientemente de su nivel de habilidades culinarias. Está escrito como si estuviera en mis clases de cocina; utilizando instrucciones claras y un lenguaje sencillo. Es un libro de cocina agradable de leer e interactivo al mismo tiempo.

Este libro te va a ayudar a:

- Planificar tus comidas de forma sencilla.
- Desarrollar y aumentar tus habilidades culinarias.
- Hacer la compra más fácilmente.
- Ser más eficiente en la cocina.
- Divertirte cocinando.
- Fomentar una alimentación saludable.
- Pasar más tiempo en familia.
- Aumentar tu bienestar físico y mental.

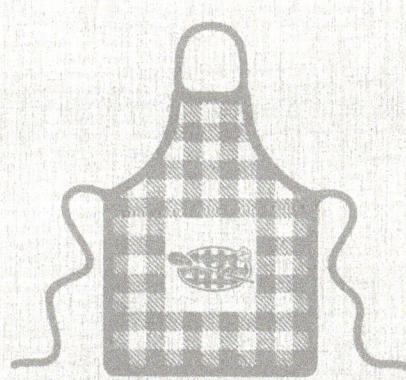

Citando a P.T. Barnum: *"El arte más noble es el de hacer felices a los demás".*

Mi objetivo con este libro es llevar la felicidad a tu cocina y a tu vida; y que hagas felices a los demás a través de la comida que vas a cocinar.

¡COME BIEN Y SÉ FELIZ!

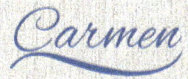

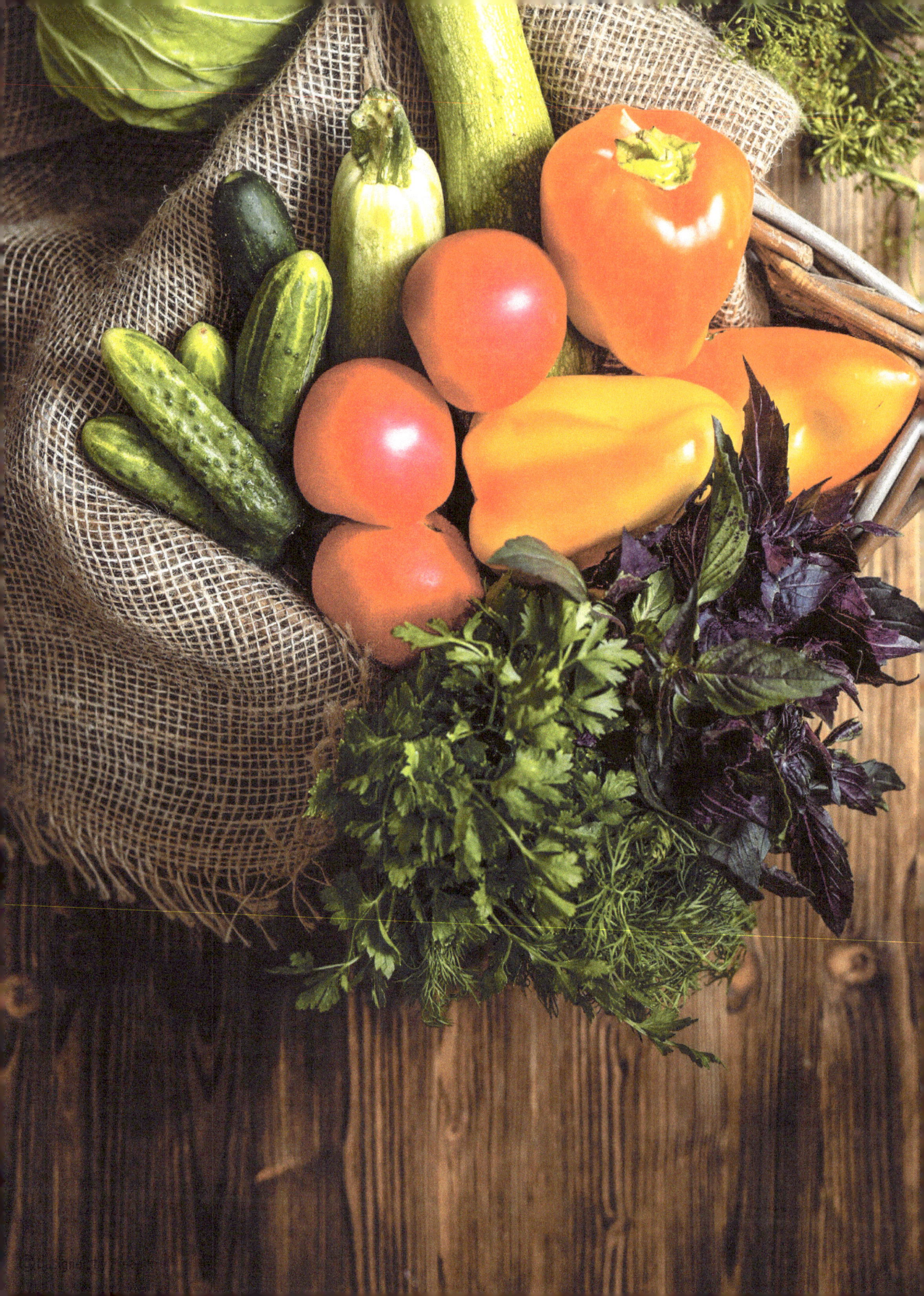

¿Por qué Ecológico (Orgánico)?

"Nunca subestimes la forma en que una buena comida puede cambiar el mundo".

DEWEY DENOUEMENT (Una Serie de Eventos Desafortunados)

Cuando escuché esta cita viendo la televisión con mi hija, corrí a buscar mi cuaderno de notas y la escribí. ¡Qué mensaje tan poderoso! Sin duda, podemos cambiar el mundo utilizando los alimentos adecuados y adoptando una forma de vida sostenible.

Lo que hoy llamamos *ECOLÓGICO (ORGÁNICO)* es la forma en que nuestros ancestros cultivaban y comían los alimentos en el pasado. Piensa en los habitantes de las pequeñas zonas rurales de Italia, Grecia o España que todavía viven de su propia tierra. Estas personas llevan un estilo de vida más saludable y reciben todas las vitaminas y nutrientes que su cuerpo necesita de los alimentos que ingieren.

No estoy sugiriendo que todos tengamos nuestro propio huerto; yo no lo tengo, no soy muy buena con las plantas de exterior. Ni siquiera he tenido éxito cultivando mis propias hierbas y especias. Pero hay otras formas de conseguir alimentos ecológicos (orgánicos). Los mercados de barrio y de agricultores son la mejor opción para empezar. No solo son divertidos para toda la familia, sino que también podrás hablar directamente con los productores y conocer sus principios de agricultura ecológica.

También hay proveedores en línea que trabajan directamente con los agricultores. Éstos son una alternativa excelente y muy conveniente. Yo los uso todo el tiempo. Algunos de ellos ofrecen una caja de frutas y verduras de temporada, lo que yo llamo la 'caja misteriosa'. Me encanta esta opción porque me permite ser creativa en la cocina.

La tienda de verduras local y los supermercados pequeños e independientes también son buenos lugares para comprar comida. Recuerda que es muy importante apoyar al pequeño comercio local. Normalmente uso estos negocios para comprar los ingredientes que me faltan en el último momento; pero también tengo en cuenta sus ofertas semanales. De esta forma, sigo apoyando a mi comunidad local sin romper el presupuesto.

Los grandes supermercados también ofrecen productos locales y ecológicos (orgánicos) y son excelentes para comprar alimentos a granel. Puedes conseguir ingredientes de mejor calidad a un precio más económico y evitar el envasado. Algunos de ellos te permiten traer tus propios envases, facilitando el almacenamiento de tus compras.

Cuando se trata de carne y pescado, prefiero las tiendas pequeñas y locales siempre que me sea posible. También los mercados locales y de agricultores son otra buena opción. Los carniceros conocen la granja en la que se crían los animales y de qué parte del animal proviene un corte en particular. Suelen tener relaciones a largo plazo con los ganaderos. De la misma manera, los pescaderos también tienen buen contacto con los pescadores de la zona y se enorgullecen de ofrecer productos frescos y locales y de apoyar la pesca sostenible. Puede que sea más caro, pero la calidad y el sabor merecen la pena.

Algunos supermercados y grandes superficies suelen tener un departamento de carnicería y pescado con información clara sobre el origen del producto y su grado de sostenibilidad. Busca las ofertas de la semana y diseña tu menú semanal utilizando esos productos más baratos, de esta forma mantendrás un presupuesto razonable sin comprometer la calidad de la comida. Cuando uno de mis cortes favoritos de carne o pescado está en oferta, generalmente compro más de lo que necesito y lo congelo. Me resulta muy útil saber que tengo comida que puedo cocinar cuando no tengo tiempo de ir a comprar.

Recuerda que eres lo que comes. Es muy importante que prestes mucha atención a lo que ingieres y sepas de dónde viene la comida.

No soy muy amiga de los alimentos envasados ni procesados. Antes de comprar un producto, siempre leo detenidamente la lista de ingredientes, en cuanto veo alguno que no reconozco, lo vuelvo a poner donde estaba.

Como dice Michael Pollan: *"No comas nada que tu bisabuela no reconocería como comida".*

Mi regalo con este libro es que te diviertas desde el momento en que empiezas a pensar en lo que vas a cocinar hasta el momento en que lo cocinas; siempre con un enfoque sostenible. Nuestro planeta y nuestros cuerpos son únicos; tenemos que cuidarlos bien. Después de todo, solo tenemos un cuerpo y Tierra solo hay una.

Consejos & Trucos

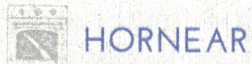 HORNEAR

La mejor temperatura para hornear pasteles, bizcochos y magdalenas es 160 °C (320 °F), incluso cuando la receta pide una temperatura más alta, de esta manera se cocinan más uniformemente y evitas el riesgo de que se hundan en el centro. Esto suele suceder cuando el horno está demasiado caliente. Créeme, me ha pasado en varias ocasiones, y no es divertido ver tus creaciones destruidas.

Siempre es mejor precalentar el horno una vez tengas la mezcla lista para hornear. Tendrás mejores resultados si dejas reposar la mezcla antes de hornearla. Comprueba la cocción 5 minutos antes del tiempo que indica la receta, es mejor añadir minutos adicionales que comer bizcochos y magdalenas sobre cocinados.

HARINA DE REPOSTERÍA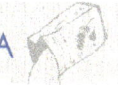

La harina de repostería es la mejor para hacer bizcochos y magdalenas ligeros. Aunque se puede comprar ya preparada, es muy fácil de hacer y también más económica.

Todo lo que necesitas es harina de trigo común (para todo uso) y almidón de maíz (maicena). La regla general es: por cada taza de harina (150 g aprox.) se quitan 2 Cucharadas (20 g aprox.) y se sustituyen por 2 Cucharadas de almidón de maíz. Haz los números y calcula en función de la cantidad de harina que requiera la receta y mézclalos bien.

Para obtener los mejores resultados, es aconsejable tamizar la mezcla de harinas hasta 6 veces. Yo siempre la tamizo en el momento, solo una vez y siempre me funciona. Cuando tengo tiempo y estoy haciendo un bizcocho especial o para tarta (torta), siempre me tomo el tiempo de tamizar las harinas varias veces, para así obtener un bizcocho más ligero.

SUERO DE LECHE

El suero de leche es muy más fácil de hacer en el momento. Simplemente añade 2 cucharaditas de vinagre o zumo (jugo) de limón a una taza (250 ml / 8 oz) de leche entera a temperatura ambiente. Déjalo reposar durante unos minutos y tendrás suero de leche recién hecho listo para usar en cualquier receta que lo necesite. Me gusta usar vinagre de sidra de manzana ecológico (orgánico) sin filtrar por sus beneficios para la salud.

HUEVOS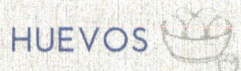

Los huevos se cocinan mejor si están a temperatura ambiente. Compra los mejores huevos camperos (de granja) y ecológicos (orgánicos) que puedas encontrar. Puede que sean un poco más caros, pero créeme que merece la pena. ¡A veces tendrás yema doble!

HARINA *SIN GLUTEN*

Mi harina favorita *SIN GLUTEN* para hacer pasteles y magdalenas es la '*1:1 de Bob's Red Mill*'. Puedes usar esta harina en lugar de cualquier harina de trigo en las recetas de *DULCES Y POSTRES* de este libro.

Si no encuentras esta harina, utiliza cualquiera sin gluten que sea especial para repostería.

HIERBAS

La proporción perfecta para agregar el mejor sabor a tu cocina cuando usas hierbas es 1 cucharadita de hierbas secas o 1 Cucharada de hierbas frescas.

Trata de tener algunas hierbas frescas, pero siempre mantén una buena despensa de tus hierbas y especias secas favoritas.

Me gusta usar hierbas frescas para terminar un plato y en ensaladas, pero cuando hago guisos y sopas prefiero usarlas secas; encuentro que dan más sabor.

Para todas las recetas de caldo de este libro, puedes sustituir las hierbas secas por un '*ramito de hierbas aromáticas para cocinar*'. Puedes encontrarlo en bolsitas individuales o sueltas. Usa 1 bolsita por receta o 1 cucharadita si son sueltas.

ACEITE

Yo solo cocino con *ACEITE DE OLIVA VIRGEN EXTRA (AOVE)*. Lo uso para todos los tipos de cocina, incluso asiática e india. No encuentro que su sabor sobrepase al de las salsas y especias.

Para repostería, prefiero calentar *AOVE* con una rodaja de cáscara de limón hasta que esté ligeramente dorado. Luego lo dejo enfriar antes de usarlo. Si tienes poco tiempo, agrega el *AOVE* directamente, o usa aceite de oliva ligero, que es el que yo utilizo para freír.

CEBOLLAS

La cebolla marrón ('*española*') es un alimento básico en mi cocina. Me gusta este tipo de cebolla para cualquier cocción.

Utilizo cebolla roja (morada) cuando cocino con tomate. Al ser una cebolla más dulce, encuentro que no necesito añadir azúcar cuando hago comidas que contienen tomates. También utilizo esta cebolla roja para las ensaladas.

Me gusta macerarla en zumo (jugo) de limón mientras preparo el resto de los ingredientes. Este truco, que aprendí de mi querida amiga Ana Mérida, hace que la cebolla tenga un sabor más suave.

MEDIDAS

Utilizo unidades métricas en mis recetas: 1 taza de 250 ml, 1 Cucharada de 20 ml (4 cucharaditas) y 1 cucharadita de 5ml. Si usas Cucharadas de 15 ml (3 cucharaditas), para la mayoría de las recetas, la diferencia no importa, a menos que midas levadura de repostería (polvo de hornear) o maicena (harina de maíz). En estos casos, agrega una cucharadita extra por cada Cucharada requerida.

Si usas tazas de unidades imperiales (de los Estados Unidos), asegúrate de usarlas para toda la receta; obtendrás los mismos resultados. He calculado todas las conversiones de peso (libras, oz) utilizando un peso (balanza) muy preciso y también proporciono las medidas en tazas y Cucharadas.

PATATAS

Mis patatas (papas) preferidas son las rojas, siempre que sea posible ecológicas (orgánicas) y de cultivo local. Estas patatas tienen más fibra que los otros tipos y sirven para cualquier método de cocción.

RECETAS

Siempre recomiendo a mis estudiantes que lean las recetas al menos dos veces. Es muy importante para asegurarte que comprendes todas las instrucciones, los pasos, el proceso, los tiempos de cocción, el tamaño de la porción y la realización de las técnicas requeridas. Mis recetas son muy fáciles de seguir y leer (al menos esa es mi intención cuando las escribo), pero aun así te animo a que las leas un par de veces para comprenderlas bien, incluso antes de que pienses en preparar los ingredientes.

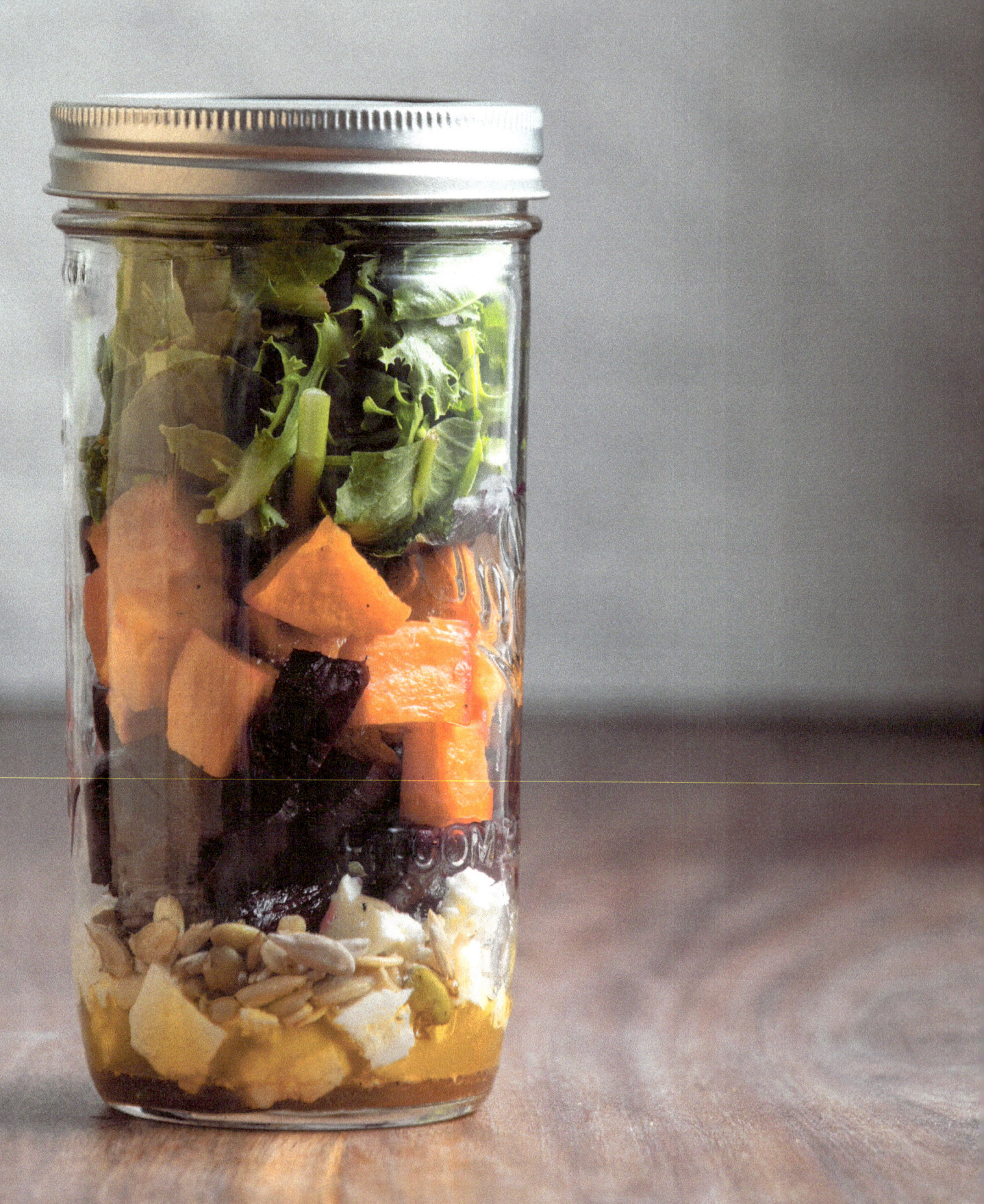

Al final de las recetas he escrito sugerencias y consejos que pueden ser beneficiosos antes de que empieces a cocinar.

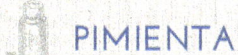 PIMIENTA

Me encanta el sabor de la pimienta negra recién molida. Ésta es la única pimienta que uso en mi cocina; por eso es la única que aparece en mis recetas. Sin embargo, puedes usar cualquier pimienta que te guste. Mi consejo es que la compres en grano y la muelas fresca cuando la necesites, esto les dará más frescura y mejor sabor a tus platos.

ENSALADA EN TARRO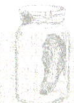

Cualquier receta de ensalada de este libro se puede poner en un frasco. Esta es una manera excelente de llevar comida al trabajo o incluso a un picnic. Consigue unos tarros de cristal con capacidad para 3 tazas (750 ml), para almuerzos individuales. Prepara los ingredientes según la receta de tu elección y llena el tarro en el siguiente orden:

1. Aliño (aderezo).
2. Proteína (si hay).
3. Legumbres o frijoles.
4. Nueces (frutos secos), semillas y aceitunas.
5. Verduras duras (remolacha, zanahorias, patatas).
6. Vegetales tiernos (pepino, judías verdes, tomate).
7. Hojas de lechuga o ensalada.

La idea es que el aliño (aderezo) no marchite las hojas y las verduras más suaves, y le de sabor a la proteína. Cuando vayas a comerte la ensalada, o servirla en un picnic, pon el frasco boca abajo sobre un plato hondo (bol). El aliño (aderezo) cubrirá toda la ensalada y todos los ingredientes quedarán frescos y crujientes. Seguro que a partir de ahora te preparas comida para llevar más a menudo.

HARINA CON LEVADURA

Este tipo de harina (leudante) es más fácil de encontrar hoy en día sin embargo, aún no existe en los EE. UU. La harina con levadura es muy fácil de hacer. De hecho, yo hace mucho que no la compro, sino que la mezclo cuando la necesito. Por cada taza de harina (150 g), agrega 2 cucharaditas de levadura en polvo (para repostería) y mézclalas bien hasta que estén completamente combinadas. La próxima vez que te encuentres con una receta que necesite harina con levadura ya sabes qué hacer.

Mis recetas se basan en porciones individuales de 250 g (0.55 libras) de proteínas y verduras. He calculado las ensaladas de tamaño guarnición o como plato para compartir. Si las vas a convertir en almuerzo o cena principal, todas las recetas de ensaladas son perfectas para 2 buenos platos o 3 porciones más pequeñas.

Utilizo azúcar de caña en bruto (moreno) para la mayoría de los horneados, excepto cuando horneo con chocolate. Para esto, me gusta usar panela o azúcar de coco. Estos azúcares están menos procesados que el azúcar blanco normal y también dan un ligero sabor a caramelo; pero siguen siendo azúcar, ¡así que no abuses de ellas!

UTENSILIOS

El utensilio principal de mi cocina ecológica es una cuchara de madera. Funciona con todas las ollas y sartenes y está hecha de un material natural. También uso regularmente tazas, cucharas y jarras de vidrio para medir. Principalmente cocino con una sartén de hierro fundido (de la marca *Lodge*). De ollas y sartenes, tengo mi amada olla a presión y un par de ollas de fondo grueso (una mediana y otra grande) para sopas, pastas y para hervir verduras. También tengo un par de cacerolas más pequeñas y una cacerola honda (profunda) para freír. Cuando cocino comida asiática uso mi wok (*Green Pan*) y para cocinar huevos tengo una sartén de cerámica antiadherente (*EVACO*) especial. Es muy importante tener una sartén dedicada solamente para hacer la *TORTILLA DE PATATAS* (página 78).

Para hornear, tengo una bandeja grande y un par de bandejas más pequeñas. Para los pasteles y bizcochos, uso moldes cuadrados y redondos, un molde para pasteles bundt o flauta y dos tamaños de bandejas para magdalenas.

Me gusta usar mi hacha china para picar, pero esto no es cómodo para todo el mundo. Mi consejo es que busques un cuchillo de chef adecuado y de buena calidad. El tamaño estará determinado por tu altura. Ve a una tienda especializada y deja que los profesionales te ayuden a elegir el mejor cuchillo para ti. Créeme, un buen cuchillo ayuda a hacer de la cocina una actividad más agradable. También necesitas un cuchillo pequeño y uno de sierra para cortar tomates.

Siempre voy a tiendas de segunda mano cuando necesito algo nuevo en la cocina. Recuerda que el desecho de una persona puede ser el tesoro de otra. Ésta es una manera excelente de tener una cocina más sostenible.

Básicos

"Cocinar es como amar, hay que hacerlo sin miedo o mejor no intentarlo".

HARRIET VAN HOME

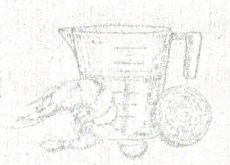

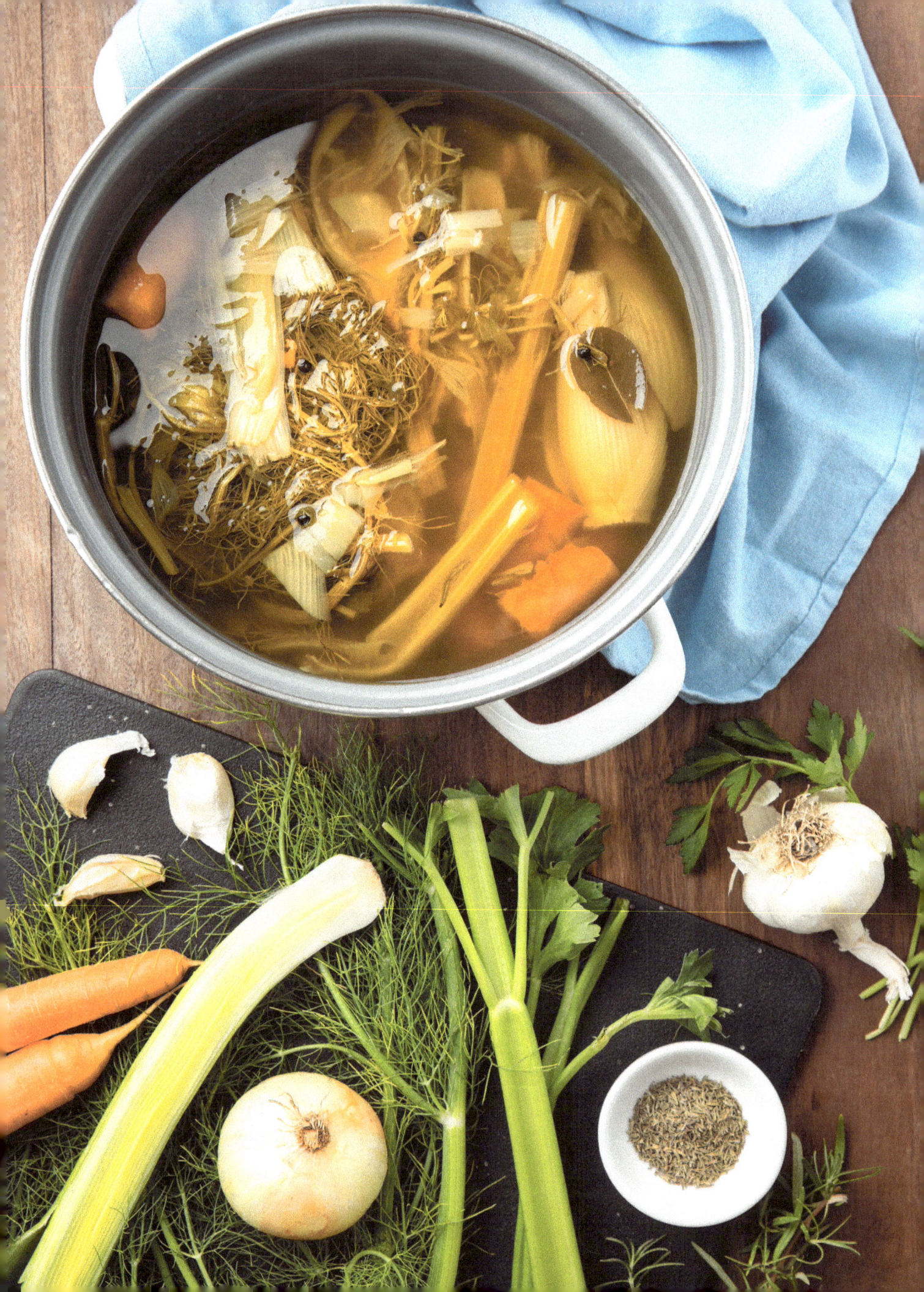

CALDO DE VERDURAS

Hacer caldo es una manera estupenda de comenzar tu viaje culinario. Este caldo es la base de muchas de las recetas de este libro. Es tan bueno que puedes tomarlo como una taza de consomé reconfortante. Los caldos caseros son un alimento básico esencial en mi cocina. Espero que muy pronto lo sean en la tuya. Son la razón por la que consideré emprender mi carrera culinaria. Cada vez que me felicitaban por el sabor de mi comida, pensaba en qué ingredientes había utilizado y siempre había usado uno de mis caldos. Un día me dijeron que debía embotellarlos y venderlos ¡y fue entonces cuando empecé a pensar en compartir mi comida contigo!

1. Prepara una olla grande y honda (profunda).
2. Lava bien todas las verduras y córtalas en trozos grandes.
3. Coloca las verduras, el ajo, las hierbas secas (o frescas), la hoja de laurel, los granos de pimienta y la sal dentro de la olla.
4. Añade el agua y llévalo a ebullición.
5. Cocina el caldo a fuego lento durante 1 - 1.5 horas.
6. Retira del fuego y déjalo reposar durante 15 minutos.
7. Cuela el caldo sobre un colador doble o un chino (usa una muselina o gasa).
8. Mantén el caldo fresco en el frigorífico (refrigerador) 2 días como máximo. Puedes congelar el caldo en pequeños frascos reciclados hasta 4 meses (¡no olvides etiquetarlos!).

Usa este caldo para tus sopas vegetarianas favoritas, añádelo a guisos, curris o cualquier receta que requiera líquido. Cuanto más sabor pongas, mejor sabrá tu comida.

Si decides duplicar la receta, aumenta el tiempo de cocción a fuego lento hasta 2 horas.

Esta receta funciona muy bien usando una *OLLA A PRESIÓN* o la *INSTANT POT*. En ambos casos, usa la función de presión alta y cocina durante ½ hora. Deja reposar 5 minutos y después libera todo el vapor. Espera 5 minutos más antes de abrir la tapa. Este método de cocción es más rápido, usa menos energía e intensifica el sabor; es el que uso más a menudo.

INGREDIENTES
PARA 6 TAZAS
(1.5 LITROS / 48 OZ)

- 8 tazas de agua (2 litros / 64 oz / o hasta cubrir las verduras)
- 2 zanahorias medianas
- 200 g (7 oz) de tallos de apio con sus hojas
- 1 puerro
- 1 hinojo entero
- 1 cebolla marrón (española) mediana
- 1 diente de ajo grande, machacado y pelado
- ½ cucharadita de perejil seco (o 2 cucharaditas fresco)
- ½ cucharadita de tomillo seco (o 2 cucharaditas fresco)
- ¼ de cucharadita de romero seco (o 1 cucharadita fresco)
- 1 hoja de laurel seco
- 12 granos de pimienta negra
- 1 Cucharada de sal

Básicos

CALDO DE POLLO

INGREDIENTES

PARA 6 TAZAS
(1.5 LITROS / 48 OZ)

- 8 tazas de agua (2 litros / 64 oz)
- 1 carcasa de pollo crudo o 1 kg (2.2 lb) de huesos de pollo crudos
- 1 zanahoria mediana
- 2 tallos de apio con sus hojas
- 1 cebolla marrón (española) mediana
- 2 dientes de ajo grandes, machacados y pelados
- ½ cucharadita de perejil seco (o 2 cucharaditas fresco)
- ½ cucharadita de tomillo seco (o 2 cucharaditas fresco)
- ¼ de cucharadita de romero seco (o 1 cucharadita fresca)
- 1 hoja de laurel seco
- 12 granos de pimienta negra enteros
- 1 Cucharada de sal

El caldo de pollo es mi favorito. Puedes usarlo en cualquier receta que lleve caldo, incluso si preparas otro tipo de carne. ¡Seamos sinceros! No somos restaurantes que necesitan todo tipo de caldos de carne. En nuestras cocinas queremos sabor pero también simplificar el trabajo. Este caldo de pollo es suficiente para cualquier cosa que quieras cocinar y te dará grandes resultados. Pídele a tu carnicero los huesos de pollo; muchos de ellos los dan gratis. Si no puedes encontrar una carcasa de pollo, te aconsejo que uses los cuellos. Éstos suelen ser bastante baratos y producen un caldo muy sabroso.

1. Pon los huesos de pollo en una olla grande y profunda.
2. Vierte el agua y llévala a ebullición.
3. Quita todas las impurezas y la espuma que salga a la superficie usando un colador, espumadera o una cuchara.
4. Lava bien las zanahorias y el apio. Córtalos en trozos y corta la cebolla en cuartos.
5. Pon las zanahorias, el apio, la cebolla, el ajo, las hierbas secas (o frescas), la hoja de laurel, los granos de pimienta y la sal en la olla.
6. Cocina el caldo a fuego lento durante 2 - 2.5 horas.
7. Retira el caldo del fuego y déjalo reposar unos 15 minutos.
8. Cuela el caldo sobre un colador doble o un chino (usa una muselina o una gasa).
9. Mantén el caldo fresco en el frigorífico (refrigerador) por 2 días.
10. Lo puedes congelar en pequeños frascos reciclados hasta 3 meses (¡no te olvides de etiquetarlos!).

Este caldo te calentará el alma. ¡El olor durante el cocinado te hará feliz!

Si quieres duplicar la receta, aumenta el tiempo de cocción a fuego lento durante 3 - 3.5 horas.

Este caldo se puede preparar en una *OLLA A PRESIÓN* o en la *INSTANT POT*. Usa la posición de presión alta y cocina durante 45 minutos. Deja reposar 5 minutos fuera del fuego y libera el vapor rápidamente. Espera 5 minutos más antes de abrir la tapa.

CALDO DE PESCADO

E l caldo de pescado es otro alimento básico y muy útil que puedes tener en tu cocina. Siempre que compres pescado pide también las raspas (espinas). Puedes congelarlas para usarlas más adelante o simplemente prepara el caldo primero y congélalo. También puedes usar cabezas de pescado, pero con éstas necesitas espumar el caldo, ya que sueltan más impurezas. Es mejor si cuelas el caldo dos veces usando utensilios limpios cada vez. El pescado blanco produce el caldo más claro. El caldo de pescado es una excelente alternativa para preparar una sopa de fideos (noodles) rápida si no comes pollo o simplemente prefieres el pescado.

1. Prepara una olla grande y honda (profunda).
2. Lava las espinas (raspas) del pescado y las verduras, y córtalas en trozos grandes.
3. Coloca las espinas (raspas) del pescado, las verduras, el ajo y el perejil en la olla.
4. Rocía con el aceite de oliva y mezcla bien.
5. Añade el zumo (jugo) de limón, los granos de pimienta y la sal.
6. Vierte el agua y lleva a ebullición.
7. Cocina el caldo a fuego lento durante 20 - 25 minutos.
8. Retira del fuego y deja reposar 5 minutos.
9. Cuela el caldo sobre un colador doble o un chino (usa una muselina o una gasa).
10. Conserva el caldo fresco en la nevera por 2 días como máximo.
11. También puedes congelarlo en pequeños frascos reciclados hasta 2 meses (¡y no te olvides etiquetarlos!).

INGREDIENTES
PARA 6 TAZAS
(1.5 LITROS / 48 OZ)

- 8 tazas de agua (2 litros / 64 oz)
- 1 kg (2.2 lb) de espinas (raspas) de pescado
- 2 zanahorias medianas
- 1 puerro
- 1 manojo de cebolletas (cebollas de verdeo / cebollín)
- 2 dientes de ajo grandes, machacados y pelados
- Zumo (jugo) de ½ limón (o más si es necesario)
- 1 puñado de perejil fresco incluyendo los tallos
- 1 Cucharada de aceite de oliva
- 12 granos de pimienta negra enteros
- 1 cucharadita de sal

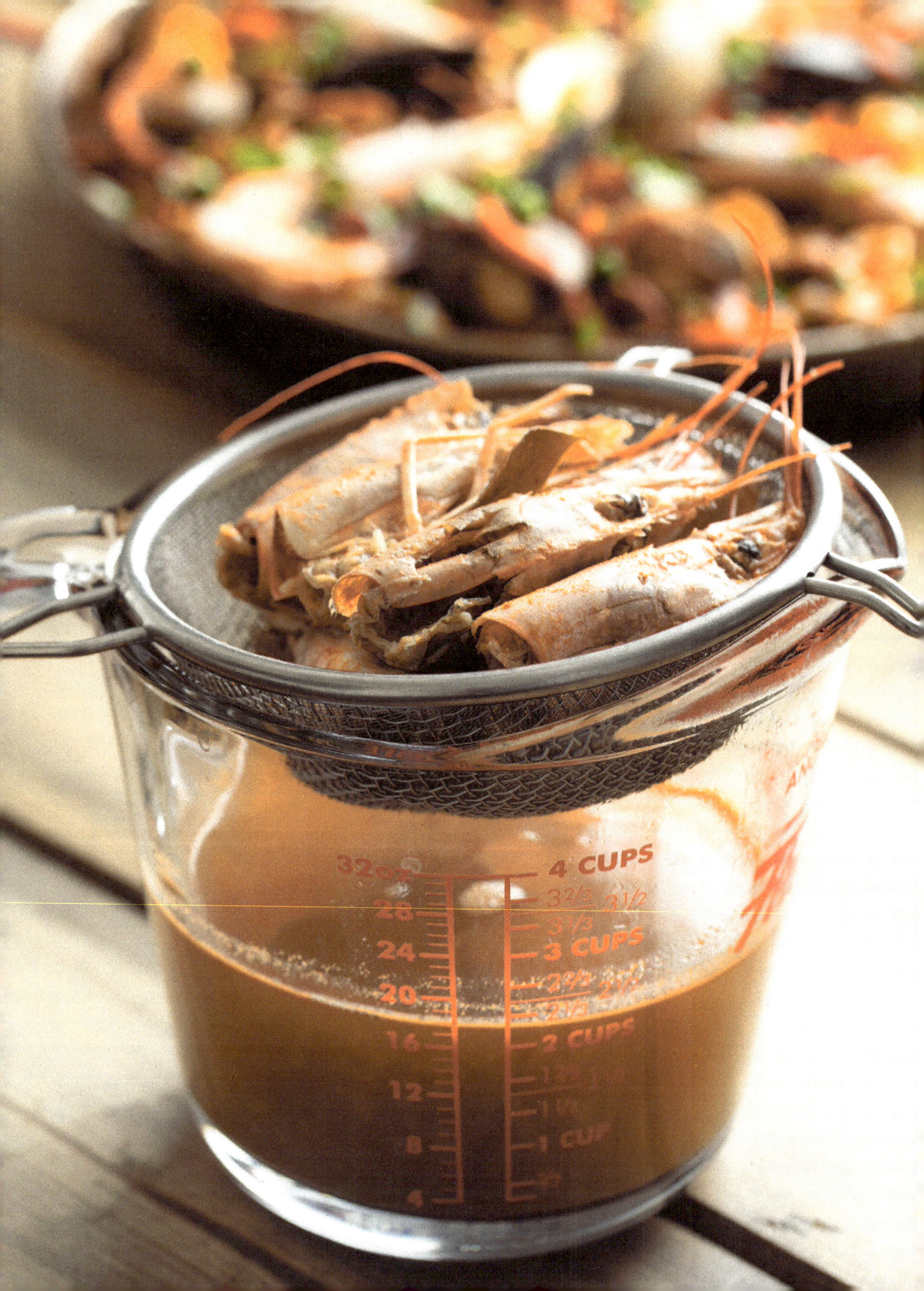

FUMET (DE MARISCO)

Fumet es un término culinario francés que significa caldo. En mi cocina ecológica (orgánica), *Fumet* significa caldo de mariscos. Éste es el que hago para mi *PAELLA DE MARISCOS* (página 139). Mi hermana Mayte y su marido (esposo) Jerónimo me introdujeron a este tipo de caldo. Viven en la zona de Levante en España, donde nació la *Paella Valenciana*. Siempre pensé que *Fumet* era una palabra Valenciana que se refiere al caldo de marisco y por eso lo llamo así. Para hacerlo, utilizo las cabezas y las cáscaras de gambas (camarones / langostinos). También puedes usar algunas espinas de pescado para darle más sabor, pero a mí me gusta el sabor a marisco por sí solo. Este es un caldo muy simple pero con un intenso olor. Mi marido siempre me pide que lo cocine fuera de la casa. Te recomiendo que tengas las ventanas abiertas. Este caldo es muy barato, ya que usas algo que de otro modo tirarías a la basura. Estoy segura de que una vez que lo pruebes por primera vez seguirás haciéndolo siempre que lo necesites.

1. Calienta el aceite de oliva en una olla grande y profunda a fuego medio.
2. Saltea las cabezas y las cáscaras de las gambas (camarones/langostinos) hasta que cambien de color, durante unos 5 minutos.
3. Añade la cebolla, el ajo, la hoja de laurel y los granos de pimienta.
4. Vierte el agua y lleva el caldo a ebullición.
5. Agrega la sal, reduce el fuego y cocina a fuego lento durante 30 minutos.
6. Retira la olla del fuego y deja reposar 5 minutos.
7. Cuela el caldo sobre un colador doble o un chino (usa una muselina o una gasa).
8. Conserva el caldo fresco en el frigorífico (refrigerador) por 2 días.
9. También puedes congelarlo en pequeños tarros de cristal reciclados durante 1 - 2 meses (¡no te olvides de etiquetarlos!).

Utiliza este caldo para hacer cualquier plato de marisco, le dará un sabor increíble. Para una sopa de mariscos simple añade un poco de pescado fresco y mariscos al caldo con fideos o pasta. ¡Tus seres queridos van a quedar encantados! Y tú también.

INGREDIENTES
PARA 6 TAZAS
(1.5 LITROS / 48 OZ)

- 8 tazas de agua (2 litros / 64 oz)
- ½ kg (1.1 lb) de cabezas y cáscaras de gambas (camarones / langostinos)
- 1 cebolla marrón (española) mediana, cortada en trozos grandes
- 1 diente de ajo grande, machacado y pelado
- 1 Cucharada de aceite de oliva
- 1 hoja de laurel seco
- 6 granos de pimienta negra enteros
- 1 cucharadita de sal

MEZCLA DE AJO Y PEREJIL

INGREDIENTES
PARA 1 ½ TAZAS

- 1 manojo entero de perejil fresco
- 2 cabezas de ajo enteras y peladas

Esta mezcla aromática es un alimento básico y muy importante en la cocina española. Tuve la suerte de colaborar y trabajar con mi amiga Noemi en su empresa de catering español en Melbourne cuando me reconectó con este condimento. Noemi y yo nos hicimos amigas al instante. Nuestra pasión por la comida y todo lo español nos unió. Ella cuidó a mi hija, me ayudó cuando estuve enferma y me llevó al aeropuerto la primera vez que viajé sola a España. La lista es larga. Cuando me pidieron que hiciera un catering para la graduación del grado 12 en el colegio, le pedí consejo y allí estaba ella, cocinando a mi lado ese día. Estos recuerdos vivirán conmigo para siempre. Cuando hago o uso esta mezcla, siempre me acuerdo de ella.

1. Pon el perejil y el ajo en un robot de cocina, procesador de alimentos o picadora.
2. Pulsa unas cuantas veces hasta obtener una consistencia finamente picada.
3. Conserva la mezcla en un tarro de cristal en la nevera hasta 2 meses.

Muchas de mis recetas en este libro llevan esta mezcla, funciona muy bien con pescados a la plancha, para darle un sabor extra a tus empanados y para añadir a guisos y sopas. Cuando empieces a usarlo ya no podrás cocinar sin él.

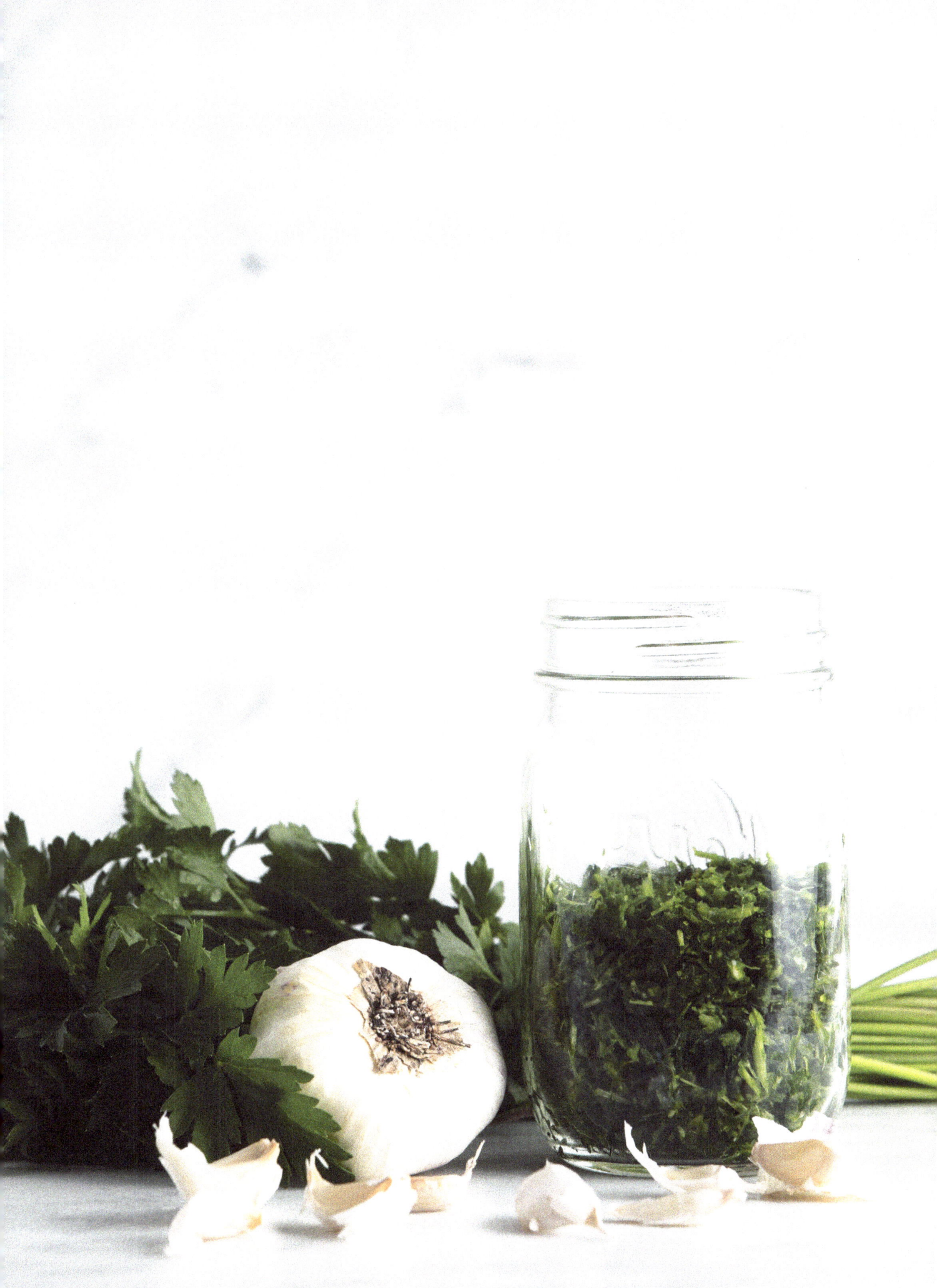

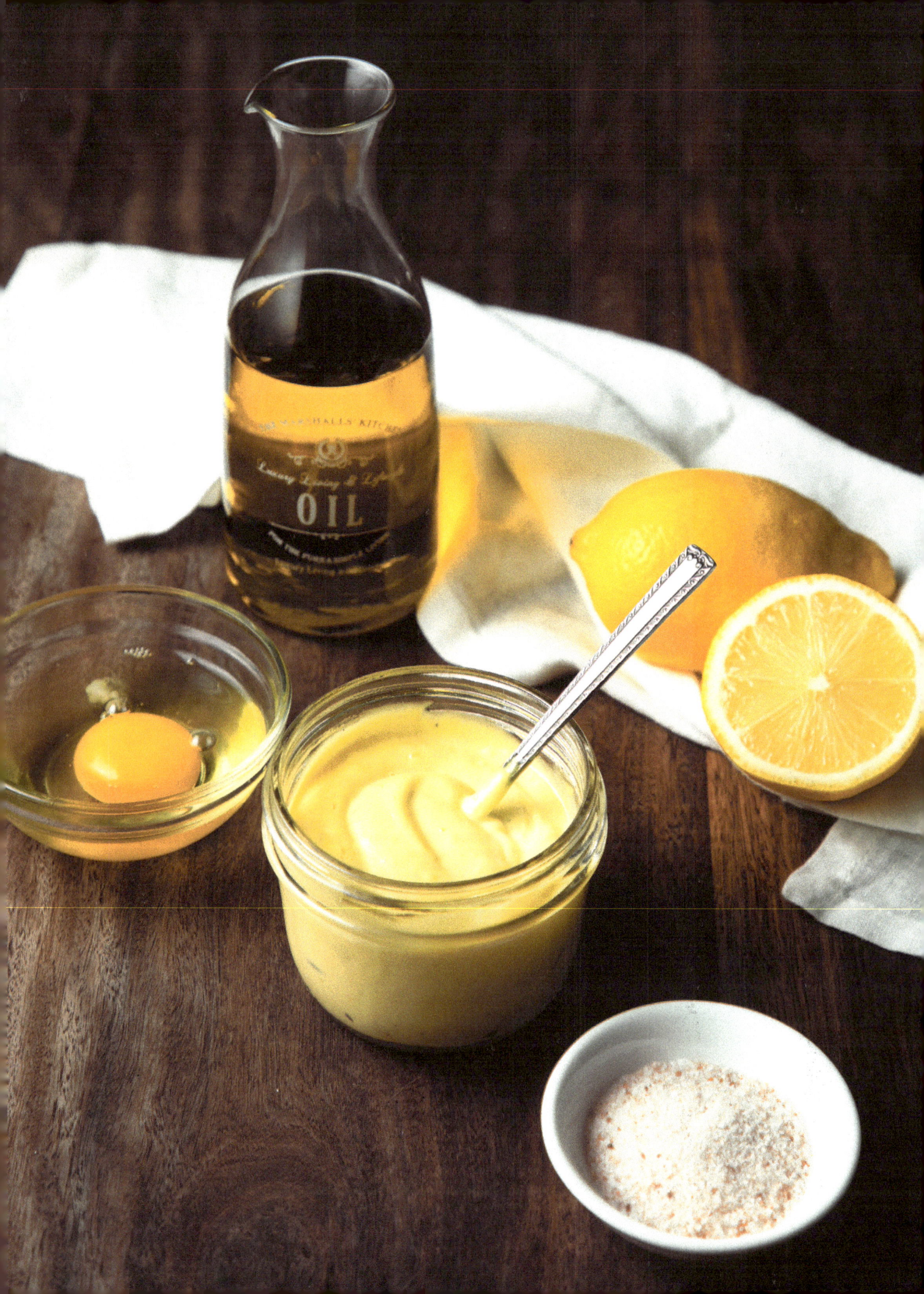

LA MAYONESA QUE NUNCA FALLA

L a mayonesa casera es muy fácil de hacer y muy gratificante. Sigue los pasos que te doy a continuación y tendrás una mayonesa cremosa y deliciosa en cualquier momento. Todo lo que necesitas es una buena batidora de mano, ingredientes de calidad y una mano firme. Mi hermana Rosa me enseñó a hacer mayonesa. Somos las hermanas pequeñas y crecimos muy unidas. ¡La cantidad de historias que podría contarte de nuestra niñez! La mayonesa como la conocemos hoy en día fue creada por un Chef francés para celebrar la victoria de Mahón, en las Islas Baleares en España, en el siglo XVIII. De ahí proviene su nombre y también su popularidad en la comida española.

1. En una jarra honda o un tarro (frasco) pon el huevo entero, el zumo (jugo) del limón, ¼ taza de aceite y la sal.
2. Inserta la batidora de mano hasta el fondo de la jarra o del tarro.
3. Enciende la batidora a baja velocidad SIN MOVERLA.
4. Cuando veas que los ingredientes están combinados y empieza a parecer mayonesa, vierte LENTAMENTE el aceite y mueve la batidora hasta que la mezcla espese.
5. Ahora es el momento de que la pruebes y ajustes el sabor.
6. La mayonesa se puede conservar en el frigorífico (refrigerador) hasta 5 días como máximo.

Como buena española, me gusta el sabor fuerte y amargo del aceite de oliva virgen extra. Si prefieres una mayonesa más suave, puedes usar aceite de aguacate o de girasol (éste último que sea ecológico / orgánico, ¡por favor!). También puedes mezclar el aceite de oliva virgen extra con otro aceite más ligero o utilizar un aceite de oliva ligero.

La mayonesa es la base de la salsa Alioli, rosa o cóctel (Salsa Rosa) y la Salsa Tártara (ver adicional).

Siempre prueba el punto de sal y pimienta después de haber mezclado todos los ingredientes. En algunos casos es posible que decidas poner más limón.

También puedes hacer Mayonesa picante agregando las especias que desees. ¡Experimenta y disfruta!

INGREDIENTES
PARA 1 TAZA

- 1 huevo
- ¾ taza (180 ml / 6 oz) de aceite de oliva virgen extra
- Zumo (jugo) de ½ limón
- ½ cucharadita de sal
- Pimienta negra recién molida

ADICIONAL

Para hacer Alioli, machaca 1 ajo pequeño con la sal en un mortero y maja. Añade la pasta resultante en el paso 1 de la receta.

Para hacer Salsa Rosa, añade 1 Cucharada de ketchup (salsa de tomate), 1 Cucharada de whisky y ¼ de cucharadita de cayena o Tabasco, a tu mayonesa casera.

Para hacer una Salsa Tártara simple, agrega ¼ de taza de pepinos o pepinillos en vinagre finamente picados y 1 cucharadita de perejil seco o eneldo (lo que prefieras o tengas en tu despensa) a tu mayonesa terminada.

— Básicos —

QUINOA BÁSICA

INGREDIENTES
PARA 4 - 6 PERSONAS
(COMO GUARNICIÓN)

- 1 taza de quinoa seca
- 1 taza (250 ml / 8 oz) de *CALDO DE VERDURAS* (página 27)

Del Quechua *'kinwa o kinuwa'*, la quinoa era un cultivo sagrado de los Incas. Casi desapareció con la llegada de los españoles (¡perdón!). Afortunadamente, el cultivo de la quinoa se reintrodujo en los años 70 y ahora todos podemos disfrutar de este grano milenario. De hecho, la quinoa se cultiva como grano, pero en realidad es una semilla. Está relacionada con la espinaca, y sus hojas se pueden comer como superalimento (*'superfood'*). La quinoa no contiene gluten y es una fuente rica de manganeso y fósforo. Mi primer contacto con la quinoa fue a través de los cereales ecológicos (orgánicos) que solía darle a mi hija en el desayuno. ¡Tenía quinoa y le encantaba! Entonces empecé a investigar y así llegué a conocer su sabor amargo y la mejor manera de cocinarla. Esta receta es lo que yo llamo quinoa básica 15 x 3 (3 pasos sencillos de 15 minutos cada uno). ¡Espero que te resulte útil y la comas mucho!

1. Remoja la quinoa seca en agua fría durante 15 minutos.
2. Cuela y enjuaga bien bajo el grifo, esto ayuda a eliminar su gusto amargo.
3. Pon la quinoa en una olla y añade la taza de caldo. Lleva a ebullición, cubre con una tapa y cocina a fuego lento durante 15 minutos.
4. Cuando la quinoa esté cocida, **NO ABRAS LA TAPA** y déjala reposar durante 15 minutos más.
5. Destapa y separa los granos con un tenedor.
6. La quinoa básica perfectamente cocinada ya está lista para servir o usar en ensaladas.

Me gusta servir la quinoa como guarnición con guisos y estofados. También la puedes usar en lugar de cuscús como opción *SIN GLUTEN*.

Usa el código QR al final de este libro y mira la receta de ensalada de Quinoa y verduras al horno en mi blog. ¡Te va a encantar!

PASSATA - SALSA DE TOMATE ITALIANA BÁSICA

L os italianos tienen una gran tradición en la elaboración de su propia salsa de tomate, lo que en Estados Unidos se llama *'salsa marinara'*. Tuve la suerte de ser invitada a una sesión de hacer *passata* casera con la madre de mi amiga Angela. ¡Nunca olvidaré la experiencia! Cocinamos 3 cajas de tomates pera en ollas (cacerolas) muy grandes. Después pasamos los tomates cocidos por una máquina tamizadora. Acabamos con una salsa de tomate casera estupenda y lista para usar. Luego embotellamos unos 48 (o más) tarros (frascos) de 750 ml (24 oz) y los envasamos al vacío para guardarlos. Volví a mi casa con 12 tarros (frascos) de salsa de tomate casera deliciosa y una experiencia maravillosa. Esta receta es mi versión rápida para que la prepares en casa en cualquier momento, sin comprometer la calidad ni el sabor.

1. Pon una sartén a fuego medio, espera 1 minuto a que se caliente y echa el aceite de oliva.
2. Pica la cebolla y el ajo y saltéalos durante 3 - 5 minutos a fuego medio o hasta que la cebolla esté transparente.
3. Añade el vino (o el caldo) y deja reducir, aproximadamente 1 - 2 minutos.
4. Agrega el puré de tomate y mezcla.
5. Pon las hierbas secas, de una en una, y remueve con una cuchara de madera hasta que estén bien combinadas.
6. Ahora es el momento de agregar el jarabe (sirope) de arce (o la miel). Esto ayudará a reducir la acidez de los tomates. Sin embargo, la cebolla morada es dulce y te sugiero que pruebes la salsa antes de añadir más dulce.
7. Cuece a fuego lento durante 15 minutos.
8. Sazona con sal y pimienta al gusto.

Para usar como salsa de pizza, déjala enfriar antes de untarla sobre la masa.

Para salsa de pasta, echa un cucharón pequeño de salsa sobre la pasta cocida en cada plato. También puedes mezclarla con la pasta cocida en una olla y servir.

Dudo mucho que vuelvas a comprar salsa de tomate.

INGREDIENTES
PARA 1 ½ TAZAS

- 1 lata de puré de tomate natural (400 g / 14.5 oz)
- 1 cebolla roja (morada) pequeña (o ½ mediana)
- 1 diente de ajo
- 1 Cucharada de aceite de oliva
- ½ cucharadita de orégano seco
- ½ cucharadita de tomillo seco
- ¼ de cucharadita de romero seco
- 1 Cucharada de vino blanco
- 1 Cucharada de vino tinto (el vino se puede sustituir por caldo de verduras)
- Sal y pimienta al gusto
- 1 cucharadita de jarabe (sirope) de arce o miel (opcional)

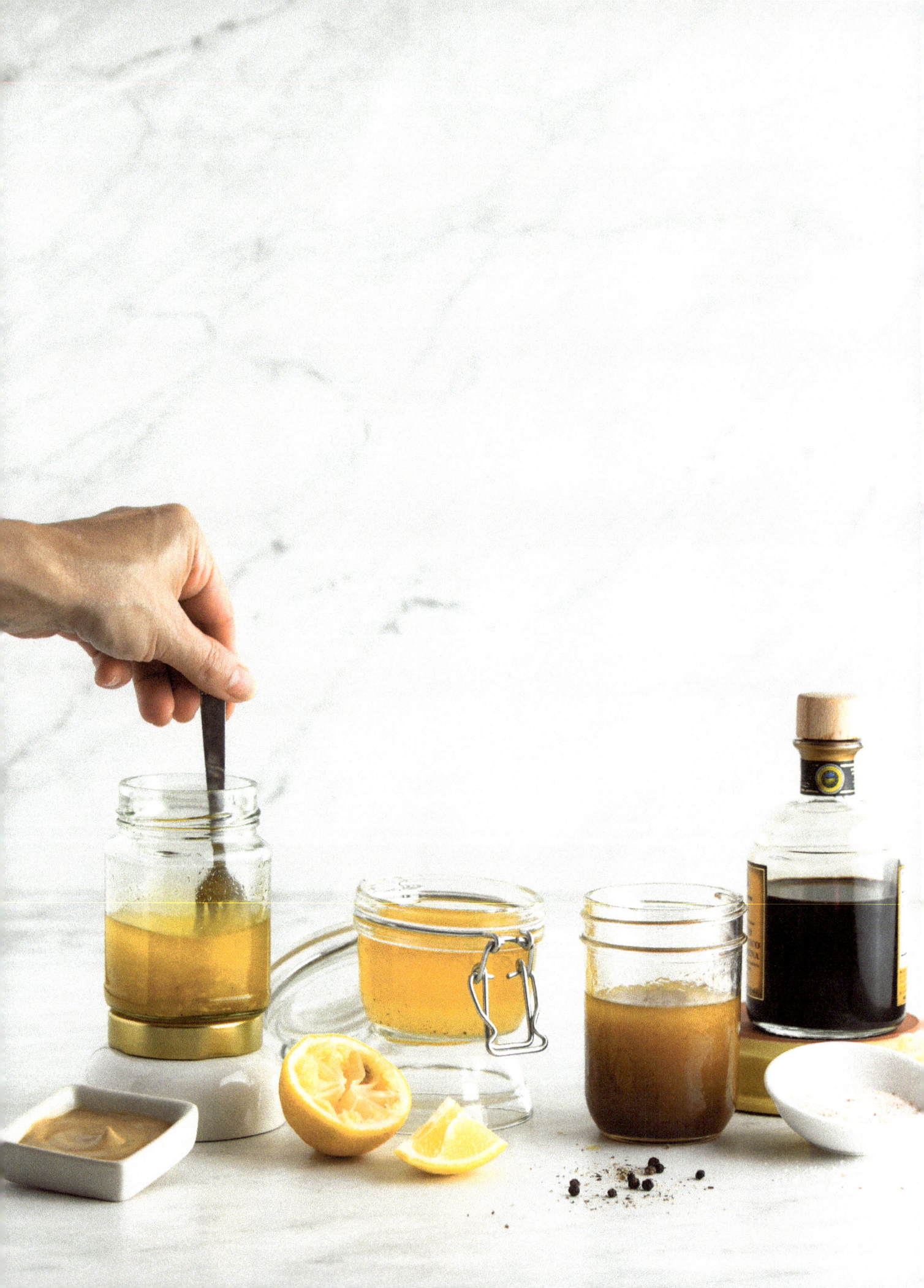

ALIÑO (ADEREZO) PARA ENSALADAS

Me encanta hacer mi propio aliño (aderezo) para ensaladas. Es muy fácil y su sabor no se puede comparar con ninguno de los comprados. Por lo general, hago lo justo para aliñar (aderezar) una ensalada, pero a veces hago el doble y lo guardo en un tarro (frasco). Mi marido (esposo) y yo comemos mucha ensalada, por lo que tener aliño (aderezo) ya hecho me ayuda mucho a la hora de preparar la comida. Mi amigo Rinaldo me enseñó a no aliñar las ensaladas y dejar que cada uno las aliñe por su cuenta. Este es un consejo estupendo, ya que puedes comer cualquier ensalada que te sobre como si estuviera recién hecha. Además, esto permite aliñar (aderezar) la ensalada al gusto de cada uno. Por lo general, pongo el aliño (aderezo) en la mesa en un cuenco pequeño con una cuchara para servir, o en una botella de plástico flexible (biberón de cocina).

1. Mezcla todos los ingredientes en un frasco o tazón (bol).
2. Prueba con 1 hoja de la ensalada.
3. Ajusta el condimento a tu gusto y sirve.

El *ALIÑO (ADEREZO) DE LIMÓN* es mi receta básica para ensaladas. Es mi aliño favorito y el que va mejor con la mayoría de las ensaladas.

El Aceto Balsámico es un poco más dulce que el vinagre balsámico puro.

Prefiero el sabor sutil de la mostaza de Dijon, pero también puedes usar cualquier otra mostaza que te guste.

INGREDIENTES

ALIÑO (ADEREZO) DE LIMÓN

- 1 Cucharada de zumo (jugo) de limón (½ limón aproximadamente)
- ¼ taza (60 ml / 2 oz) de aceite de oliva virgen extra
- ¼ cucharadita de sal
- Pimienta negra recién molida al gusto

ALIÑO (ADEREZO) DE ACETO

- 1 receta de *ALIÑO (ADEREZO) DE LIMÓN*
- ¼ cucharadita de Aceto Balsámico de Módena

ALIÑO (ADEREZO) DE MOSTAZA

- 1 receta de *ALIÑO (ADEREZO) DE LIMÓN*
- ¼ cucharadita de mostaza de Dijon

PESTO SUPERALIMENTO CON NUECES

INGREDIENTES

PARA 1 TAZA

- 1 taza de hojas de albahaca
- 1 taza de hojas súper verdes (espinacas, kale, acelgas o una mezcla)
- 100 g (0.22 lb / 3.5 oz) de nueces
- 1 ajo grande o 2 pequeños
- ½ taza de aceite (125 ml / 4 oz) más extra si lo necesitas
- 50 g (0.11 lb / 1.75 oz) de queso parmesano (o pecorino)
- ½ cucharadita de sal
- 6 granos de pimienta negra

Empecé a hacer este *Pesto* en California. Mi afición por usar productos locales me motivó a hacer pesto usando nueces de California. Siempre intento camuflar todas las verduras que puedo cuando cocino para mi hija; de ahí surgió la idea de usar las hojas súper verdes. Este pesto es muy sabroso y saludable a la vez. Puedes usarlo para untar en sándwiches o rollitos (wraps). Te encantará y podrás darle muchos más usos, ya verás.

1. Si las nueces están crudas, tuéstalas en una sartén a fuego medio, agitando la sartén constantemente. Una vez tostadas, pásalas a un plato para que se enfríen y resérvalas.
2. En un mortero, pon la sal, los granos de pimienta y el ajo y maja hasta que se forme una pasta suave.
3. Pon el queso parmesano (o pecorino) y las nueces tostadas en un robot de cocina (picadora o procesador de alimentos) y muele hasta que queden bien picados.
4. Añade las hojas de albahaca, las hojas súper verdes, el aceite y la pasta de ajo y continúa moliendo hasta que esté todo bien picado y combinado.
5. Coloca el pesto en un tarro (frasco) de cristal y cúbrelo con una capa de aceite de oliva para conservarlo.
6. Cierra el frasco y guárdalo en el frigorífico (refrigerador) por 1 semana como máximo.

El pesto se puede congelar en cubos pequeños (puedes congelarlos en una bandeja de cubitos) y usarlo en el futuro para añadir sabor a tus sopas y guisos.

Sírvelo con *GNOCCHI* (página 136) o *PASTA FRESCA* (página 128).

Bebidas

"Es algo bastante reciente, pero me he vuelto muy aficionada a preparar mis propias bebidas".

UTADA HIKARU

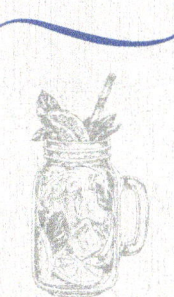

GREEN SMOOTHIE

INGREDIENTES
PARA 3 TAZAS

INVIERNO

- 1 zanahoria mediana
- 1 rama de apio
- 1 naranja entera
- 2 buenos puñados de hojas verdes (espinacas, col rizada/kale, acelgas, lechugas mixtas)
- 1 manzana
- 1 trozo de jengibre fresco de 2 cm (1")
- 1 trozo de raíz de cúrcuma fresca de 2 cm (1") (o ½ cucharadita de cúrcuma molida)
- 1 taza (250 ml / 8 oz) de agua

Los batidos (licuados) de frutas han existido en las culturas mediterráneas y orientales durante cientos de años. Además, en América del Sur y América Latina, las bebidas a base de frutas han sido un elemento básico en sus dietas diarias[1]. Aparte de los zumos (jugos) de frutas, me familiaricé con los batidos verdes durante mis años de cocinera en el comedor del colegio. La encantadora Kemi Nekvapil, una de las voluntarias y madre activa del colegio (escuela) (y una gran autora, oradora y coach personal) incluyó un batido verde en el menú de la cantina. Esta receta está basada en la que ella solía hacer, con mi toque usando fruta de temporada.

GREEN SMOOTHIE DE INVIERNO

Esta receta está inspirada en la frase *'una manzana al día, el médico te ahorraría'*, la abundancia de manzanas en otoño e invierno, los beneficios curativos del jengibre para el resfriado y la adición de la cúrcuma es por sus propiedades antiinflamatorias y otros beneficios para la salud[2].

1. Lava bien la zanahoria y el apio y córtalos en trozos.
2. Pela la naranja con un pelador de patatas, teniendo cuidado de mantener la parte blanca.
3. Lava las hojas verdes.
4. Corta la manzana en cuartos y quita las semillas.
5. Pela el jengibre y la cúrcuma con el filo de una cuchara.
6. Pon todos los ingredientes en una licuadora o robot de cocina potente.
7. Agrega agua y licúa hasta obtener la consistencia deseada.
8. Añade más agua para obtener una bebida más diluida y ligera.

Me encanta tomar este batido después de hacer deporte. Siento que nutre mi cuerpo (y mi alma) y me hidrata al mismo tiempo.

---

[1] https://behealthy.today

[2] https://draxe.com/nutrition/herbs/turmeric-curcumin-benefits/

GREEN SMOOTHIE

GREEN SMOOTHIE DE VERANO

Esta receta es muy similar a la de invierno. Para este batido me gusta usar frutas de verano, tropicales y frutos rojos. He omitido el jengibre, pero sigo usando la cúrcuma.

1. Lava bien la zanahoria y el apio y córtalos en trozos.
2. Pela la naranja con un pelador de patatas, teniendo cuidado de mantener la parte blanca.
3. Lava las hojas de espinaca y albahaca (si las usas).
4. Pela y corta el mango.
5. Pela la cúrcuma con el filo de una cuchara.
6. Pon todos los ingredientes en una licuadora o robot de cocina potente.
7. Añade agua y licúa hasta obtener la consistencia deseada.
8. Agrega más agua para obtener una bebida más diluida y ligera.
9. Si no tienes naranjas, puedes sustituir el agua por zumo (jugo) de naranja.

Me encanta el mango en este batido, pero también utilizo cualquier fruta de verano o frutos rojos (o una mezcla) antes de que se estropeen. Esta es una manera excelente de utilizar todas las frutas y verduras que están a punto de echarse a perder.

¡Una comida en un vaso para los días calurosos de verano!

INGREDIENTES
PARA 3 TAZAS

VERANO

- 1 mango (o 1 taza de cualquier fruta de verano o frutos rojos)
- 1 naranja
- 1 zanahoria mediana
- 1 rama de apio
- 2 buenos puñados de hojas de espinaca (añade un poco de albahaca fresca también)
- 1 trozo de raíz de cúrcuma fresca de 2 cm (1") (o ½ cucharadita de cúrcuma molida)
- 1 taza (250 ml / 8 oz) de agua

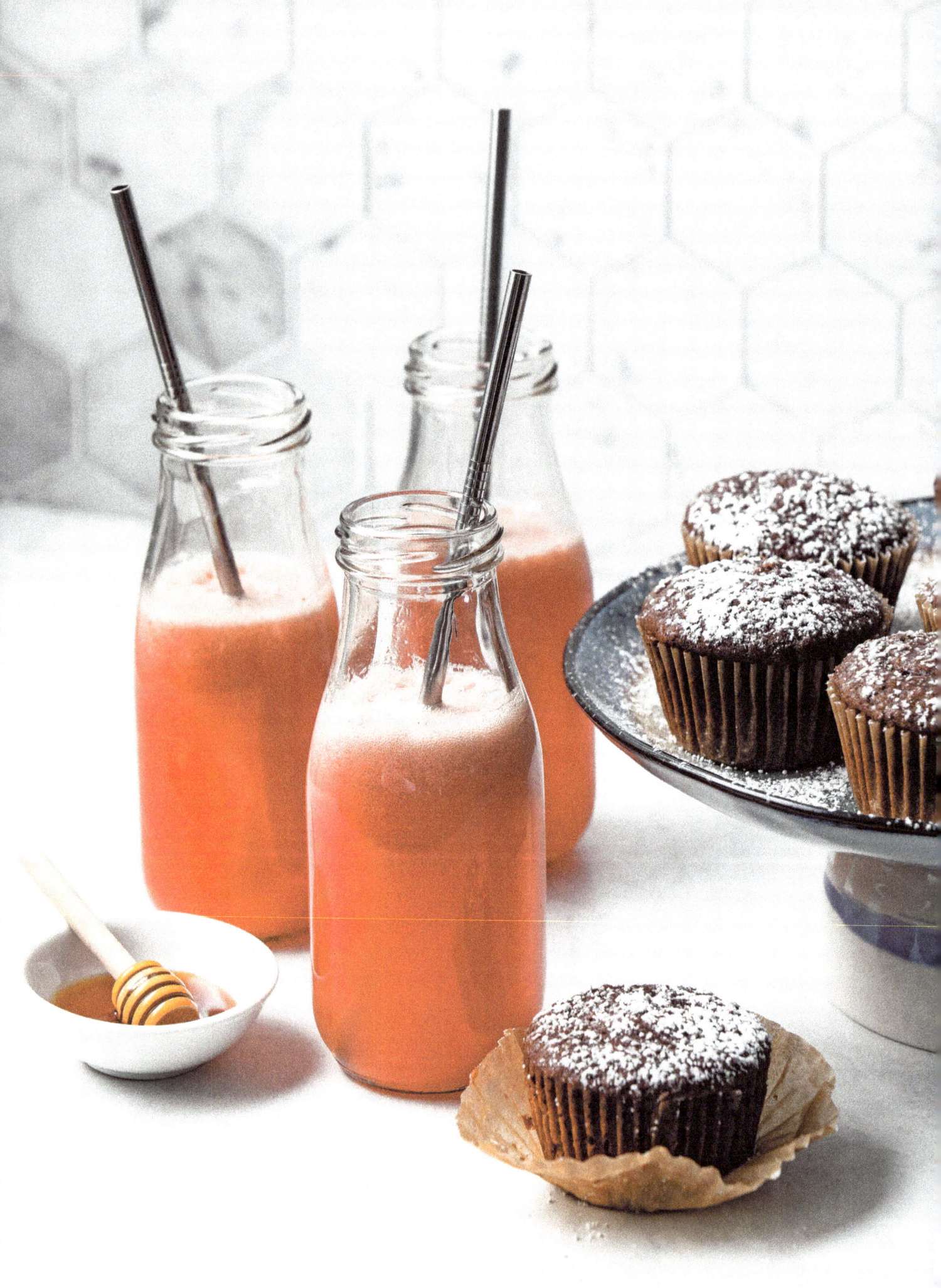

AGUA FRESCA

Esta bebida tiene una larga tradición en México y Centroamérica. Aprendí a hacerla viviendo en California. Hoy en día es una de mis bebidas favoritas en verano y para servir en fiestas y celebraciones. Su origen se remonta al siglo XV cuando los agricultores Aztecas remaban en sus canoas en busca de fruta madura para triturar y mezclar con agua para beber algo refrescante.

Tradicionalmente endulzado con azúcar o sirope (jarabe) de Agave, a mí me gusta usar miel. Durante mi primer viaje a España después de mudarme a los Estados Unidos, hice agua fresca para mi hija y sus amigos. Cheli, nuestra vecina, cosecha su propia miel y me dio un tarro (frasco) para probarla y usarla en el agua fresca. Desde entonces siempre uso miel cuando preparo esta bebida refrescante y me acuerdo de ella.

1. Pon la fruta, la miel y 1 taza de agua en una licuadora o robot de cocina potente.
2. Licúa hasta que esté todo bien mezclado.
3. Añade el agua restante y mezcla.

Para servir, pon el agua fresca en una jarra con un poco de hielo.

Cuando uses fresas (frutillas), cuela el agua fresca antes de servir, para eliminar todas las semillas.

INGREDIENTES
PARA 4 - 6 BEBIDAS

- 1 taza de fruta madura, cortada en trozos grandes
- 3 tazas (750 ml / 24 oz) de agua
- 1 Cucharada de miel
- Hielo

Bebidas

LIMONADA

INGREDIENTES
PARA 6 - 8 BEBIDAS

- 2 limones enteros
- 4 tazas (1 litro / 32 oz) de agua
- ¼ de taza (60ml / 2 oz) de jarabe (sirope) de arce
- Hielo

Desde que compré mi ©Thermomix, hago limonada cada vez que tenemos una fiesta. Esta bebida también es ideal para llevar en un termo a la playa o a un picnic. Me gusta usar los limones enteros, encuentro que la cáscara aporta un sabor muy agradable. Mi limonada casera se hizo muy popular en la primera fiesta de cumpleaños de mi hija en California. Recuerdo escuchar a los niños decirse entre ellos que tenían que probar la limonada. ¡Me pidieron la receta y aquí está! Todavía uso mi ©Thermomix, es la única licuadora y robot de cocina que tengo, pero esta receta se puede hacer con cualquier licuadora o robot de cocina.

1. Lava bien los limones, quítale un poco de la parte superior e inferior y córtalos en cuartos.
2. Pon los limones, el jarabe (sirope) de arce y 1 taza de agua en una licuadora o robot de cocina.
3. Pulsa unas cuantas veces o licúa durante unos 30 segundos.
4. Añade el agua restante y mezcla.
5. Cuela la limonada usando un colador fino.
6. Agrega un poco de hielo y sirve.

Si no tienes licuadora, ralla la cáscara y exprime el zumo (jugo) de los limones, mézclalo con el agua y cuélalo antes de servir.

Puedes preparar esta limonada con antelación. En este caso, agrega el hielo cuando la vayas a servir para que no quede aguada.

Me gusta la limonada un poco agria, además en general no me gusta usar mucha azúcar. Te aconsejo que pruebes la receta tal como está y añadas más edulcorante (endulzante) si te gusta más dulce. También puedes usar jarabe (sirope) de agave o miel. Encuentro que estos edulcorantes en forma líquida se mezclan más fácilmente que el azúcar.

SANGRÍA

La sangría es una bebida muy popular, muy fácil de preparar e incluso más fácil de beber. Aunque hay muchas versiones de esta bebida, he basado esta receta en la que solía hacer mi marido (esposo) con su amigo y socio Jorge. Recuerdo cuando tuvieron la idea de hacer sangría para embotellar y comercializar. Lo hicieron y con ¡mucho éxito! principalmente en los mercados de verano donde se podía ver a la gente muy feliz caminando por el mercado. Desarrollé esta receta como parte de un regalo de bodas para mi primera peluquera en California. ¡Me pregunto qué pensará al enterarse que fue la primera en probarla!

1. Vierte el vino en una jarra y añade los zumos de limón, naranja y manzana.
2. A continuación añade las cáscaras del limón y la naranja, las ramas de canela, el jarabe de arce y el licor de tu elección.
3. Remuévelo todo bien y pon la mezcla de vino en el frigorífico (refrigerador) unas cuantas horas; preferiblemente durante toda la noche.
4. Cuando estés list@ para servir, cuela la mezcla de vino sobre una jarra grande y añade la limonada. La proporción perfecta es ⅔ de limonada por ⅓ de la mezcla de vino, pero también puedes mezclar ½, dependiendo de lo fuerte que te guste.
5. Pon mucho hielo, rodajas de limón y de naranja y hojas de hierbabuena (menta) fresca.

Te saldrán dos jarras, dependiendo de la proporción que elijas.

¡Disfrútala (con moderación)!

INGREDIENTES
PARA 2 JARRAS

- 1 botella de vino tinto (Tempranillo o Pinot Noir son los que mejor funcionan)
- 4 tazas (1 litro / 32 oz) de limonada con gas (¡esta es una oportunidad para que la hagas casera!)
- El zumo (jugo) y la cáscara de 1 limón
- El zumo (jugo) y la piel de 1 naranja
- ½ taza (125 ml / 4 oz) de zumo de manzana de botella
- 2 ramas de canela
- 1 - 2 tragos (chupitos) de tequila o ron (o tu licor favorito)
- ¼ de taza (60ml / 2 oz) de jarabe (sirope) de arce (o al gusto)
- 1 limón cortado en rodajas
- 1 naranja cortada en rodajas
- Hierbabuena (menta) fresca

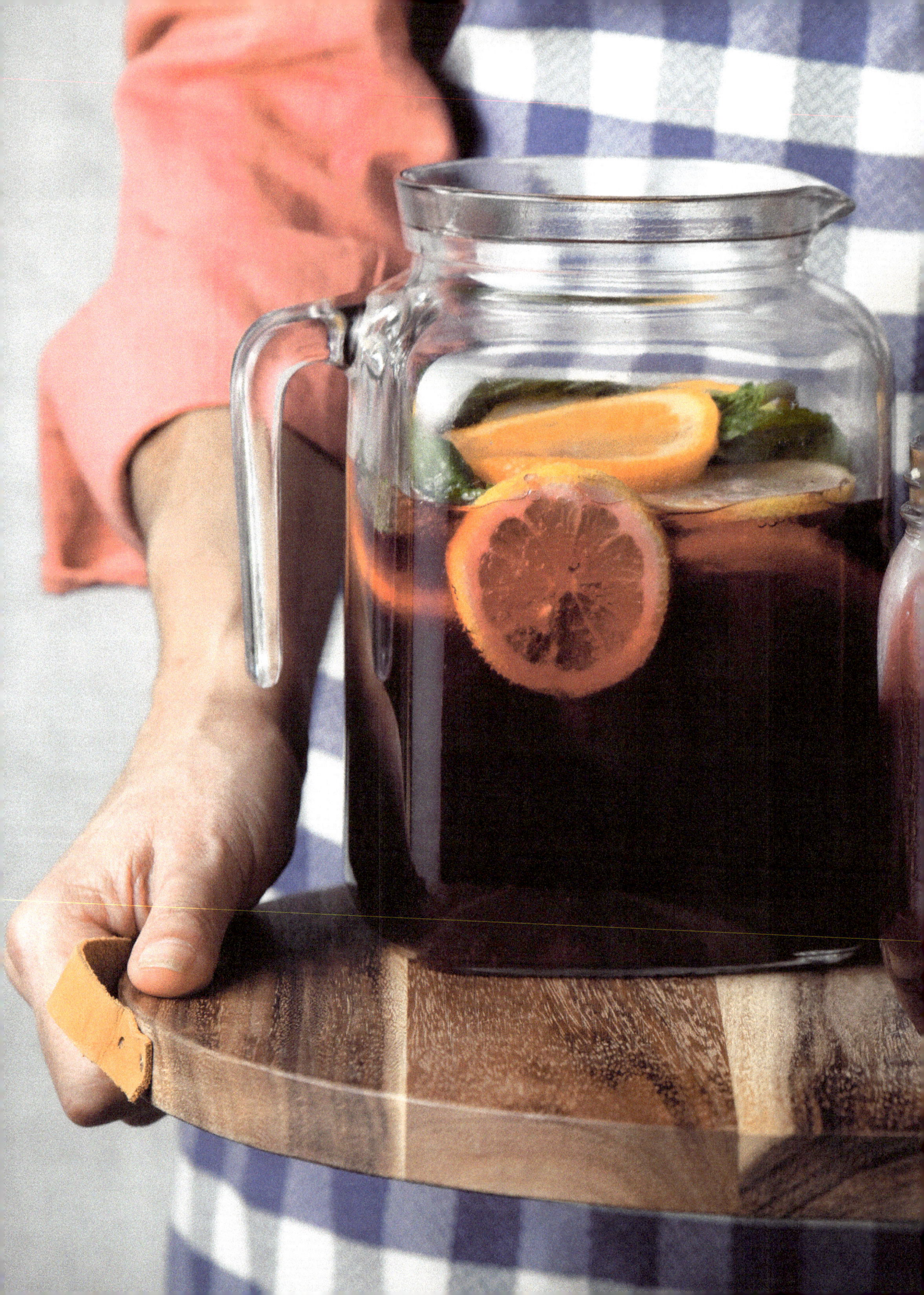

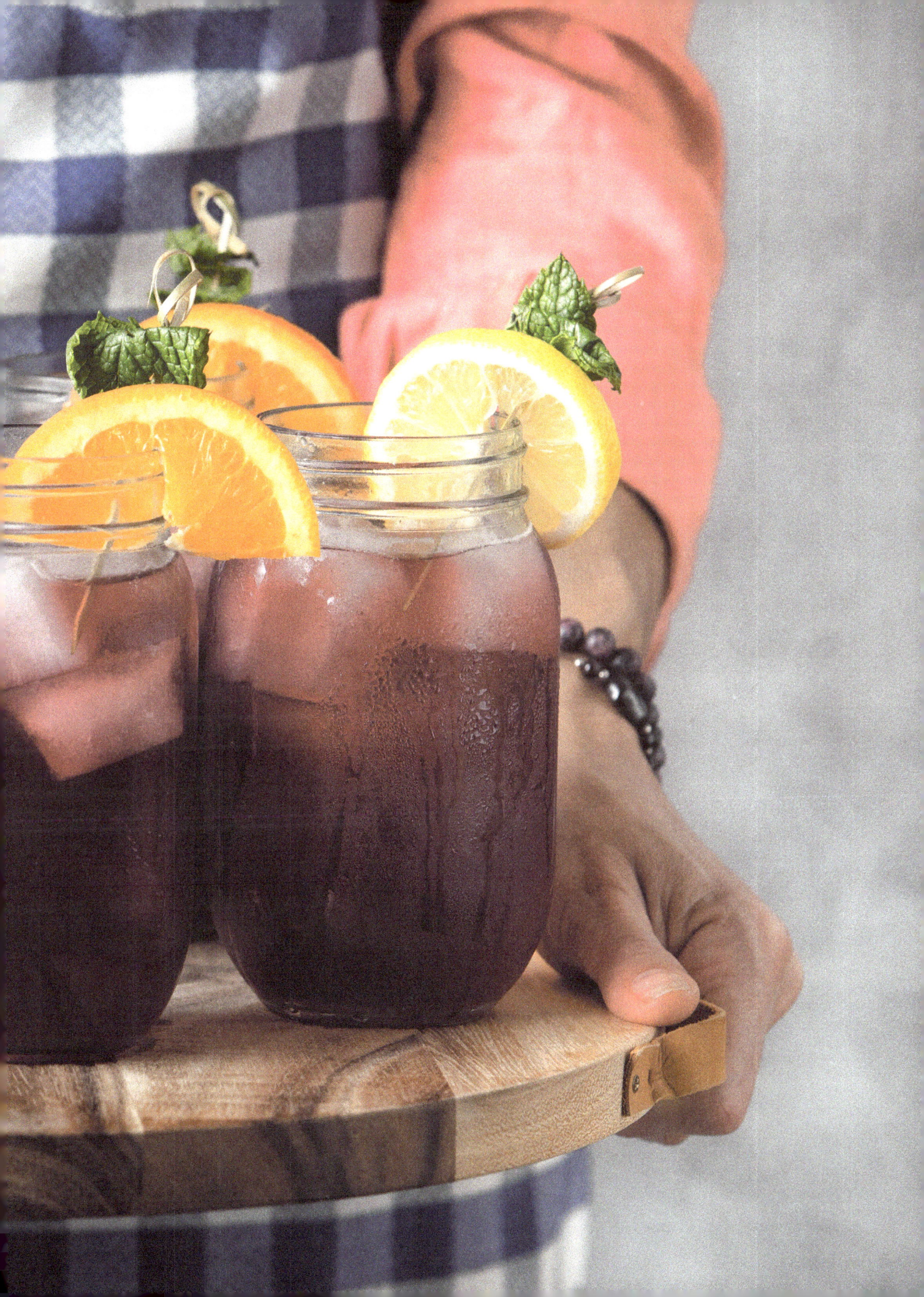

CHAI LATTE DORADO

INGREDIENTES
PARA 4 - 6 BEBIDAS

MEZCLA DE ESPECIAS CHAI

- 1 cucharadita de vainas de cardamomo
- 1 cucharadita de pimienta negra
- 1 anís estrellado
- 1 cucharadita de semillas de hinojo
- ½ rama de canela
- ½ cucharadita de nuez moscada molida
- 1 cucharadita de clavo (de olor)

LATTE

- 1 taza (250 ml / 8 oz) de leche
- 3 tazas (750 ml / 24 oz) de agua
- 1 Cucharada de hojas de té negro de buena calidad (preferentemente ecológico / orgánico)
- 1 cucharadita de mezcla de especias Chai
- ¼ de cucharadita de cúrcuma
- Jengibre fresco recién rallado
- 1 Cucharada de miel

Me encanta el Chai Latte. El mejor que recuerdo haber tomado fue un día de *'Anzac'* frío y lluvioso en un mercado en Melbourne, Australia, donde otros vendedores y yo desafiamos el clima. Por aquel entonces no sabía que el mejor Chai Latte de mi vida lo probaría en California. ¡Te lo prometo! Mi amiga María del Mar prepara el mejor Chai Latte. Es una persona muy especial para mí. Nos conocimos antes de llegar a California y hemos sido muy amigas desde entonces. Supongo que el universo nos unió sabiendo que nos llevaríamos muy bien. Afortunadamente, nuestras dos familias conectaron a la perfección. Nuestros maridos son muy amigos, nuestras hijas tienen una amistad preciosa, su pequeño es nuestra debilidad y sus hijos mayores están muy involucrados en este proyecto; han creado vídeos para mí. María del Mar amablemente compartió su receta de Chai conmigo. Esta es mi versión con la adición de la cúrcuma, que le da ese color dorado, creando una bebida más cálida, perfecta para los meses de frío.

MEZCLA DE ESPECIAS CHAI

1. Muele las especias en un mortero o usando un molinillo.
2. Mezcla bien.
3. Guarda en un tarro (frasco) de cristal.

Duplica o triplica la receta, así siempre la tendrás a mano cuando te apetezca tomarte una taza.

LATTE

4. Pon la leche y el agua en una olla a fuego medio.
5. Añade el té, las especias Chai, la cúrcuma, el jengibre y la miel.
6. Mezcla bien y lleva a ebullición.
7. Retira del fuego y dejar reposar un par de minutos.
8. Cuela usando un colador fino y sirve caliente.

Esta receta funciona con cualquier leche, lo que la convierte en una bebida *VEGANA* perfecta o *SIN LÁCTEOS*. Prueba a usar leche de coco, te encantará.

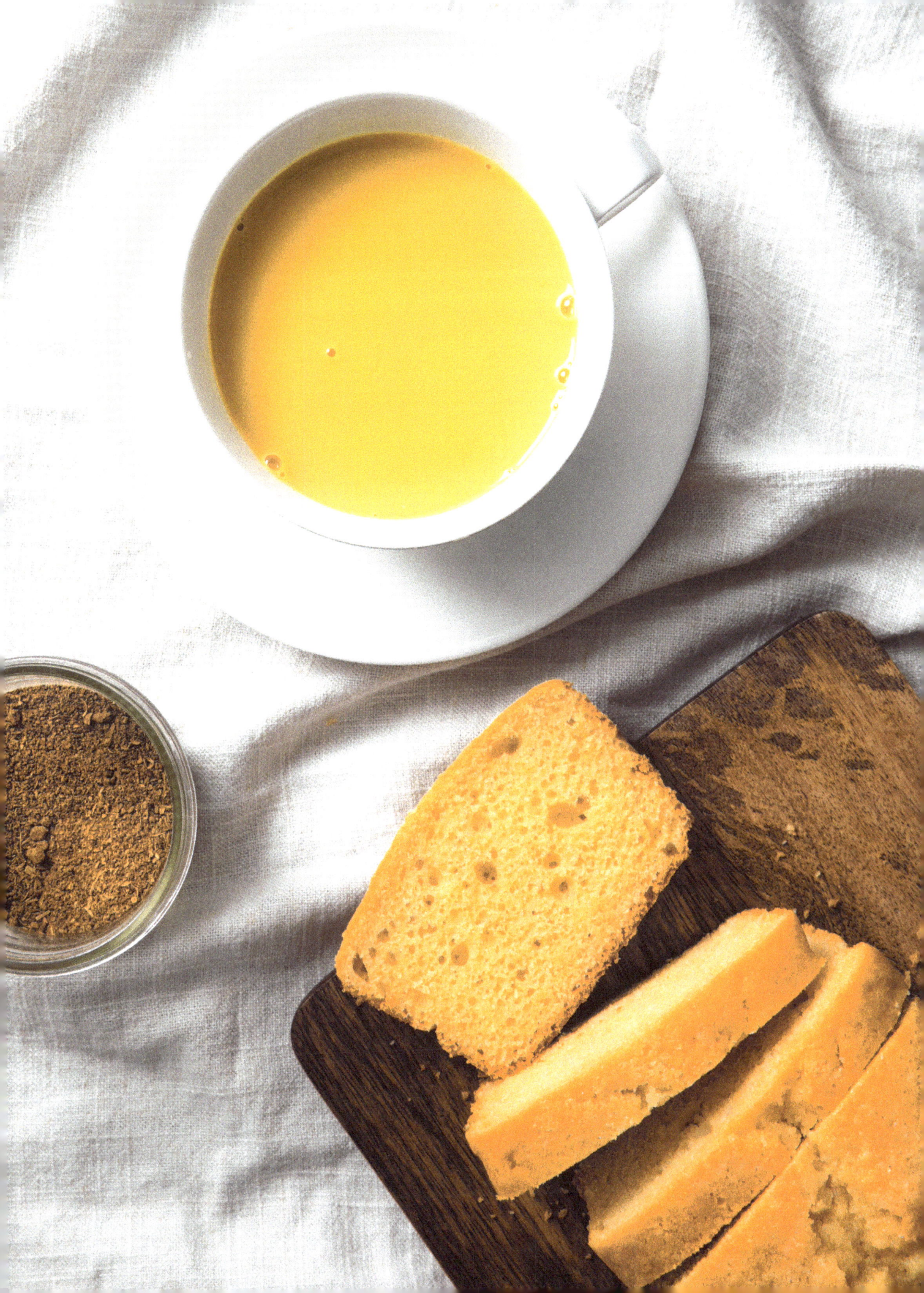

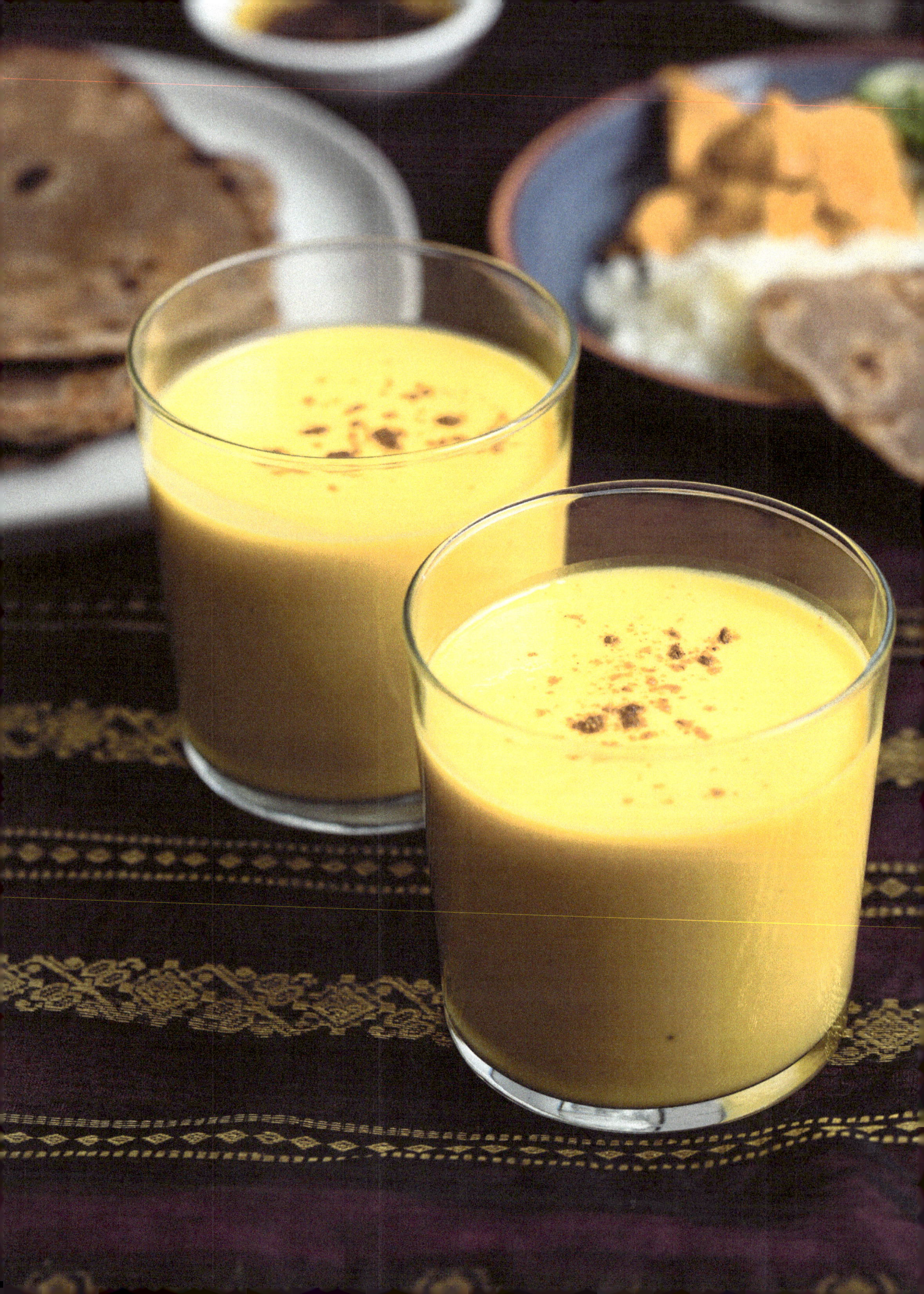

LASSI DE MANGO

Esta es una de mis bebidas favoritas. Me encanta acompañarla con comida india o simplemente me la preparo cuando necesito una bebida saludable. Creé esta receta como parte de un menú indio para un campamento de verano que organicé en nuestro primer colegio (escuela) en California. Mi asistente y yo llevamos a los niños en un viaje culinario alrededor del mundo. Aunque un poco caótico, a los niños les encantó la experiencia, la comida y aprender sobre otras culturas. Tengo un recuerdo muy bonito de sus caras felices. Recibí excelentes comentarios acerca de cómo los niños cocinaban en casa después de su semana conmigo, ¡y eso es lo más importante!

1. Pela y corta el mango.
2. Pon todos los ingredientes en una licuadora o robot de cocina potente.
3. Licúa hasta obtener la consistencia deseada.
4. Añade más agua para obtener una bebida más diluida y ligera.
5. Puedes agregar un poco de hielo si quieres una consistencia más espesa (y que esté más fresco).
6. Creo que la dulzura del mango es suficiente, pero si te gusta el dulce, puedes agregar un poco de miel.

¡Apuesto a que ésta será una bebida habitual en tu cocina!

INGREDIENTES
PARA 4 BEBIDAS

- 2 tazas de yogur natural
- 1 taza (250 ml / 8 oz) de agua
- 1 mango grande maduro
- ½ cucharadita de garam masala
- ¼ de cucharadita de cúrcuma molida

CHOCOLATE CALIENTE

INGREDIENTES
PARA 4 PERSONAS

- 1 barra de chocolate amargo / negro (100 g / 3.5 oz)
- 3 tazas (750 ml / 24 oz) de leche
- 1 cucharadita de maicena (harina fina de maíz) mezclada con 1 Cucharada de leche fría, (hasta que esté bien disuelta)
- ½ cucharadita de canela molida (puede ser opcional)
- ½ cucharadita de esencia (extracto) de vainilla
- Una pizca de sal
- Azúcar al gusto

La historia del chocolate caliente en España comenzó cuando los españoles conocieron el cacao (Theobroma Cacao) durante la colonización de América. El emperador azteca Moctezuma le presentó a Hernán Cortés su bebida favorita *'chocolatl'*, servida en una copa de oro. La introducción de este ingrediente en las costumbres culinarias españolas fue sin duda inmediata. Este factor histórico unido a mi experiencia haciendo y sirviendo chocolate caliente en el comedor del colegio (escuela), dio como resultado esta fusión de la bebida tradicional mexicana con un ligero espesor de la receta española. Como soy alérgica al cacao, he confiado en un grupo de probadores jóvenes (mi hija y sus amigos) que me han dado el visto bueno a la receta final.

1. Escalda la leche (calienta hasta que empiece a hervir).
2. Cocina a fuego lento.
3. Añade el chocolate, la canela y la vainilla, y mezcla con una cuchara de madera.
4. Cuando el chocolate esté completamente derretido, agrega la mezcla de maicena, la sal y el azúcar.
5. Sigue removiendo hasta que la mezcla espese.

¡Sírvelo caliente y disfruta! Puedes acompañarlo con *CHURROS* (página 58), te encantará la combinación.

Para hacer un chocolate caliente tipo cafetería, no pongas la mezcla de maicena. Cuando el chocolate esté completamente derretido, bate la bebida con una batidora de mano o una varilla y obtendrás una bebida espumosa como la comprada en un café.

Para hacerlo *VEGANO* y / o *SIN LÁCTEOS* usa leche de coco o cualquier otra leche alternativa que te guste y chocolate vegano.

Desayunos

"Qué mejor detalle puedes tener con alguien que prepararle el desayuno".

ANTHONY BOURDAIN

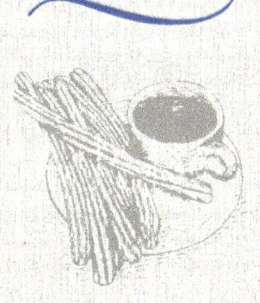

COPA DE YOGUR (PARFAIT)

INGREDIENTES

PARA 1 RACIÓN

- ½ taza de yogur (preferiblemente natural)
- ½ taza de frutos rojos (especialmente arándanos)
- 2 Cucharadas de semillas
- Jarabe de Kithul (o de Arce)
- Canela molida

Puedo cerrar los ojos y volver al comedor del colegio (escuela) mientras preparaba vasos de yogur. Solíamos poner vasos en bandejas para magdalenas y hacer una línea de producción para llenarlos. Esto nos facilitaba guardarlos en el frigorífico (refrigerador). A los niños les encantaban, sobre todo en los meses más cálidos. Mi marido (esposo) y yo comimos este estilo de desayuno durante seis meses, mientras le ayudaba a estar más en forma y llevar una vida más saludable. Esta receta incluye mis ingredientes favoritos y es un desayuno de una porción razonable. Me encanta la suavidad de la fruta en contraste con el crujiente de las semillas y el dulzor del jarabe de Kithul y la canela.

1. En un vaso o tazón, pon ¼ de taza de yogur.
2. Cubre con ¼ de taza de arándanos, 1 Cucharada de semillas y jarabe de Kithul (o de Arce).
3. Prepara una segunda capa con el yogur restante.
4. Cubre con el resto de los arándanos y las semillas.
5. Rocía con Kithul y espolvorea con canela molida.

¡Este es un súper desayuno! Vas a estar satisfecho hasta la hora de la comida, o incluso por más tiempo.

El jarabe de Kithul es el maridaje perfecto con el yogur. Su sabor ahumado lleva esta taza de yogur a otro nivel. Además, es uno de los endulzantes más saludables y sostenibles que puedes usar.

Prepara tu propia mezcla de semillas. Siempre tengo un tarro (frasco) de vidrio con una mezcla de mitad pipas de calabaza (pepitas) y mitad pipas de girasol. Esta mezcla funciona muy bien para esta copa de yogur y con la mayoría de las ensaladas.

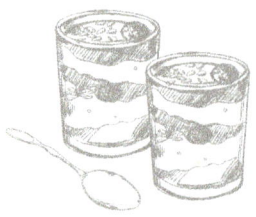

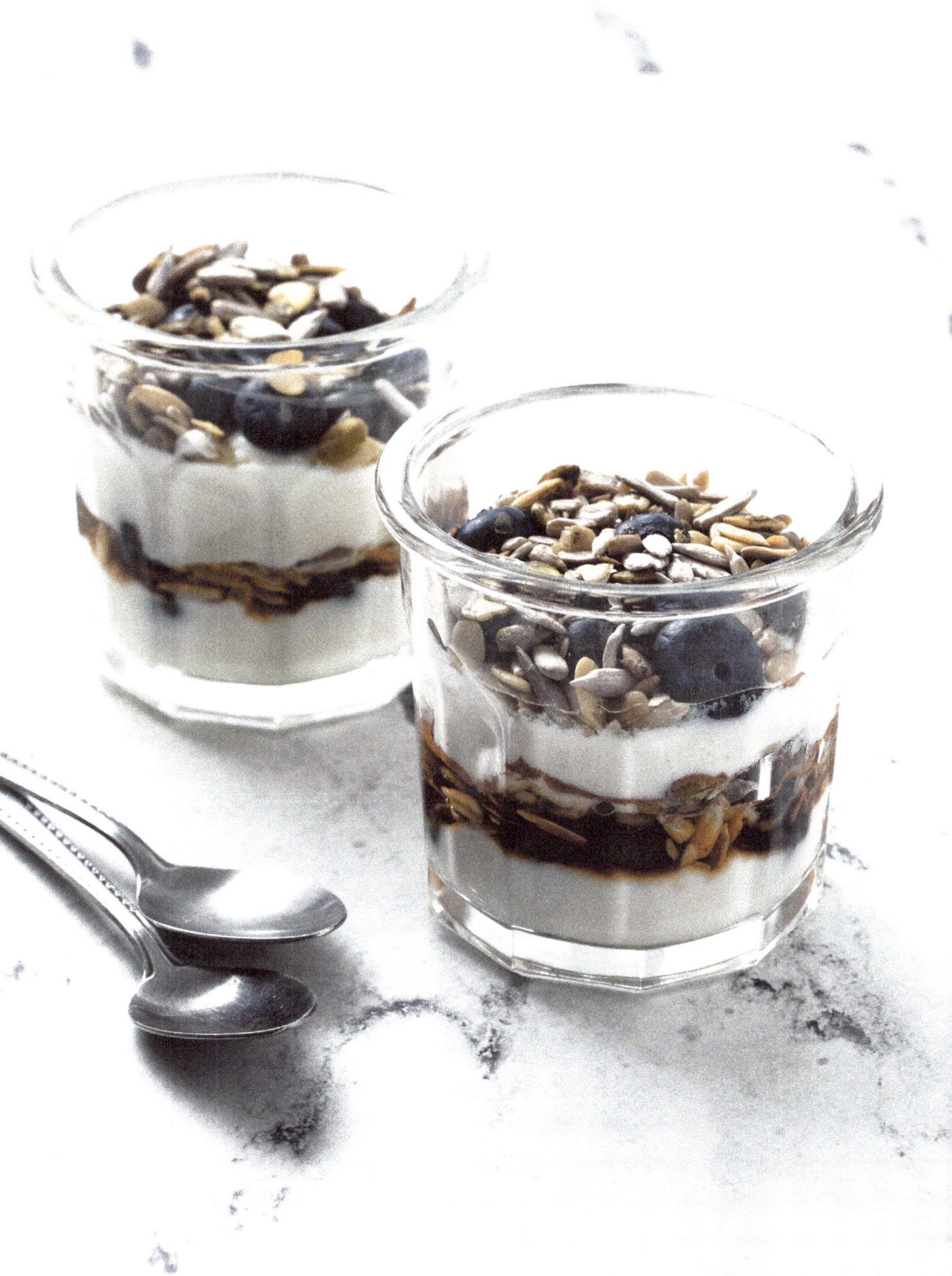

Desayunos

CHURROS

INGREDIENTES
PARA 4 PERSONAS

- 1 taza (150 g / 0.33 lb) de harina común (para todo uso)
- 1 cucharadita de levadura en polvo (química o de repostería / polvo de hornear)
- Una pizca de sal
- 1 taza (250 ml / 8 oz) de agua hirviendo
- Aceite de oliva ligero para freír

Siempre que hago churros me acuerdo de mi querida amiga Encarna. Desde pequeña me ha gustado pasar tiempo con personas mayores y Encarna ha sido una de mis favoritas. Cuando me quedé embarazada me hizo prometer que no comería embutidos ni quesos blandos durante el embarazo. Había visto en la televisión Española que era malo para el bebé, y cumplí mi promesa. Recuerdo que cuando la visitaba los jueves por la tarde de camino a casa después de trabajar, siempre tenía una olla de caldo de pollo recién hecho para mí y mi futuro bebé. Estoy segura de que ella me mira desde el cielo y piensa que no estoy haciendo los churros como ella me enseñó; pero nunca me dio medidas exactas de los ingredientes y eso no funcionaría en este libro, ¿verdad? Ésta es una receta de churros españoles tradicionales, muy parecida a la de Encarna.

1. Mezcla la harina, la levadura y la sal en un tazón o bol hasta que estén bien combinadas.
2. Vierte el agua hirviendo sobre la mezcla de harina, revolviendo ligeramente hasta obtener una masa (pasta) compacta. Usa una cuchara de madera para obtener el mejor resultado (y para no quemarte la mano).
3. Rellena una churrera con la masa (también puedes usar una manga pastelera con una punta en forma de estrella mediana).
4. Pon una sartén a fuego medio con suficiente aceite para cubrir los churros.
5. Empuja la masa con la churrera (o manga pastelera) y dale forma de gotas.
6. Prepara una rejilla sobre una bandeja y cúbrela con papel de cocina para absorber el aceite.
7. Fríe los churros en el aceite hasta que estén dorados y crujientes, aproximadamente 1.5 - 2 minutos por lado.
8. Ve poniendo los churros sobre la rejilla que has preparado.
9. Los churros deben servirse calientes. Puedes espolvorear con azúcar glas (en polvo) para que estén dulces.

Estos churros son perfectos para servir con *CHOCOLATE CALIENTE* (página 54). Disfrutarás de un desayuno muy español.

TORTITAS INTEGRALES SUPER FÁCILES

Me encantan las tortitas (panqueques), son muy fáciles y rápidas de hacer. En mi búsqueda de tortitas (pancakes) más saludables, he probado a hacerlas con muchas harinas diferentes. Esta receta básica que usa harina integral es un buen comienzo. Cuando las hayas preparado unas cuantas veces, te invito a que experimentes con otras harinas. Como parte de mi gama de productos ecológicos (orgánicos), desarrollé un par de mezclas para tortitas. Se podría decir que soy una experta. Solía vender tortitas recién hechas en los mercados con mi encantadora ayudante Tailandesa, Panta. De vez en cuando también las preparaba en el comedor del colegio (escuela). ¡Recuerdo una vez que hice más de 100 tortitas en menos de 1 hora! A los niños les encantaron y a mi me hacía muy feliz cocinarlas para ellos. ¡Realmente lo disfruté!

1. Bate el huevo con la sal hasta que quede pálido y esponjoso (éste es el truco para que las tortitas te queden esponjosas).
2. Añade la leche, el aceite y la vainilla y mezcla bien.
3. Agrega las harinas y la levadura y mezcla hasta obtener una masa ligera.
4. Calienta una plancha o sartén antiadherente a fuego medio.
5. Pon un poco de mantequilla o aceite y cocina cucharones de masa en tandas.
6. Cuando veas burbujas, dales la vuelta y cocina 2 minutos más.

Sirve las tortitas con tu cobertura favorita. En mi cocina ecológica (orgánica), nos gustan con yogur, frutos rojos frescos, semillas y un chorrito de sirope de Arce. Yum!

Prepara las tortitas *SIN GLUTEN* utilizando harina de trigo sarraceno. ¡Pensarás que estás a punto de comer tortitas de chocolate!

Para hacerlas *SIN LÁCTEOS*, usa cualquier leche vegetal y aceite para cocinar las tortitas.

INGREDIENTES
PARA 4 PERSONAS
(8 - 10 TORTITAS)

- ½ taza (75 g / 0.17 lb) de harina integral (también puedes usar harina de espelta)
- ½ taza (75 g / 0.17 lb) de harina para todo uso
- 2 cucharaditas de levadura de repostería (polvo de hornear)
- 1 huevo entero
- ¾ taza (180 ml / 6 oz) de leche (o suero de leche; mira *CONSEJOS Y TRUCOS* en la página 19)
- 1 Cucharada de aceite
- 1 cucharadita de esencia (extracto) de vainilla
- Una pizca de sal

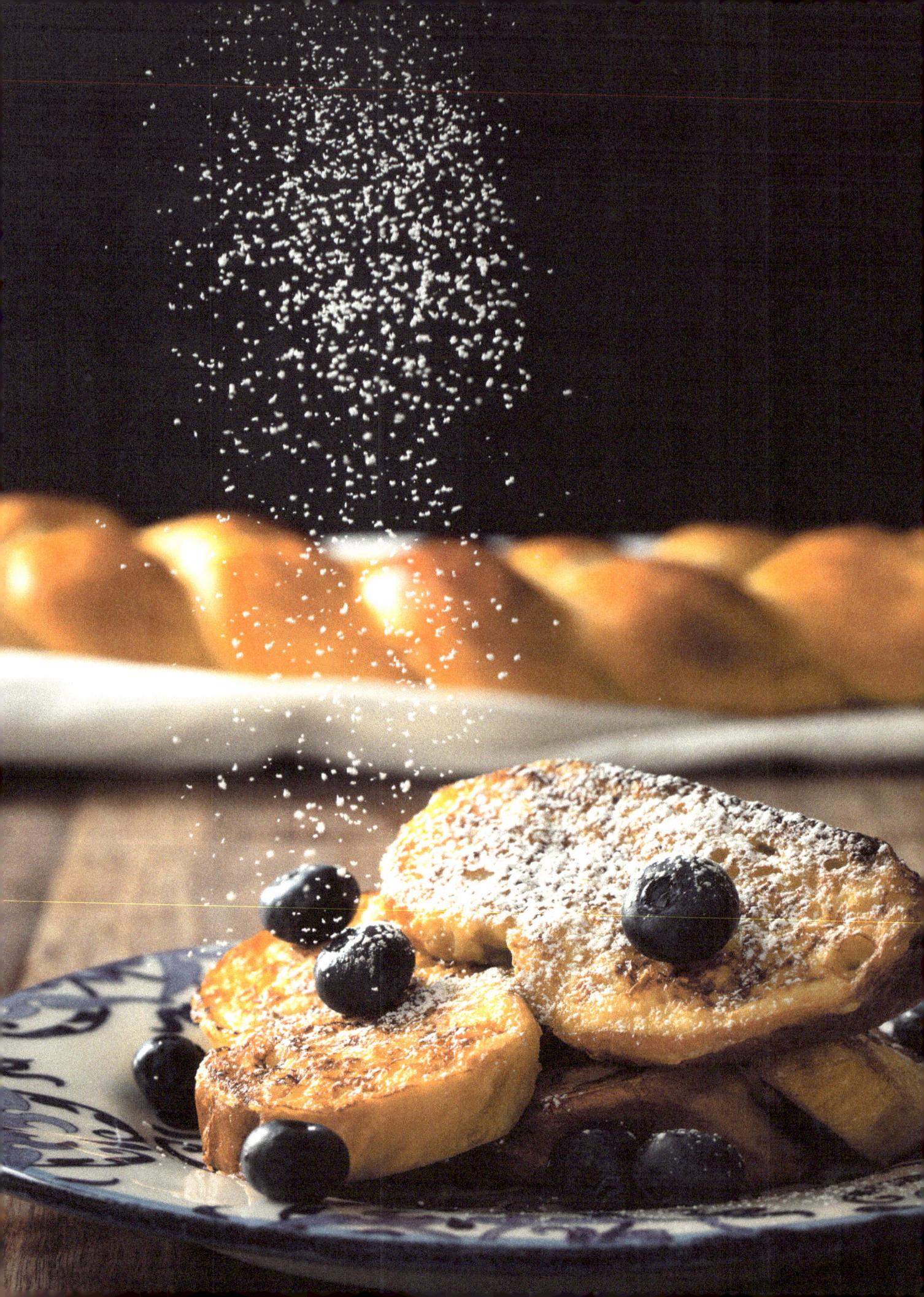

TOSTADAS FRANCESAS DELICIOSAS

Me encantaría que pudieras ver la receta escrita a mano por mi hija. La preparó un domingo por la mañana cuando ella y su amiga Brooklyn decidieron hacer el desayuno para mi marido (esposo) y para mí. ¡No tengo que decirte lo contentos que nos pusimos! Guardo esa receta como un tesoro. Es tan bonita y precisa que la he usado para terminar de escribir esta receta que te comparto aquí. Podíamos escucharlas en la cocina, discutiendo y decidiendo quién hacía qué y cómo. ¡Estamos hablando de dos niñas de 11 años que intentaban impresionarnos! Pero al final resolvieron todas sus diferencias e hicieron muy buen trabajo. Incluso decoraron la mesa de una manera especial. ¡Ojalá Brooklyn se quedara a dormir más a menudo!

1. Bate los huevos con la sal en una fuente medio honda (profunda).
2. Añade la leche, la vainilla y la canela (si la usas) y mezcla bien.
3. Remoja las rodajas de *Challah* hasta que hayan absorbido bastante mezcla.
4. Calienta una plancha o sartén antiadherente a fuego medio.
5. Pon un poco de mantequilla o aceite.
6. Fríe las rodajas de *Challah* en tandas hasta que estén doradas por ambos lados, durante 2 minutos por cada lado aproximadamente.
7. Sirve caliente.

Como escribió mi hija en su receta: "Ahí lo tienes. Tostadas Francesas deliciosas !!!!!!!!!☺".

Aunque las *Tostadas Francesas* suelen hacerse para aprovechar el pan duro, a mí me gusta usar el pan *Challah*. Encuentro que con este pan dulce siempre consigo *Tostadas Francesas* perfectas. Como el pan es dulce, nunca añado azúcar a la mezcla y así puedo usarlo cuando preparo un desayuno o brunch salado.

Rocía tus *Tostadas Francesas* con tu sirope favorito y espolvorea con canela molida, si te gusta la canela tanto como a mí.

INGREDIENTES
PARA 4 PERSONAS

- 8 rebanadas gruesas de pan *Challah* (página 184) (o brioche)
- 1 taza (250 ml / 8 oz) de leche
- 4 huevos enteros
- 1 cucharadita de esencia (extracto) de vainilla
- Una pizca de sal
- Canela molida (opcional)

BREAKFAST BURRITO

INGREDIENTES
PARA 1 PERSONA

- 1 huevo
- 1 tortilla de maíz o de trigo (según tu preferencia)
- ¼ de taza de queso rallado
- ½ tomate mediano, cortado en cubitos
- Rodajas finas de ¼ de aguacate
- Sal y pimienta al gusto
- Lima fresca
- Cilantro fresco (opcional)

E sta receta la aprendí de mi segunda mentora de cocina Linda Wyner, cuando fui a la feria local de nuestro condado en California para ver su demostración de cocina. Ella había invitado a dos de mis estudiantes del campamento de cocina para ser sus asistentes. Me encantó lo simple y completa que es esta receta para un bocado rápido. Durante los tres años que trabajé con Linda pude aprender muchísimo sobre la historia de la comida y la cocina, además de ampliar y enriquecer mis habilidades culinarias. Los orígenes del burrito no están claros. Su primera referencia conocida fue en Los Ángeles, pero el tipo de burrito más popular es el Burrito de Mission que nació en San Francisco. Hoy en día, los burritos se han convertido en un alimento básico en la cocina estadounidense.

1. Calienta una sartén antiadherente a fuego medio.
2. Bate el huevo con sal y pimienta.
3. Añade un poco de aceite a la sartén.
4. Vierte el huevo y cuando veas que empieza a cocinarse coloca la tortilla encima y no la muevas, por 1 minuto aproximadamente.
5. Poco a poco, empieza a girar la tortilla hasta que puedas moverla sin dificultad.
6. Dale la vuelta a la tortilla.
7. Pon el queso por la mitad, cubre con una tapadera y deja que se derrita un poco.
8. Retira la sartén del fuego.
9. Cubre el burrito con el aguacate y el tomate.
10. Exprime un poco de lima fresca y sazona con sal y pimienta extra, pon cilantro fresco (si lo usas).
11. Envuelve el burrito doblando un extremo pequeño de la tortilla y enrollándolo.
12. Mantén el burrito cerrado con un palillo de dientes o envolviéndolo en un trozo de papel de hornear.

¡Espero que lo disfrutes! Este es un desayuno estupendo para llevar. También me gusta como almuerzo, servido con ensalada verde o *ARROZ BLANCO PERFECTO* (página 138). Añade pico de gallo o salsa en lugar de tomates y *GUACAMOLE SIMPLE* (página 72) en lugar de aguacate en rodajas.

Estoy segura de que este burrito será un elemento básico en tu dieta muy pronto.

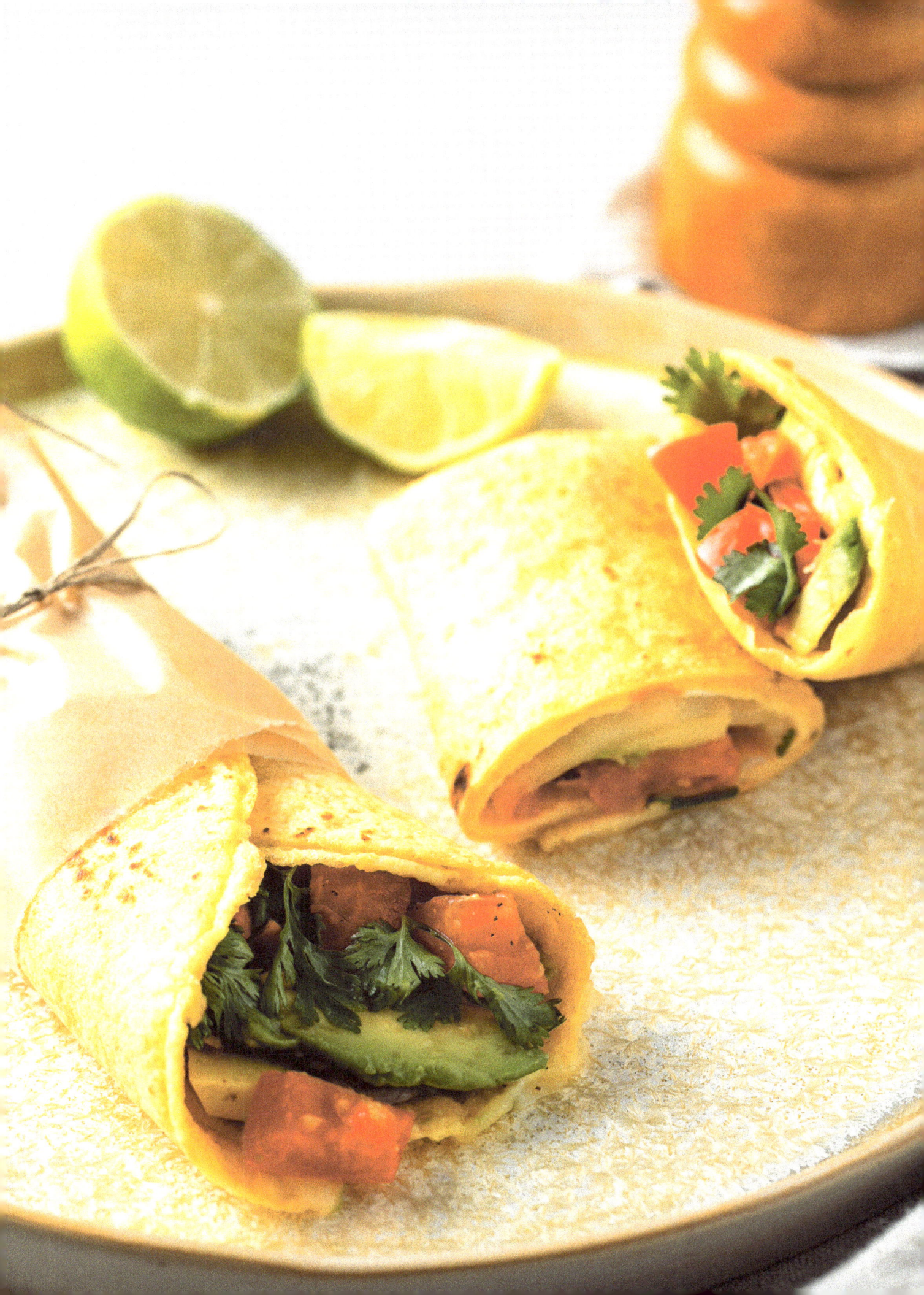

CREPES

INGREDIENTES
PARA 4 PERSONAS
(8 CREPES)

- 1 taza (250 ml / 8 oz) de leche de tu elección
- ⅔ taza (100 g / 0.22 lb) de harina para todo uso
- 2 huevos enteros
- 1 Cucharada de aceite
- 1 cucharadita de esencia (extracto) de vainilla
- Una pizca de sal

ALTERNATIVAS

En Argentina los crepes se untan con dulce de leche y se enrollan. Puede que tenga muchas calorías, pero te invito a probarlos, son deliciosos.

También puedes prepararlos *SIN GLUTEN* usando harina de trigo sarraceno. O una versión *SIN LÁCTEOS*, con cualquier leche vegetal (y / o agua) y aceite para cocinarlos.

En mi familia de tres miembros, tenemos una larga tradición de hacer brunch los domingos. Es un momento muy especial para nosotros. Durante años hemos alternado tortitas (panqueques), crepes, tostadas francesas y churros; los crepes son los favoritos de mi marido y mi hija. Los crepes son originarios de Bretaña, Francia, y originalmente se elaboraban con harina de trigo sarraceno y agua. El 2 de Febrero es el día de los Crepes en Francia. Esta fecha conmemora la llegada de la primavera. Según una leyenda, si sostienes una moneda con tu mano dominante y una sartén con la otra y volteas un crepe, si cae plano en la sartén, tu familia tendrá prosperidad todo el año[3]. ¿Por qué no lo intentas la próxima vez que hagas crepes?

1. Pon todos los ingredientes en un tazón o jarra y bate durante 2 minutos a mano o con la batidora.
2. Refrigera durante 30 minutos o en el congelador durante 10 minutos. Este tiempo de reposo es muy importante para que la masa se asiente. Esto te dará crepes esponjosos y deliciosos.
3. Bate durante unos segundos para suavizar la masa antes de empezar a cocinar.
4. Calienta una plancha, o sartén antiadherente, a fuego medio y agrega un poco de mantequilla o aceite.
5. Vierte aproximadamente ¼ de taza por cada crepe y mueve la sartén con un movimiento circular para que la masa cubra la sartén de manera uniforme.
6. Cocina el crepe durante unos 2 minutos y levanta los bordes con una espátula, teniendo mucho cuidado de no romperlo (es muy delicado).
7. Da la vuelta al crepe y cocínalo 1 minuto más, o hasta que esté tostado.
8. Apila los crepes en una fuente para servir y envuélvelos con un paño limpio de cocina para mantenerlos calientes. ¡Sirve y disfruta!

Los crepes generalmente se rellenan o se untan con mermeladas o frutas. Se doblan dos veces y los comes añadiendo un poco de sirope de arce, miel o cualquier aderezo que te guste.

---

[3] https://epicureandculture.com/french-crepe/

PAN CON TOMATE Y JAMÓN

Este es el desayuno más popular en España y uno de mis favoritos. Te voy a contar una historia sobre este desayuno y mi marido (esposo). La primera vez que viajamos juntos a España, fuimos a desayunar a una cafetería. Pedí una tostada de pan con tomate y jamón serrano y él pidió algo dulce. Me pareció extraño, pero pensé que probablemente le apetecía tomar un desayuno dulce. Cuando me sirvieron el desayuno, ¡deberías haber visto la cara que puso! Me miró y me dijo: "¿Cómo sabes pedir esto?" ¡Fue una situación tan divertida! Pero me sentí mal por él, así que le pedí una tostada extra de pan con tomate y jamón serrano. Desde entonces, es lo primero que come cuando aterriza en España. El *'Pa amb tomaquet'* es originario de Cataluña, pero se ha extendido por toda España y se sirve en muchos restaurantes y bares.

1. Calienta una plancha o sartén a fuego medio.
2. Tuesta las rebanadas de pan por ambos lados hasta que estén ligeramente doradas.
3. Corta los tomates por la mitad y frótalos sobre el pan hasta que esté bien cubierto (no tires los tomates, guárdalos para hacer salsa o ponlos en tu próximo guiso. Congélalos en un tarro / frasco y no te olvides de etiquetarlos).
4. Rocía aceite de oliva sobre el pan.
5. Coloca medias lonchas de jamón serrano sobre cada rebanada de pan y sirve caliente.

Usa la tostadora si te resulta más fácil. También puedes tostar el pan en el horno, si ya lo estás usando para otra cosa.

Si te gusta el ajo, frota ajo crudo y pelado sobre el pan antes de frotar el tomate.

Para hacerlo *VEGETARIANO*, tan solo pon un poco de sal sobre el tomate. Así es como suelo hacer el *pa amb tomaquet*, sirvo el jamón serrano por separado. De esta manera también puedo disfrutar del pan con tomate, que me encanta.

El pan con tomate es un aperitivo estupendo. También lo puedes servir en el centro de tu mesa durante las comidas.

¡Espero que te guste tanto como a nosotros!

INGREDIENTES
PARA 4 PERSONAS

- 8 rebanadas de *PANE DI CASA* (página 186), o cualquier pan de buena calidad
- 2 tomates maduros
- Aceite de oliva
- 4 lonchas de jamón serrano (crudo)

— *Pequeños Bocados* —

Las recetas de esta sección son algunos de mis pequeños bocados favoritos. Puedes preparar un banquete de *TAPAS* estupendo. Elige uno de los dips y entre la *TORTILLA* o el *PASTEL DE CALABACÍN*, ya que ambas son recetas a base de huevo. Te prometo que tus invitados van a quedar encantados con las combinaciones de sabores. También les darás opciones a aquellos que tengan alergias, intolerancias y preferencias alimentarias. Incluso puedes modificar las recetas siguiendo mis comentarios al final de cada una o poniendo tus propios toques. ¡Puedo imaginarme lo bonita que se verá tu mesa y lo increíble que olerá tu cocina! ¿Cuándo es tu próxima noche de *TAPAS*? ¡No te olvides de añadir *'pa amb tomaquet'* (página 65)!

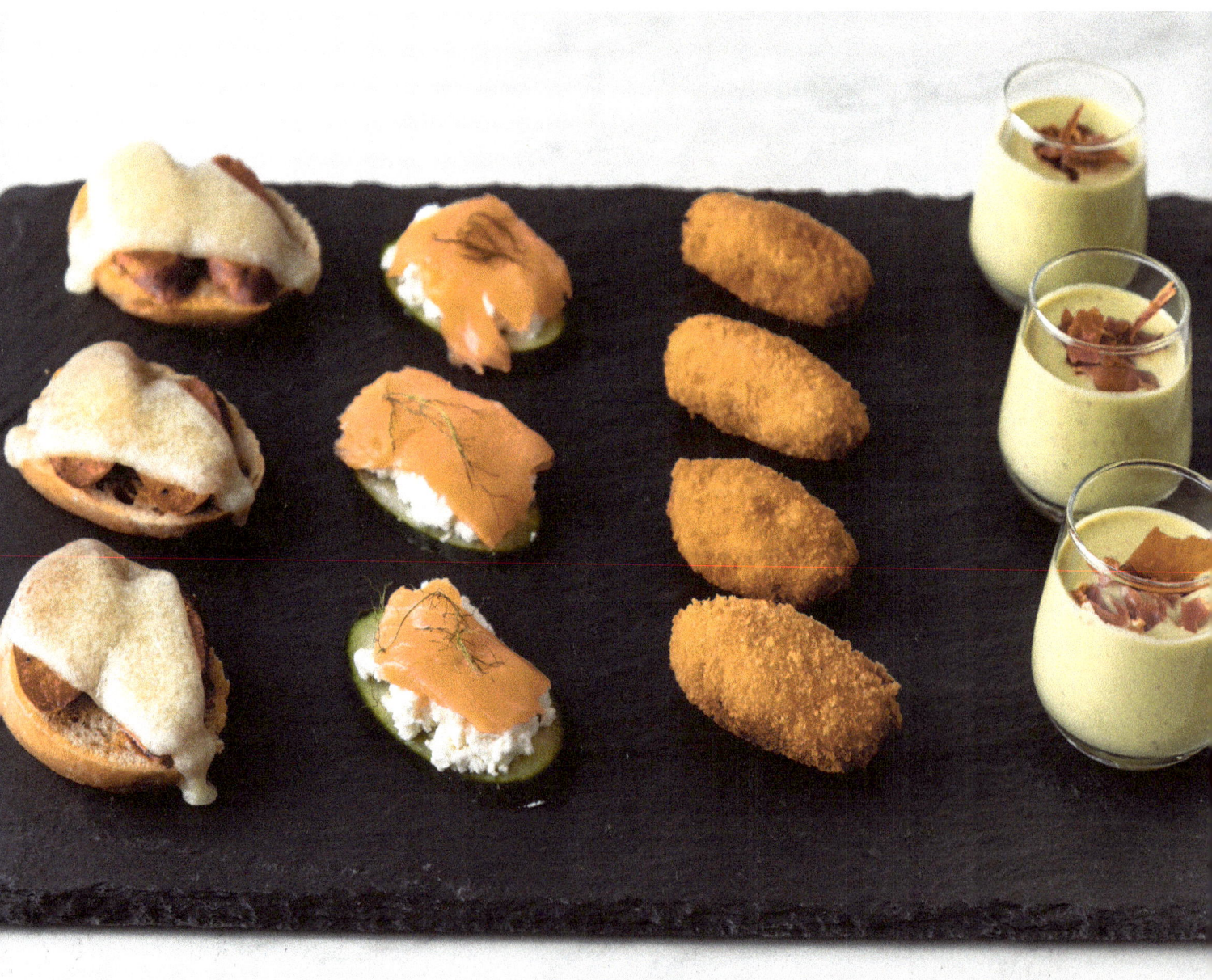

Pequeños Bocados

"La voluntad y la capacidad de vivir plenamente el ahora escapa a muchas personas. Mientras comes el aperitivo, no te preocupes por el postre".

WAYNE DYER

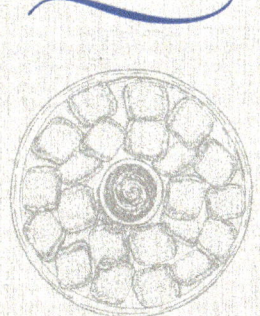

DIP DE QUESO FETA Y AGUACATE

INGREDIENTES

PARA 1 ½ TAZAS

- 1 aguacate maduro mediano a grande
- 75 g (0.17 lb / 2.65 oz) de queso Feta
- 1 Cucharada de zumo (jugo) de limón
- ½ cucharadita de comino molido
- ½ cucharadita de orégano seco
- 1 Cucharada de aceite de oliva virgen extra
- ¼ de cucharadita de sal, o al gusto
- Pimienta negra

Mi amiga Nina me preparó este puré frío servido sobre una rebanada de pan. Lo hizo tan rápido que quedé realmente impresionada. Fui a visitarla después de ir a una peluquería cerca de su casa. Nina es una cocinera maravillosa y una de las mujeres más simpáticas que conozco. También es muy guapa y una súper mamá y esposa. Muchas veces nos han confundido como hermanas. Puede que sea por nuestro pelo largo y rizado y por ser europeas. Ella fue mi dama de honor y testigo en mi boda. Como ocurre con la mayoría de las recetas de este libro, esta es mi versión de su receta original de puré de aguacate y Feta con tostadas. Es uno de mis dips favoritos, pero lamentablemente, no de mi marido (esposo).

1. Tritura el aguacate en un cuenco o bol.
2. Desmenuza el queso Feta y mézclalo bien con el aguacate.
3. Añade el limón, el aceite y las especias y mezcla bien.
4. Condimenta con sal y pimienta.
5. Prueba y ajusta el condimento a tu gusto.

Sirve sobre *PANE DI CASA* tostado (página 186) o como parte de una fuente de aperitivos (antipasto).

HUMMUS PERFECTO

Mi querida amiga Panayota me ha enseñado todo lo que sé sobre la comida griega y me descubrió el hummus perfecto. Éramos compañeras de trabajo y nuestra amistad creció en torno a la comida, mi cultura española y su origen chipriota. ¡Su spanakopita es la mejor! Panayota fue la primera persona que me animó a pedir la ciudadanía australiana. Mi respuesta fue que lo haría cuando tuviera un bebé australiano. Así que un día fui a trabajar y le dije que iba a pedir la ciudadanía australiana. ¡Qué momento tan bonito! ¡Ella dedujo que estaba embarazada! Mi hija ha sido muy afortunada de tener mujeres como Panayota durante su infancia.

1. En un mortero pon la sal, los granos de pimienta y el ajo y machaca hasta formar una pasta suave. Esto infundirá el sabor del ajo de una manera más uniforme. Cuela los garbanzos sobre un bol y reserva el líquido.
2. Pon todos los ingredientes en un procesador de alimentos (robot de cocina o batidora) en el siguiente orden: garbanzos, la pasta de tahini, la pasta de ajo, el comino, el pimentón, el limón y el aceite de oliva.
3. Tritura el hummus hasta lograr un puré. Si está demasiado seco, añade 1 - 2 Cucharadas del agua de los garbanzos; de una en una.
4. Cuando consigas una consistencia cremosa, pruébalo de sal y pimienta.
5. Para servir, pon el Hummus en un tazón (o bol) bonito y espolvorea con pimentón extra y un chorrito de aceite de oliva.

Me gusta servir el hummus con zanahorias, palitos de apio y galletas saladas.

Para hacer esta receta con garbanzos secos, remoja 150 g (5 oz) de garbanzos secos durante la noche. Cuela y cocina a fuego medio 1 - 1.5 horas hasta que estén tiernos y déjalos enfriar.

Utiliza las alubias que te gusten o que tengas en tu despensa. Me gusta mucho el hummus de alubias (frijoles) pintas. También puedes usar pasta de semillas de girasol en lugar de tahini.

No tires el agua de los garbanzos, el *'aquafaba'*; es el sustituto perfecto de las claras de huevo en las recetas *VEGANAS*.

INGREDIENTES
PARA 1 ½ TAZAS

- 1 lata de 425 g (15 oz) de garbanzos
- 2 Cucharadas de pasta Tahini
- 1 diente de ajo
- 1 ½ cucharadita de comino molido
- 1 cucharadita de pimentón ahumado español, más extra para decorar
- El zumo (jugo) y ralladura de 1 limón (comienza con ½ y prueba)
- ¼ de taza (60 ml / 2 oz) de aceite de oliva virgen extra
- ½ cucharadita de sal, o al gusto
- 4 granos de pimienta negra

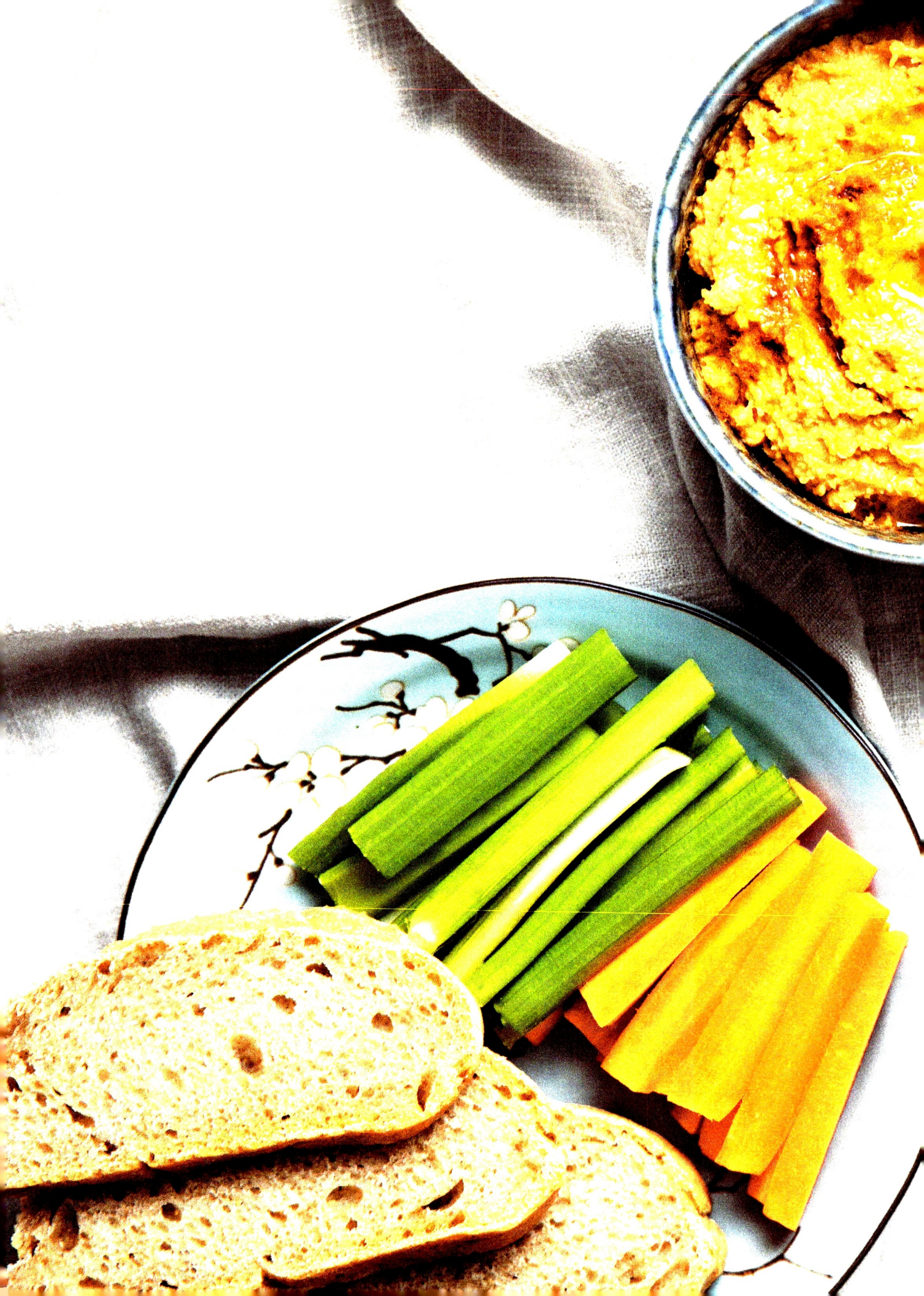

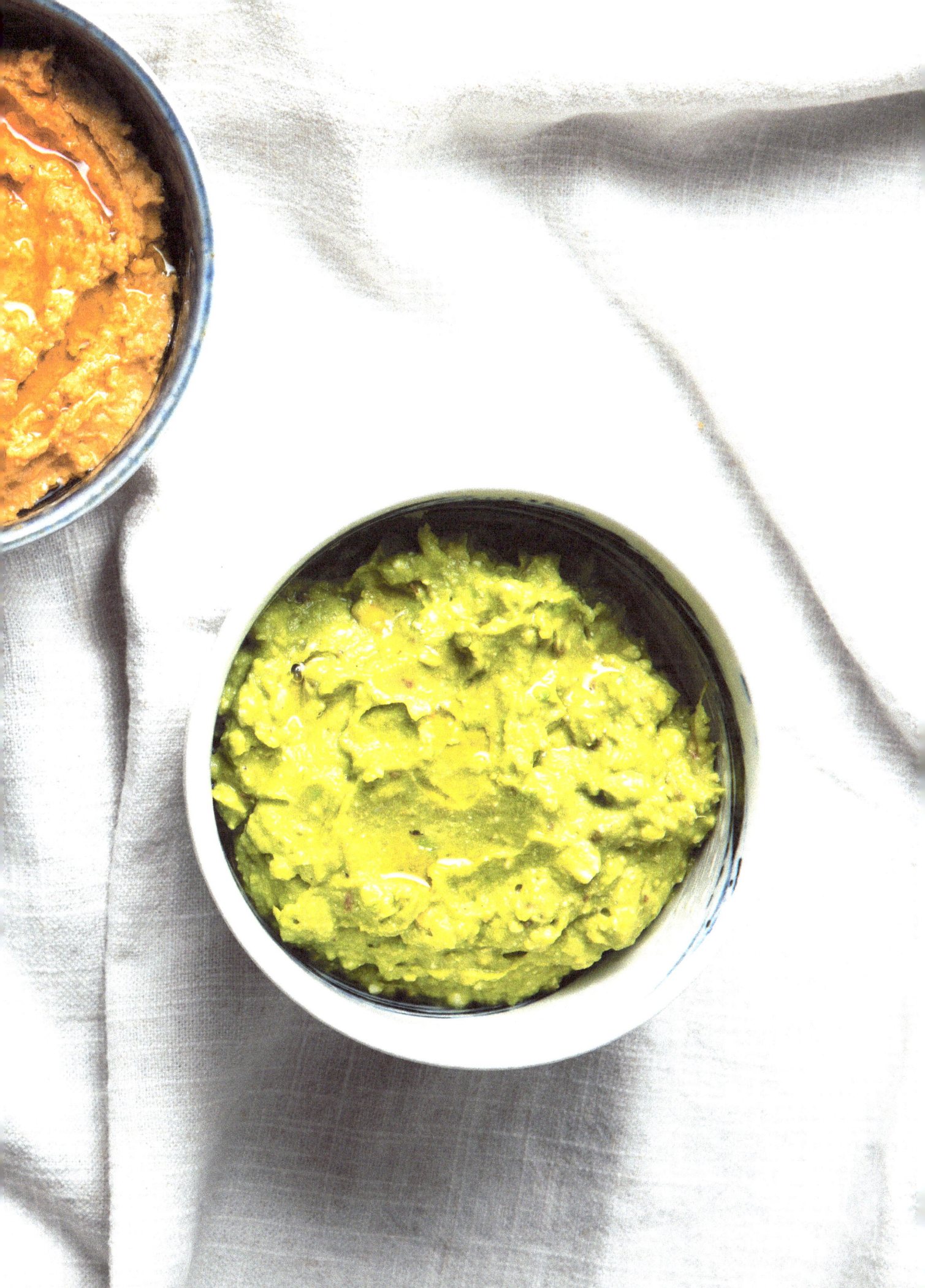

GUACAMOLE SIMPLE

INGREDIENTES

PARA 1 ½ TAZAS

- 2 aguacates maduros
- 1 diente de ajo
- ½ cucharadita de comino molido
- ½ cucharadita de pimentón ahumado español y un poco más extra para cubrir
- ¼ de cucharadita de pimienta de cayena (o más si te gusta el pique)
- 1 Cucharada de zumo (jugo) de lima
- 1 Cucharada de aceite de oliva
- ½ cucharadita de sal, o al gusto
- 6 granos de pimienta negra
- 1 puñado de cilantro fresco picado para decorar

Los mejicanos combinaron las palabras aztecas *'aguacate'* y *'mole'* (salsa) para crear guacamole. Aunque ya había comido guacamole antes no fue hasta que me presentaron a la familia de mi esposo que comencé a comerlo con frecuencia. Mis suegros siempre te reciben con una *'picada'*, una fuente de aperitivos (antipasto) variados incluido el guacamole. Cuando íbamos a visitarlos, disfrutábamos de una picada con una copa de vino y una conversación muy animada alrededor de su mesa. Mi marido empezó a hacer guacamole y le ponía un ajo cocido para darle más sabor. Cuando comencé a cocinar comida mexicana empecé a experimentar con mi propio guacamole. Esta receta es mi combinación de sabores favorita. Espero que te guste y lo hagas con tanta frecuencia como nosotros.

1. En un mortero pon la sal, los granos de pimienta y el ajo y machaca hasta que se forme una pasta suave.
2. Tritura los aguacates en el mortero hasta que obtengas la consistencia deseada. A mí me gusta el guacamole con un poco de textura.
3. Añade las especias, el zumo (jugo) de lima y el aceite de oliva.
4. Mezcla bien y rectifica de sal y pimienta.
5. Espolvorea con pimentón extra y pimienta de cayena.
6. Adorna con el cilantro.

Sirve el guacamole en el mortero sobre una fuente con totopos (chips de maíz).

Este guacamole puedes guardarlo en el frigorífico 2 días como máximo. Cúbrelo bien y rocía con zumo (jugo) de lima o de limón extra para evitar que se oxide (oscurezca). También puedes usar limón y orégano seco en lugar de lima y cilantro fresco.

CANAPÉ DE PEPINO, QUESO DE CABRA Y SALMÓN AHUMADO

Me encanta el *'high tea'* o merienda de té al estilo inglés. Disfruto mucho la comida de un solo bocado. Organicé una merienda de este estilo para celebrar mi cumpleaños con las mujeres de mi club de lectura en California. Tenía que asegurarme de que al menos la mitad de los bocados fueran *SIN GLUTEN*, para que la encantadora Estelle pudiera disfrutar de mi comida. Ella es una expatriada como yo, y la mayoría en nuestro club de lectura lo son también. Es increíble, y al mismo tiempo maravilloso, cómo nos apoyamos entre nosotras. Este canapé fue creado por casualidad, a partir del concepto de sándwich de salmón ahumado con queso crema y pepino. Me acordé de que tenía sobras de salmón ahumado en la nevera, encontré pepino y pensé que el queso de cabra le daría más sabor. Lo adorné con eneldo fresco ¡y listo!

1. Corta ambos extremos del pepino, en diagonal.
2. Si la piel es dura, pela el pepino longitudinalmente en forma de rayas.
3. Corta el pepino usando una mandolina, con un grosor mayor que para hacer patatas (papas) fritas redondas.
4. Pon las rodajas de pepino en una fuente para servir.
5. Unta cada rebanada con una capa gruesa de queso de cabra.
6. Pon un trozo de salmón ahumado sobre el queso para cubrir el canapé.
7. Adorna con eneldo fresco.

Délicieux!

(*) Imagen de la receta en la página 66.

INGREDIENTES
PARA 15 CANAPÉS

- 1 pepino fresco grande
- 113 g (0.25 lb / 4 oz) de salmón ahumado
- 226 g (0.5 lb / 8 oz) de queso de cabra
- Eneldo fresco para decorar

TAPA DE CHORIZO Y QUESO MANCHEGO

INGREDIENTES
PARA 15 TAPAS

- 15 rebanadas de *PANE DI CASA* (página 186)
- 1 salchicha de chorizo seco español
- 250 g (0.6 lb / aproximadamente 8 oz) de queso Manchego
- Aceite de oliva

Recuerdo haber comido esta tapa hace muchos años en un restaurante español en Melbourne, Australia. Éramos un grupo grande de amigos de todos los rincones del mundo. Mi amiga Karen organizó la cena. ¡Le encanta la comida española! Nos conocimos en un curso preparatorio de inglés antes de empezar mi MBA. Desde entonces somos amigas, y seguimos manteniendo el contacto incluso después de que regresara a su Suiza natal. Me gustó tanto la combinación de los sabores del chorizo y el queso Manchego, que muy pronto empecé a preparar esta tapa de manera habitual. Además, siempre me trae recuerdos de aquella noche en que la probé por primera vez.

1. Precalienta el horno a 200 °C (400 °F).
2. Corta el pan como si estuvieras haciendo tostadas, aproximadamente de 1.5 cm (0.60") de grosor.
3. Prepara una bandeja de horno con papel para hornear.
4. Pon las rebanadas de pan en la bandeja.
5. Unta las rebanadas con aceite de oliva.
6. Corta el chorizo en rodajas diagonales, de aproximadamente 0.5 cm (¼") de grosor.
7. Cubre las rebanadas de pan con lonchas de chorizo.
8. Corta el queso Manchego en lonchas de 0.5 cm (¼") de grosor.
9. Pon lonchas de queso Manchego sobre el chorizo.
10. Cocina las tapas en el horno precalentado durante 5 minutos; asegurándote de que el queso Manchego no se seque.
11. Sirve sobre una tabla de madera o en tu fuente favorita.

Estas tostadas son un tentempié exquisito, o incluso un desayuno. Me encanta comerme las sobras de queso y chorizo (¡pero no se lo digas a nadie!).

Si no tienes tiempo (o ganas) de hacer tu propio pan, compra una barra (hogaza) de pan rústico (o baguette) de miga densa para que absorba los aceites del chorizo y el Manchego.

Para hacer una versión *VEGETARIANA*, omite el chorizo y espolvorea un poco de pimentón ahumado sobre el queso, queda riquísimo.

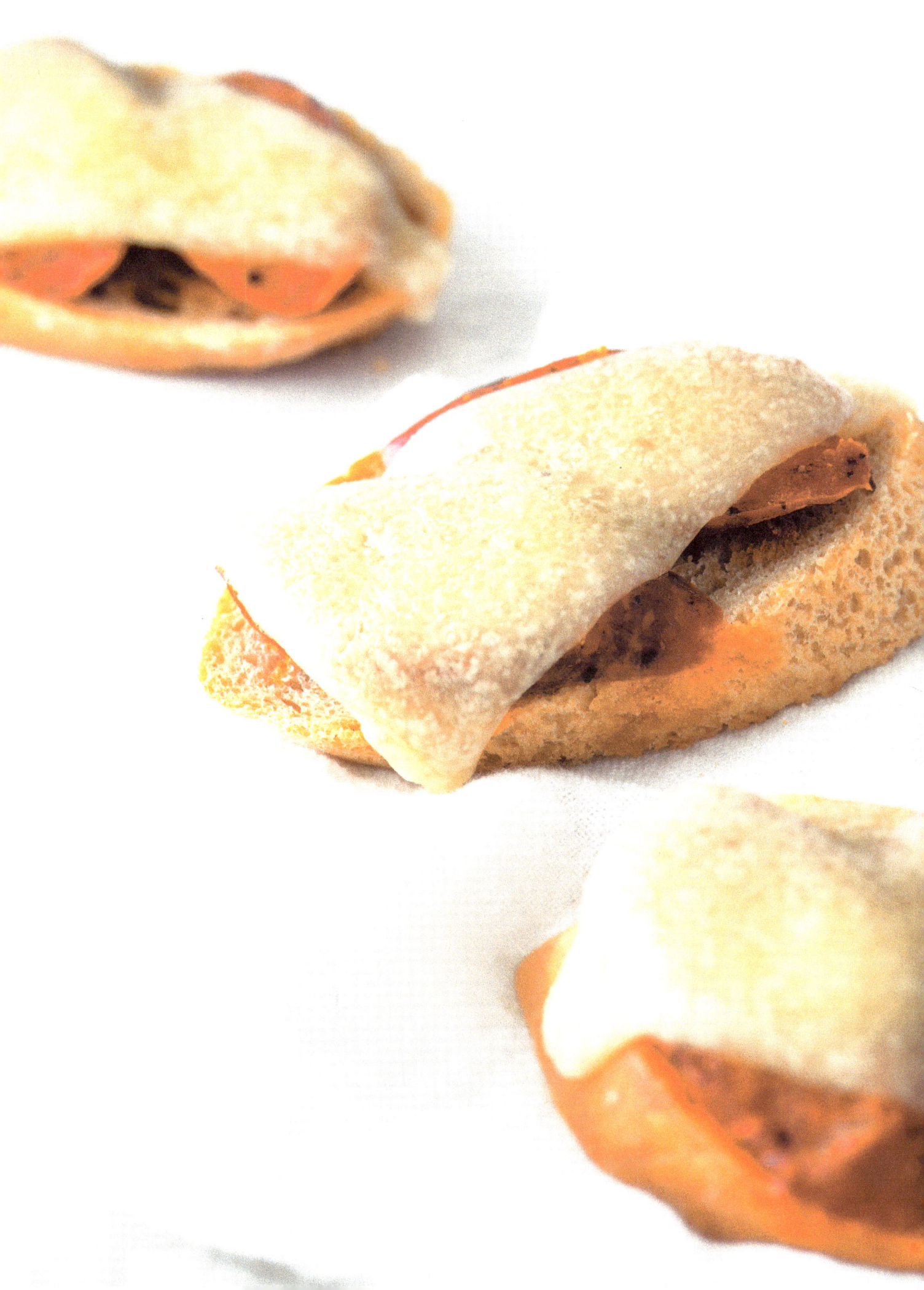

ROLLITOS DE SALCHICHA AUSTRALIANOS

A los australianos les encantan los rollitos de salchicha. Los puedes encontrar en todas las panaderías y en muchos cafés. Es una comida tradicional británica muy popular en el Commonwealth. También es una comida excelente para fiestas, banquetes y reuniones. La primera vez que hice estos rollitos fue para la fiesta del cuarto cumpleaños de mi hija. Desde que vivo en California, me gusta hacerlos con carne picada de muslo de pavo, es una opción más saludable y sostenible. ¡Son los favoritos de mi hija!

1. Estira la masa, si es necesario, hasta que tengas 4 hojas cuadradas de masa de hojaldre de aproximadamente 24 x 24 cm (9.44" x 9.44").
2. Pon la masa estirada sobre una mesa limpia y ligeramente enharinada.
3. Pela y corta en trozos grandes las zanahorias y la cebolla, ponlas en un procesador de alimentos (picadora o robot de cocina) con las espinacas y pícalas finamente.
4. Añade esta mezcla a la carne picada, junto con la MEZCLA DE AJO Y PEREJIL (página 32), la sal, la salsa Tamari y la pimienta.

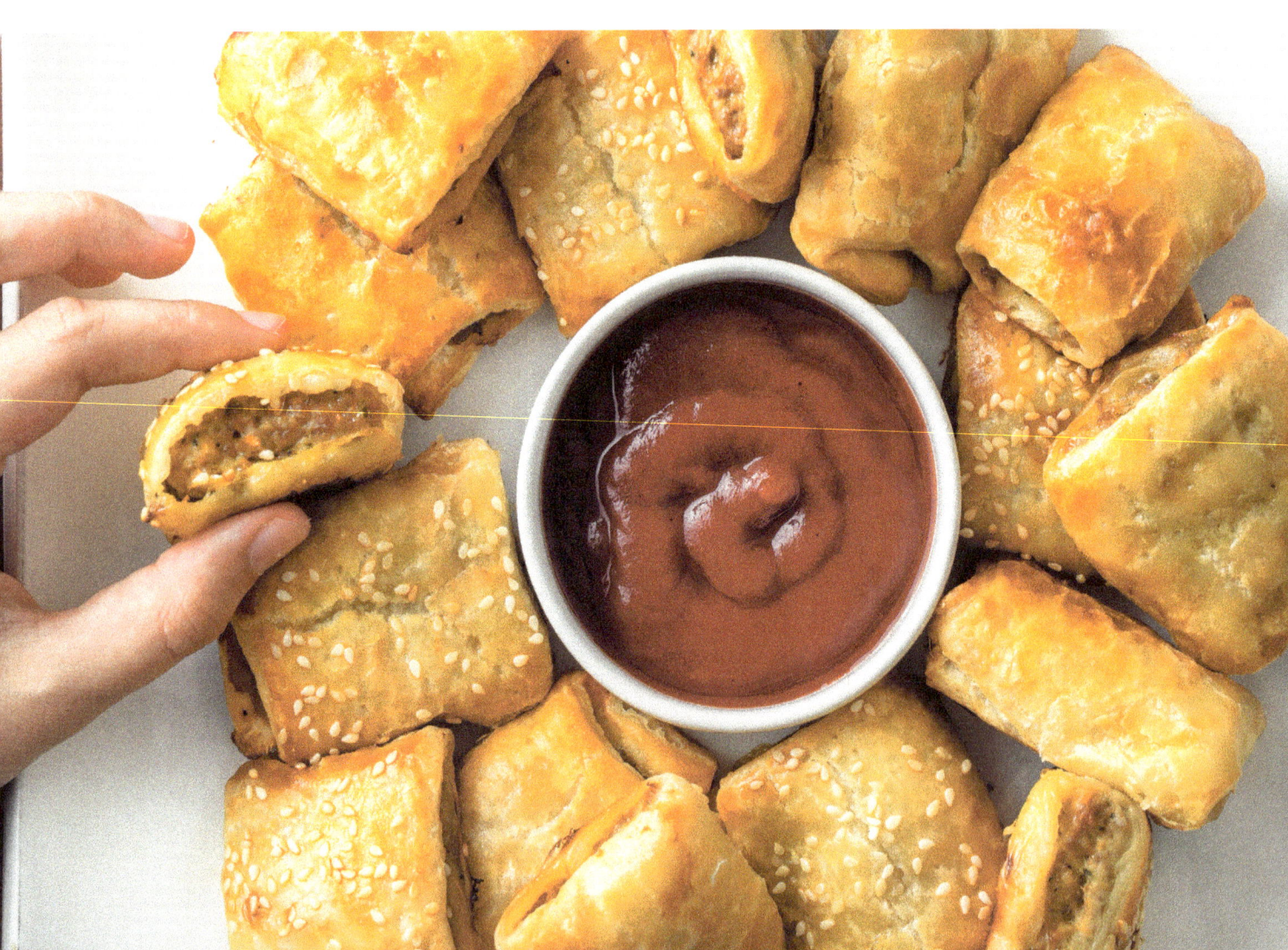

ROLLITOS DE SALCHICHA AUSTRALIANOS

5. Amasa bien con tus manos hasta que todos los ingredientes estén bien combinados. También puedes mezclar usando la máquina amasadora con el accesorio de paleta.
6. Corta cada hoja de hojaldre por la mitad y divide la mezcla de la carne picada en 8 porciones iguales, al igual que el hojaldre.
7. Pon cada porción de carne picada sobre la masa de hojaldre y dale forma de salchicha larga, dejando masa libre para envolverla.
8. Bate ligeramente el huevo con 1 Cucharada de agua.
9. Unta los lados de la masa de hojaldre con la mezcla del huevo y enrolla la masa cubriendo la carne picada, para crear el rollito. Hazlo con firmeza pero con cuidado de no romper el hojaldre, y sella presionando los bordes con los dedos. También puedes usar un tenedor.
10. Corta cada rollo en 4 trozos (piezas) iguales (o en 2 si quieres 16 rollos de carne más grandes).
11. Ponlos en bandejas de horno preparadas con papel para hornear, dejando espacio entre cada rollito para que la masa se infle.
12. Unta la parte superior de los rollitos con la mezcla de huevo y agua y pincha con un tenedor por toda la superficie.
13. Precalienta el horno a 200 °C (400 °F). Cocina los rollos de salchicha en el horno precalentado durante 20 - 25 minutos, hasta que la masa se haya inflado y esté dorada, y el relleno esté bien cocido (recuerda que es carne de ave).
14. Puedes darles la vuelta después de 15 minutos para que se doren y la masa se hinche por ambos lados.
15. Déjalos reposar 5 minutos antes de servir.

INGREDIENTES

(PARA 32 ROLLITOS PEQUEÑOS O 16 GRANDES)

- 4 hojas cuadradas de masa de hojaldre congelada (165 g / 0.36 lb / 5.8 oz cada una)
- 2 zanahorias medianas
- 1 cebolla marrón (española) mediana
- 1 Cucharada de *MEZCLA DE AJO Y PEREJIL* (página 32)
- 1 taza de hojas de espinacas
- 1 kg (2.2 lb) de carne picada de pavo (o pollo)
- 1 Cucharada de salsa Tamari (o soja)
- ½ cucharadita de sal
- Pimienta negra recién molida
- 1 huevo

Tradicionalmente, los rollitos de salchicha se sirven con salsa de tomate (ketchup) para mojarlos. Cubre con semillas de sésamo o amapola. ¡Quedan muy bonitos y le dan mucho sabor!

Experimenta y conviértelos en *VEGETARIANOS*: prepara un relleno con una mezcla de espinacas, cebolletas (cebollas de verdeo), queso ricotta, queso Feta y huevos con especias a tu gusto.

Los rollos de salchicha son perfectos para congelar. Asegúrate de descongelarlos antes de hornearlos.

TORTILLA ESPAÑOLA

INGREDIENTES
PARA 6 - 8 PERSONAS

- 6 huevos camperos
- 1 kg (2.2 lb) de patatas (papas)
- 1 calabacín mediano
- 1 cebolla marrón (española) grande
- 1 cucharadita de sal
- Pimienta negra recién molida
- Aceite de oliva ligero para freír

La tortilla de patatas es uno de los iconos gastronómicos de España. De origen humilde, pueden variar sus ingredientes, desde los auténticos y básicos, hasta preparaciones no tradicionales con varios ingredientes adicionales e innovadores. Siempre ha existido la controversia acerca de si debe incluir cebolla o no. ¡A mí me gusta con cebolla, y además le añado calabacín que hace que esta receta sea súper sabrosa, suave y deliciosa! La tortilla de patatas es la comida favorita de mi amiga Catherine y la que siempre me pedía que le preparase cada vez que comíamos juntas. Catherine y yo nos conocimos en el trabajo y rápidamente congeniamos. Hemos leído juntas durante más de diez años además de compartir muchos momentos felices y también tristes. Tuve a Goldie, mi primera gata, gracias a Catherine. Ella y su familia han jugado un papel muy importante en mi vida en Melbourne, Australia. Me ayudaron a organizar el memorial de mi madre. ¡Fue una celebración muy bonita! Les estaré eternamente agradecida.

1. Pela las patatas, córtalas en cuartos en vertical y en rodajas finas. Puedes usar una mandolina, es más fácil y rápido y garantiza que todas las patatas (papas) tengan el mismo grosor y así se cocinen al mismo tiempo.

2. Pela el calabacín, córtalo por la mitad verticalmente y en rodajas finas, al igual que las patatas.

3. Pela la cebolla, córtala por la mitad desde la parte superior y en rodajas finas.

4. En una sartén honda, calienta a fuego medio-alto suficiente aceite para freír las patatas, el calabacín y la cebolla.

5. Mezcla las verduras con ½ cucharadita de sal y pimienta negra recién molida.

6. Pon la mezcla de patatas en el aceite caliente hasta que empiece a burbujear.

7. Reduce el fuego a medio y fríe durante 10 minutos, hasta que las patatas estén suaves y bien cocidas, removiendo ocasionalmente.

8. Prepara un colador sobre un bol o plato hondo.

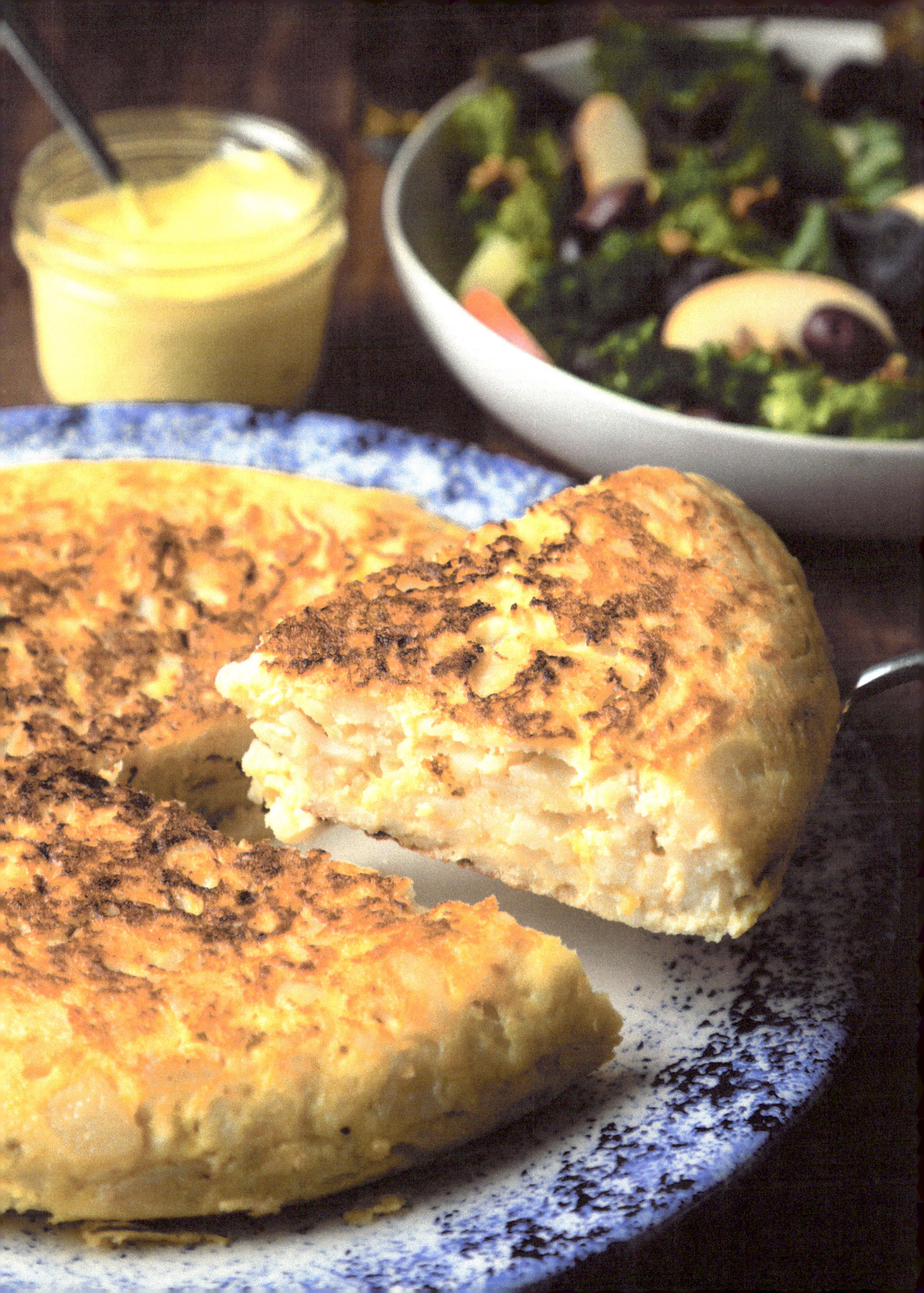

TORTILLA ESPAÑOLA (continuación)

9. Pon la mezcla de patatas con la ayuda de una espumadera sobre el colador y deja reposar hasta que escurra la mayor parte del aceite (esto hará que tu tortilla esté menos aceitosa).
10. Separa las claras de huevo de las yemas y bátelas con la ½ cucharadita de sal restante hasta que estén espumosas. Puedes usar la batidora de pie o de mano, pero recuerda que no estamos haciendo merengue (este es el secreto de mi tortilla suave y jugosa).
11. Añade las yemas, una a una, hasta que todos los huevos estén bien mezclados y esponjosos.
12. Agrega la mezcla de patatas a los huevos y mézclalo todo suavemente hasta que esté bien combinado.
13. Prepara una sartén antiadherente de 25 - 30 cm (10" - 12") para cocinar la tortilla.
14. Calienta suficiente aceite, aproximadamente 1 Cucharada, para cubrir la sartén cuando se caliente y así evitar que la tortilla se pegue.
15. Vierte la mezcla de los huevos y las patatas sobre la sartén, agita un poco para que se asiente y cocina a fuego medio durante 5 minutos.
16. Ahora tenemos que darle la vuelta a la tortilla para cocinarla por el otro lado. Usa una fuente o plato más grande que la sartén, ponla encima y dale la vuelta. Con la ayuda de una espátula, vuelve a colocar la tortilla en la sartén por el lado que está cruda. Junta todos los bordes hasta conseguir una forma de 'pastel' perfecto y cocina 5 minutos más.
17. ¡Tu tortilla está lista para comer!

Corta la tortilla en 16 porciones y sírvela sobre *PAN CON TOMATE* (página 65). Pon una tira de pimiento rojo asado (morrón) sobre la tortilla y tendrás un aperitivo o tapa muy elegante.

La tortilla está muy buena a temperatura ambiente o incluso fría. Es una comida perfecta para picnic. Me encanta prepararla para la comida o la cena y servirla con ensalada y *MAYONESA* (página 35).

Además, es una comida *VEGETARIANA* perfecta.

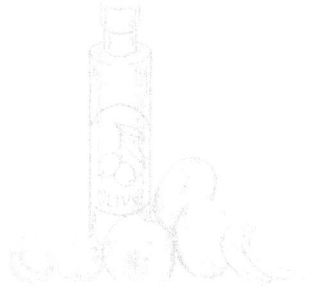

REBANADAS DE HALLOUMI Y SANDÍA

Se dice que el queso *Halloumi* es originario de Chipre. Su preparación se remonta al periodo Bizantino Medieval. El *Halloumi* se hizo popular en el resto de la región de Oriente Medio. El queso es blanco, con una textura distintiva de capas y un sabor salado. Se almacena con sus sueros naturales y con una especie de salmuera. Este queso posee un alto punto de fusión que le proporciona una característica resistencia a derretirse. El *Halloumi* a la parrilla está delicioso en ensaladas y también servido con verduras. Después de haber trabajado con chipriotas durante muchos años, he tenido la suerte de probar *Halloumi* casero. ¡Créeme, es una maravilla! Esta receta chipriota es muy fresca y perfecta para el verano como merienda o postre. Νόστιμο!

1. Corta la sandía en 4 pedazos y en rodajas triangulares.
2. Quita la piel y coloca en una fuente para servir.
3. Corta el Halloumi empezando por el borde corto.
4. Pon una rodaja de Halloumi sobre cada rodaja de sandía.
5. Adorna con hojas de hierbabuena (menta) fresca.
6. ¡Sirve y disfruta!

Esta es una comida perfecta para picnic y también para llevar.

El queso Halloumi no es fácil de remplazar por su textura, sin embargo puedes usar queso Feta o queso Panela mexicano para esta receta y también quedará deliciosa.

INGREDIENTES
PARA 4 A 6 PERSONAS

- 250 g (0.55 lb / 8.8 oz) de queso Halloumi
- ½ sandía roja
- Hierbabuena (menta) fresca

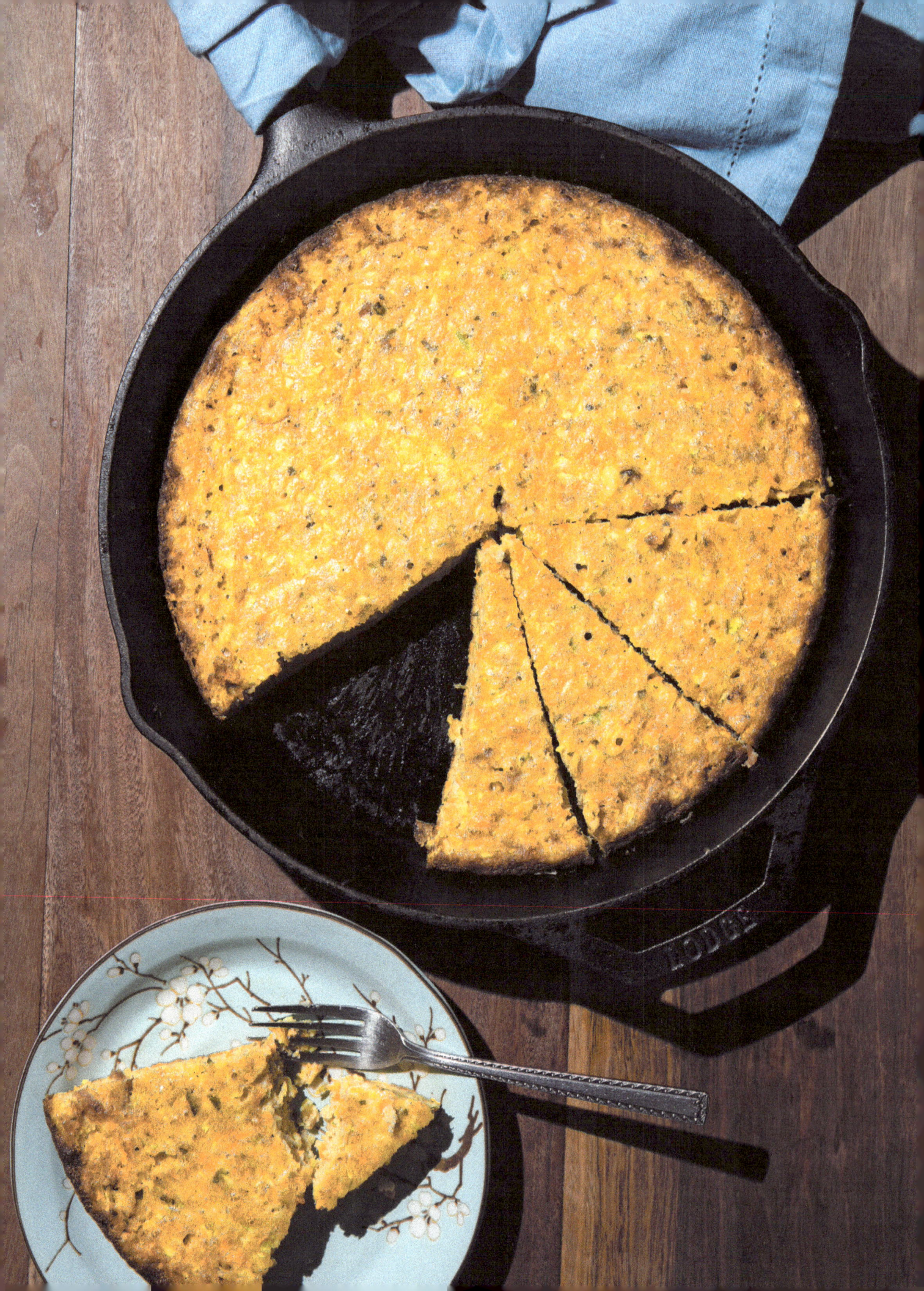

PASTEL DE CALABACÍN

Descubrí esta receta gracias a mi cliente Helen, trabajé en la oficina de su casa durante muchos años. Son una de las familias más entrañables que conozco. Un día, el olor de su cocina llenó la oficina y fui a ver qué estaba cocinando. Me habló del pastel de calabacín y me explicó brevemente cómo prepararlo. Por supuesto, fui a mi cocina y experimenté haciéndolo a mi manera. En uno de mis viajes a España, le enseñé a mi sobrina Mayte cómo hacerlo, y sé que ella también le ha pasado la receta a otras personas. Lo cocino al menos una vez al mes. Es una comida muy completa servida con ensalada. También es excelente para llevar de picnic.

1. Ralla los calabacines y las zanahorias y pica la cebolla finamente (puedes rallar y picar usando un robot de cocina o picadora).
2. Corta el bacon en tiras, por el lado estrecho.
3. En un bol grande, bate los huevos con la sal y la pimienta.
4. Añade las verduras ralladas, la cebolla, el bacon, el queso, la harina y el aceite a los huevos, y mezcla hasta que esté bien combinado.
5. Engrasa una bandeja de horno o molde para pasteles de 30 x 22 x 5 cm (13" x 9" x 2 ¼") y vierte la mezcla del pastel (también puedes usar una sartén de hierro fundido).
6. Precalienta el horno a 200 °C (400 °F) y cocina el pastel de calabacín en el horno precalentado durante 30 - 40 minutos.
7. Comprueba si el pastel está completamente cocido insertando un cuchillo en el medio. Si sale limpio, está listo.
8. Deja reposar de 10 a 15 minutos antes de servir.

No he indicado ningún tipo de harina porque este pastel se puede preparar con cualquier harina que quieras usar (o tengas en la despensa). Esto te da la libertad de hacerlo *SIN GLUTEN* o de usar harinas alternativas: espelta, besan (de garbanzos), lentejas, arroz. También puedes omitir el bacon para hacerlo *VEGETARIANO*.

Para servir como aperitivo o como parte de un banquete de *TAPAS*, córtalo en cuadrados del tamaño de un bocado o usa tus cortadores de galletas favoritos. Esta es una gran idea para servirlo en celebraciones especiales.

INGREDIENTES
PARA 6 - 8 PERSONAS

- 3 calabacines (zucchinis) medianos a grandes
- 1 zanahoria grande (o 2 medianas)
- 1 cebolla marrón (española) mediana
- 4 lonchas de bacon (tocino ahumado)
- 1 taza (100 g / 0.22 lb) de queso cheddar rallado (o similar)
- 1 taza (150 g / 0.33 lb) de harina
- ½ taza (125 ml / 4 oz) de aceite de oliva extra virgen
- 1 Cucharada de *MEZCLA DE AJO Y PEREJIL* (página 32)
- 6 huevos
- 1 cucharadita de sal
- Pimienta negra recién molida al gusto

EMPANADAS (masa)

INGREDIENTES

PARA LA MASA:
(HACE 15 - 20 EMPANADAS)

- 1 + ⅔ tazas (250 g / 0.55 lb / 8.8 oz) de harina para todo uso
- 1 cucharadita de levadura de repostería (polvo de hornear)
- 50 g (4 Cucharadas) de mantequilla fría
- ⅓ + ⅛ taza aproximadamente (100 ml / 3.38 oz) de agua
- 2 cucharaditas de zumo (jugo) de limón
- ½ cucharadita de sal
- 1 huevo entero

La primera vez que hice empanadas fue cuando mi hija empezó a ir al colegio (escuela). Nos pidieron que contribuyéramos con comida para una reunión y pensé que sería divertido e interesante compartir un poco de nuestra cultura familiar con nuestra clase. He visto a mi suegra Reyna hacer empanadas en innumerables ocasiones. Ella las puede hacer con los ojos cerrados y sus empanadas son tan deliciosas que siempre me sentí intimidada de hacerlas yo misma. Sin embargo, me alegro mucho de haberme animado. Por lo general, siempre me piden que lleve empanadas cuando voy a una fiesta. Perfeccioné esta receta cuando mis suegros vinieron a visitarnos a California para celebrar el cumpleaños de nuestra hija. Sabiendo que vendrían sus abuelos, pidió una fiesta con empanadas y asado. Reyna y yo nos pusimos manos a la obra y creamos esta maravillosa masa. También aprendí el truco de mezclar las aceitunas con el relleno para darle más sabor. Dos mujeres compartiendo sus recetas y cocinando con amor.

1. Pon la harina, la levadura y la sal en un robot de cocina (procesador de alimentos) y mezcla varias veces. También puedes mezclar a mano.
2. Añade la mantequilla fría cortada en trozos pequeños y procesa hasta que se asemeje a un pan rallado fino. Para hacer esto a mano, desmenuza la mantequilla en la mezcla de harina con la punta de tus dedos.
3. Agrega el huevo, el zumo del limón y el agua y sigue mezclando hasta que se forme una masa.
4. Coloca la masa sobre una superficie enharinada y amasa hasta que quede suave y homogénea. A continuación, envuélvela con un paño y colócala en el frigorífico durante al menos media hora, o hasta que el relleno esté a temperatura ambiente.
5. Extiende la masa sobre una superficie enharinada, o entre 2 hojas de papel de hornear, y corta en círculos con un plato pequeño, un tazón o un cortador de galletas grande (aproximadamente 12 cm / 4.5" de diámetro).
6. Los discos de masa para empanadas se pueden congelar para su uso posterior. Coloca un trozo de papel de hornear entre cada disco para evitar que se peguen.

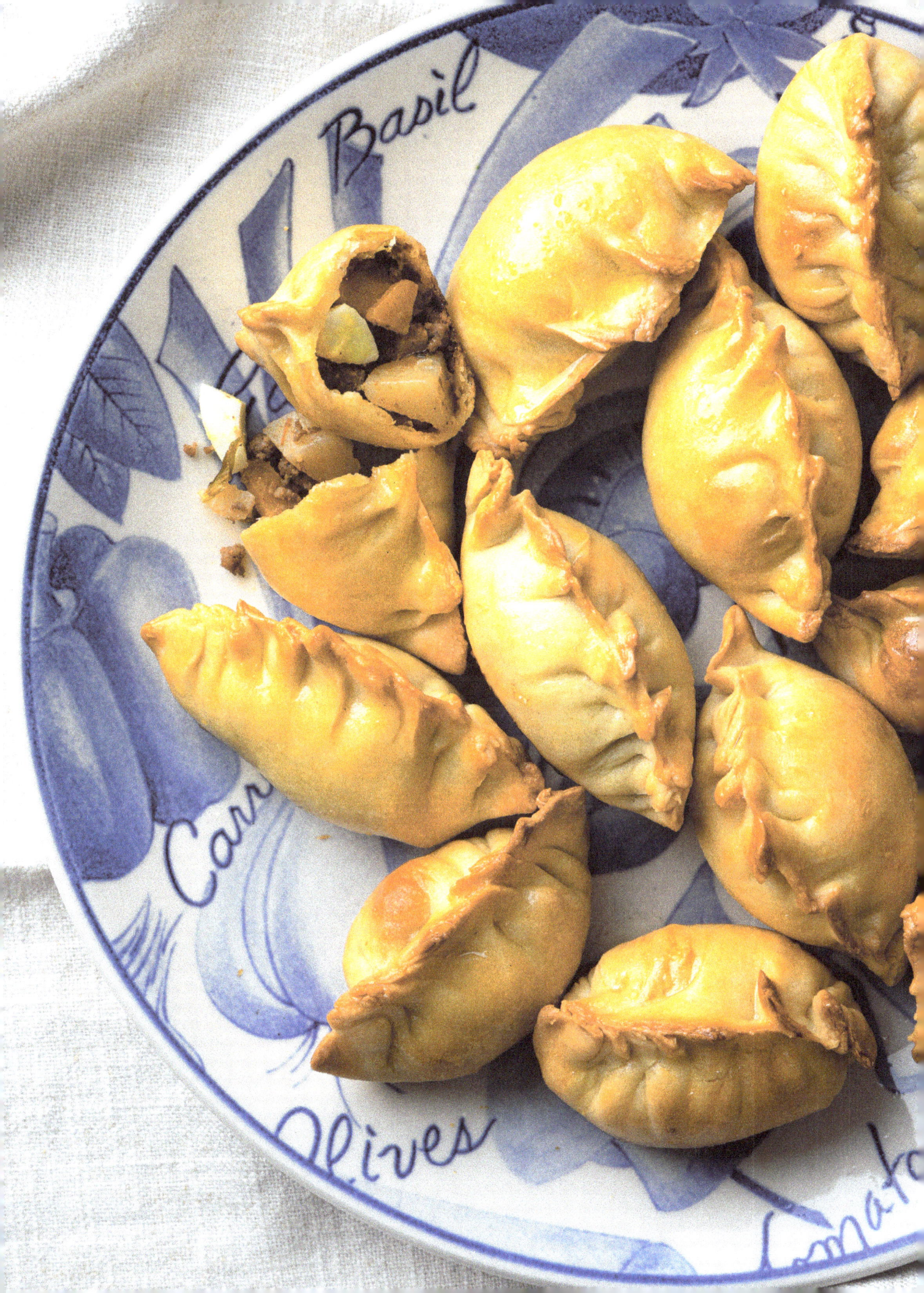

EMPANADAS (relleno)

INGREDIENTES

PARA EL RELLENO

- 500 g (1.1 lb) de carne de ternera (res) picada
- 1 cebolla marrón (española) mediana
- 3 cebolletas (cebollas de verdeo)
- 2 dientes de ajo
- 2 tomates medianos
- 2 patatas (papas)
- 2 zanahorias
- 1 cucharadita de sirope (jarabe) de arce
- 2 cucharaditas de orégano seco
- ¼ cucharadita de cayena molida

Con esta receta harás el doble de relleno de lo que necesitas para la masa, pero creo que es bueno tener más y congelarlo, así la próxima vez solo necesitarás hacer la masa. También puedes hacer un pastel de carne usando la masa de la *EMPANADA GALLEGA* (página 156).

1. Calienta 1 Cucharada de aceite en una cacerola poco profunda (o sartén) a fuego medio.
2. Cocina la carne hasta que se dore y reserva (esto puedes hacerlo en tandas).
3. Pica la cebolla, el ajo y los tomates.
4. Calienta la Cucharada restante de aceite y saltea suavemente la cebolla y el ajo con los tomates durante 2 - 3 minutos.
5. Pela las patatas y las zanahorias y córtalas en cubos pequeños.
6. Agrega las patatas y las zanahorias a la sartén y remueve bien.
7. Añade las especias, de una en una, incluyendo el jarabe de arce y mezcla bien cada vez.
8. Vierte el caldo y cocina por 15 minutos, o hasta que las verduras estén tiernas. (Omite la carne y tendrás empanadas *VEGETARIANAS* haciéndolas de esta manera).
9. Regresa la carne a la cacerola y cocina por 5 minutos más.
10. Pica finamente las aceitunas, agrégalas a la mezcla y revuelve para combinar.
11. Deja enfriar a temperatura ambiente.

EMPANADAS (armardo)

PARA ARMAR LAS EMPANADAS:

1. Pica los huevos duros y coloca en un tazón (bol).
2. Bate 1 yema de huevo con 1 Cucharada de agua y guarda la clara para sellar las empanadas.
3. Pon 1 - 2 Cucharadas de relleno y 1 cucharadita de huevo duro en el medio de un disco de masa. No la llenes en exceso, es más fácil sellar las empanadas con menos relleno.
4. Unta el borde exterior del disco con la clara de huevo.
5. Dobla la masa y sella bien la empanada haciendo pliegues o presionando los bordes con un tenedor. Unta con la mezcla de yema de huevo y agua.
6. Repite hasta que formes todas las empanadas.
7. Hornea a 200 °C (400 °F) durante 20 - 25 minutos hasta que se doren.
8. También puedes freír las empanadas. Esta es la forma tradicional de cocinarlas en Córdoba, Argentina, donde nació mi marido. ¡Así son más jugosas y el jugo es la parte más divertida al comerlas!

Las empanadas se pueden hacer con anticipación. Encuentro que se cocinan (y saben) mejor si las dejo en el frigorífico (refrigerador) durante 1 día, o toda la noche. Asegúrate de cubrirlas con un paño de cocina y sacarlas del frigorífico mientras precalientas el horno.

En mis clases de cocina cocinamos el relleno en dos partes: las verduras con caldo por un lado y la carne en una sartén aparte. De esta manera cubrimos todas las preferencias alimentarias de los estudiantes. Haz esto cuando tengas una fiesta y cambia el diseño del sellado. Por ejemplo, puedes sellar las empanadas vegetarianas con un tenedor, para diferenciarlas de las de carne.

Sirve las empanadas con *CHIMICHURRI* (página 178); le da mucho sabor. Aunque no es tradicionalmente argentino, lo probé en un restaurante en Melbourne, Australia, y me gustó mucho.

INGREDIENTES
PARA EL RELLENO (CONTINUACIÓN)

- 2 cucharaditas de comino molido
- 1 cucharadita de pimentón ahumado español molido
- Sal y pimienta
- 1 taza (250 ml / 8 oz) de caldo de pollo o de verduras (o más si es necesario)
- 2 Cucharadas de aceite de oliva
- 2 huevos duros
- 12 aceitunas verdes rellenas de pimiento morrón
- 1 huevo

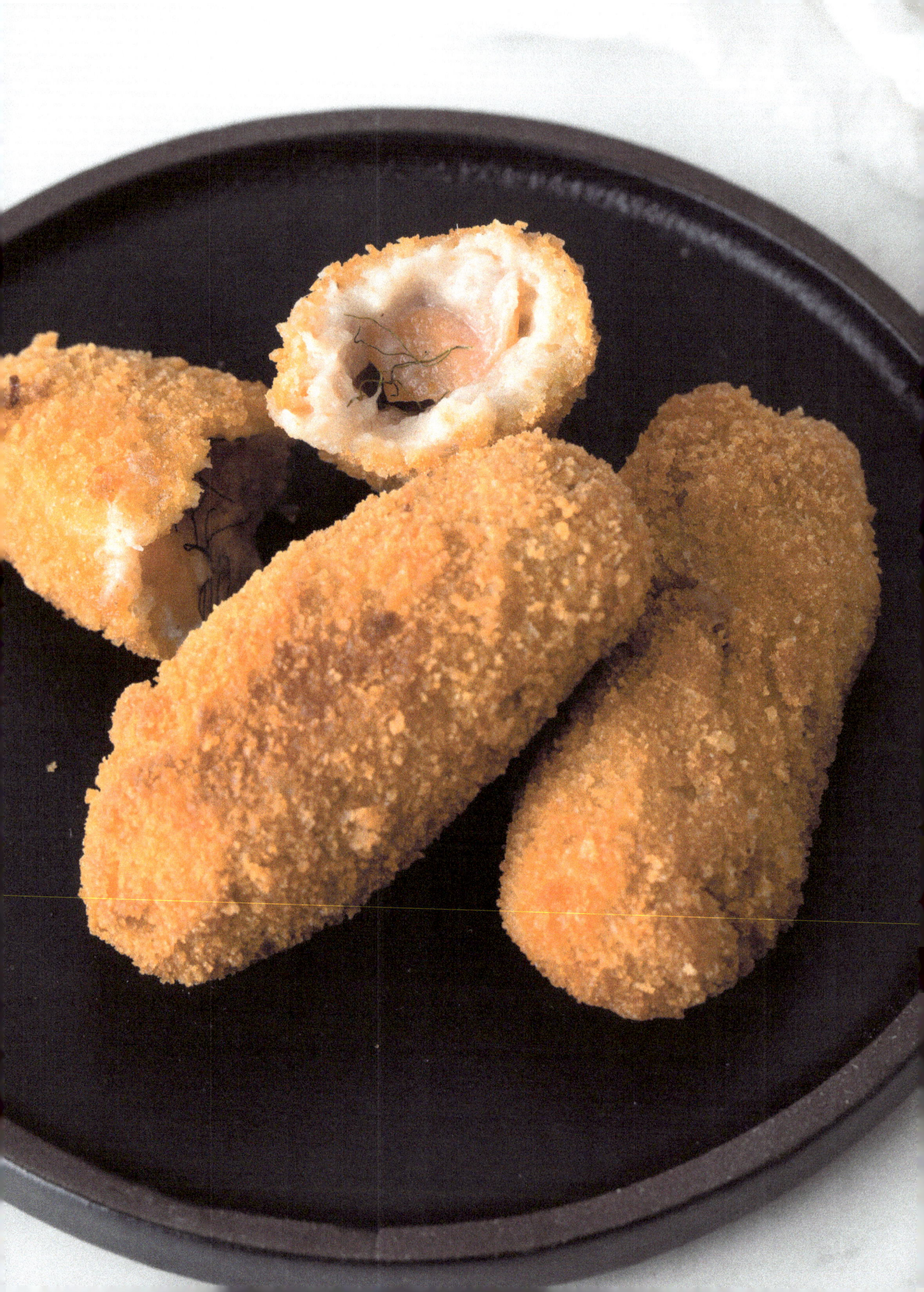

CROQUETAS DE HINOJO Y SALMÓN AHUMADO

T radicionalmente, las croquetas se hacen con restos de carne de pucheros y guisos utilizando pan viejo para el pan rallado. Son una comida de aprovechamiento riquísima y muy popular. Hoy en día, las croquetas tienen diferentes tipos de rellenos y se sirven como plato gourmet en muchos restaurantes y bares de España, y del mundo. Con esta receta participé en un concurso de croquetas con otros españoles en una celebración del Día de la Hispanidad en Melbourne, Australia. No gané, pero guardo un recuerdo muy bonito del evento ya que me acompañó mi querida amiga Luisa, mi madre en Australia. Las dos somos cordobesas (de España), aunque ella emigró a Australia muchos años antes que yo. Luisa siempre hace croquetas a la manera tradicional y yo he tenido la suerte de disfrutar haciendo y comiendo sus deliciosas croquetas en muchas ocasiones. Este es mi pequeño homenaje para ella.

1. Pica finamente la cebolla y el hinojo (puedes usar un procesador de alimentos o picadora).
2. Calienta una sartén o una olla de fondo grueso a fuego medio y añade el aceite y la mantequilla.
3. Saltea el hinojo, mezclando ocasionalmente durante 5 minutos.
4. Añade la cebolla y saltea durante 5 minutos más.
5. Cocina la harina con el hinojo y la cebolla removiendo constantemente, durante 1 minuto aproximadamente.
6. Vierte la leche poco a poco sin dejar de revolver.
7. Agrega el salmón ahumado.
8. Lleva la mezcla a ebullición revolviendo constantemente, hasta que espese.
9. Pon la masa de las croquetas en un plato (o fuente) poco profundo y deja enfriar hasta que llegue a temperatura ambiente.
10. Cubre con un paño de cocina o una tapa y refrigera durante al menos 4 horas (mejor si es toda la noche).
11. Bate los huevos con la Cucharada de leche reservada en un bol semi plano.
12. Pon el pan rallado en un plato.

INGREDIENTES
PARA 6 - 8 PERSONAS
(32 CROQUETAS APROXIMADAMENTE)

- 200 g (0.44 lb / 8 oz) de salmón ahumado, finamente picado
- 1 hinojo pequeño, solo la parte blanca
- 1 cebolla marrón (española) mediana
- 6 Cucharadas de harina común (de todo uso)
- 2 tazas (500 ml / 16 oz) de leche, reservando 1 Cucharada
- 1 Cucharada de aceite de oliva
- 1 Cucharada de mantequilla
- ¼ de cucharadita de nuez moscada molida
- Sal y pimienta al gusto
- Pan rallado
- 2 huevos enteros
- Aceite de oliva ligero para freír

CROQUETAS DE HINOJO Y SALMÓN AHUMADO
(continuación)

13. Divide la mezcla de croquetas en Cucharadas y forma bolas ovaladas.
14. Empana (reboza) las croquetas, pasándolas por la mezcla del huevo y el pan rallado, en este orden.
15. Colócalas en una fuente.
16. Calienta el aceite para freír en una cacerola o sartén honda. Cuando notes que el aceite empieza a burbujear, fríe un trozo de pan duro (o viejo) para asegurarte que está listo para las croquetas. Así lo hacía mi madre y a mí me encantaba comerme el tostón (pan frito).
17. Prepara una rejilla sobre una bandeja cubierta con papel de cocina.
18. Fríe las croquetas en tandas, teniendo cuidado de no romperlas, durante unos 2 minutos por cada lado, hasta que estén doradas.
19. Transfiere las croquetas fritas a la rejilla preparada para que escurran el exceso de aceite.
20. Las croquetas se sirven calientes, pero frías también están muy ricas.

Las croquetas combinan muy bien con *MAYONESA* (página 35). Se pueden servir como parte de un banquete de *TAPAS*, aunque yo suelo servirlas como cena o comida acompañadas de una sopa ligera y una ensalada.

Puedes hacer las croquetas *SIN LÁCTEOS* sustituyendo la leche por cualquier leche no láctea de tu elección.

Experimenta con harina *SIN GLUTEN*. Es posible que necesites menos líquido, así que empieza con 1 ½ tazas de leche, hasta lograr el espesor adecuado. Y no te olvides de usar pan rallado sin gluten.

Para una versión *VEGETARIANA*, utiliza zanahorias finamente picadas y cocínalas con el hinojo.

Haz croquetas *VEGANAS* usando tu leche vegetal favorita para la masa y en lugar de los huevos, para el rebozado.

Cuando cocino croquetas, procuro hacer el doble y las congelo para usarlas más adelante. Pon las croquetas ya empanadas sobre una bandeja con papel para hornear. Cubre y congela durante unas horas (mejor toda la noche). Al día siguiente, coloca las croquetas en una bolsa y las tendrás listas para freír en cualquier momento. Las croquetas se fríen mucho mejor cuando están frías.

Ensaladas & Verduras

"Preparo una enorme cantidad de ensaladas, pero mis ensaladas son como comidas. Me gusta ir al mercado de agricultores y ver qué encuentro, porque puedes poner cualquier cosa en una ensalada".

ANDY MACDOWELL

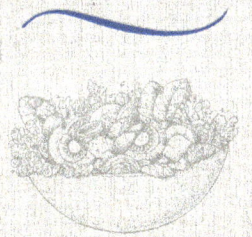

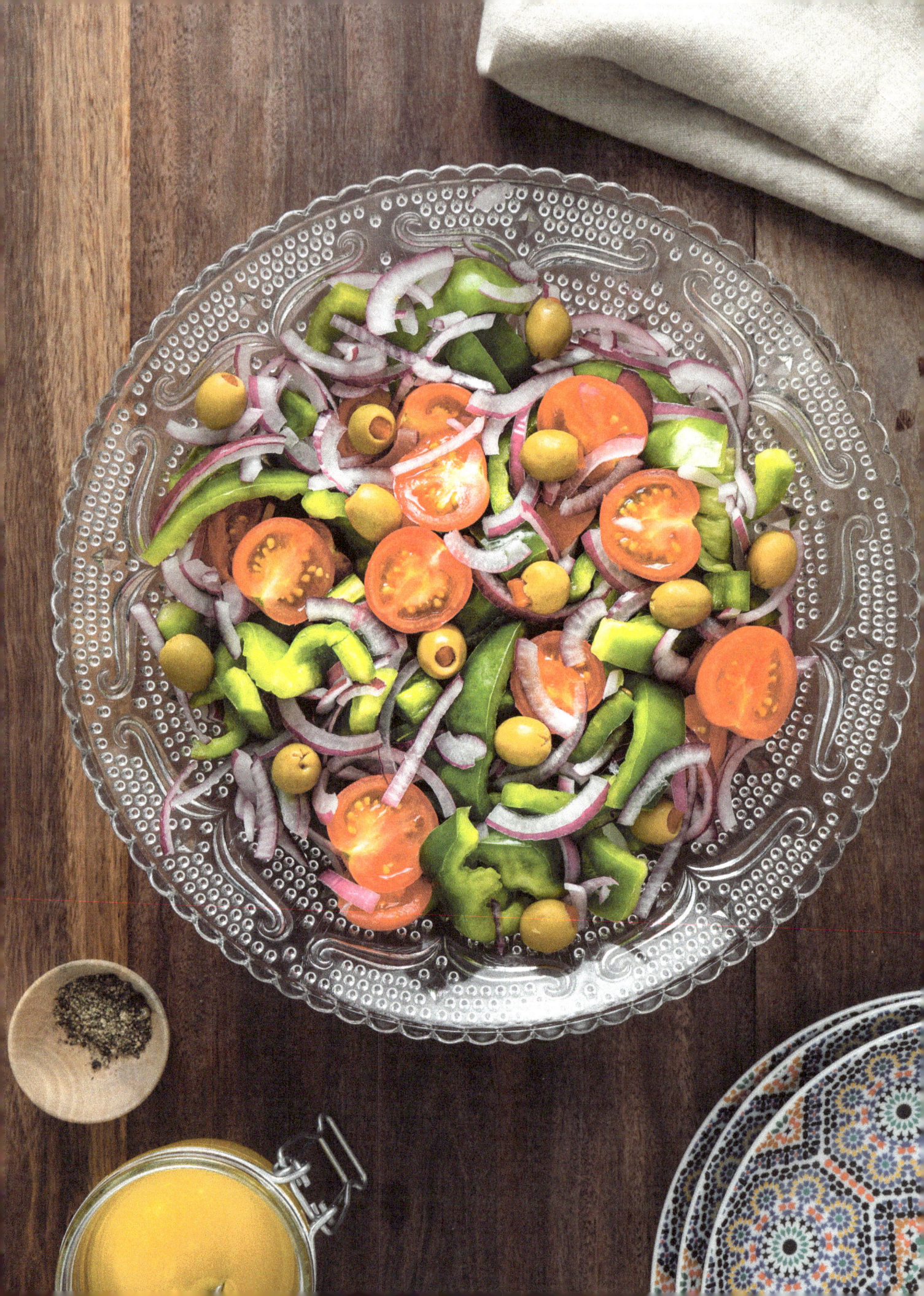

PICADILLO

El picadillo es una ensalada de verano muy tradicional de mi ciudad natal, Córdoba, España. Elegí esta ensalada para representar la cocina española en mi campamento de cocina de verano en nuestro primer colegio en California. Mi hermana Rosa, que no es una amante de la cocina como yo, hace un picadillo riquísimo. Tradicionalmente esta ensalada no lleva aceitunas, pero mi hermana se las agrega a la suya y ¡me encanta! Me gusta mucho la combinación de colores y las diferentes texturas. Esta ensalada puede ser una comida completa agregando un poco de atún de lata o pescado blanco al vapor (o a la plancha). No te olvides de usar el aceite de oliva de la lata de atún para preparar el aliño (aderezo), le dará mucho sabor a tu ensalada.

1. Corta la cebolla en 4 gajos y en rodajas finas de abajo hacia arriba.
2. Macera la cebolla con el limón del aliño (aderezo).
3. Corta los tomates en gajos finos y pequeños.
4. Corta los pimientos en tiras del tamaño de un bocado.
5. Pon todos los ingredientes en una ensaladera.
6. Completa el aliño (aderezo) con el aceite de oliva, la sal y la pimienta y mezcla bien.
7. Sirve en el centro de la mesa.
8. ¡Y a disfrutar!

La receta tradicional utiliza pimientos verdes italianos. Si los encuentras, necesitarás de 3 a 4 pimientos.

Me gusta usar tomates Cherry o de uva mini porque son más dulces y además tienen el tamaño de bocado perfecto cuando se cortan por la mitad.

Si usas aceitunas verdes rellenas gigantes, córtalas por la mitad.

INGREDIENTES
PARA 4 - 6 PERSONAS

- 2 tomates grandes
- 2 pimientos verdes
- 1 cebolla roja (morada) pequeña
- ¼ taza de aceitunas verdes rellenas de pimiento morrón
- *ALIÑO (ADEREZO) DE LIMÓN* (página 39)

ENSALADA VERDE

INGREDIENTES
PARA 4 - 6 PERSONAS

- 1 lechuga mantequilla
- 1 pepino mediano
- 1 aguacate grande
- *ALIÑO (ADEREZO) DE ACETO* (página 39)

Preparé esta ensalada como contribución a nuestra segunda cena de Acción de Gracias en California. Para mi sorpresa, Ethan, el hijo de nuestros amigos, ¡casi se la comió entera! Su madre se sintió mal, pero me gustó mucho ver como la disfrutaba. No sabemos si fue el aliño (aderezo), el pepino, que le gusta mucho, o la combinación de todos los sabores. Él es un chico muy especial y su hermana Mirella es una de las mejores amigas de mi hija. Tienen unos padres increíbles. Siempre pienso en Ethan cuando preparo esta ensalada.

1. Lava la lechuga y rompe las hojas con la mano en tamaño de bocado.
2. Pela el pepino, córtalo por la mitad a lo largo, quítale las semillas y córtalo en rodajas finas.
3. Abre el aguacate por la mitad, quítale el hueso y corta en láminas finas.
4. Prepara la ensalada en capas en este orden: lechuga, pepino, lechuga, aguacate, lechuga, pepino, lechuga, aguacate, así hasta que se te acaben los ingredientes.
5. Aliña y sirve.

Esta ensalada complementa muchas comidas principales. Me gusta servirla con *ASADO ARGENTINO* (página 175) y *POLLO DE LIMÓN Y ROMERO* (página 172).

Me gusta la lechuga mantequilla por su sabor, su color intenso y sus hojas tiernas. Si no puedes encontrarla, usa cualquier otra lechuga verde que te guste.

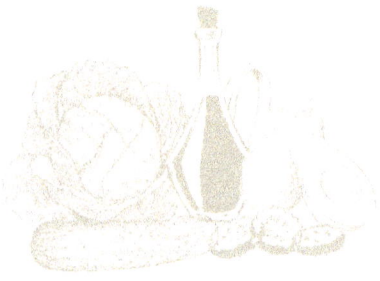

ENSALADA DE PEPINO Y HIERBABUENA

Esta ensalada se la debo a mi amiga Carla. Siempre hacía ensalada de pepino cuando íbamos a cenar a su casa. A veces solo íbamos de visita, pero siempre terminamos quedándonos hasta tarde. Mi hija y su hijo Bruno nacieron con 3 días de diferencia, por lo que compartimos las alegrías y experiencias de nuestros embarazos y tuvimos muchos momentos especiales juntas. Ella fue de gran ayuda durante mi primer año de maternidad. Mi hija siempre estaba feliz de quedarse en su casa. De hecho, no se quedaba en ningún otro lugar cuando mi marido (esposo) y yo teníamos una cita. Añoro nuestras charlas íntimas y nuestras tardes haciendo punto (tejiendo) y tomando café mientras nuestros hijos jugaban felices. Un día miras a tu alrededor y te das cuenta de que has formado tu propia familia. Eso pasa con tus amigos cuando vives en el extranjero.

1. Pela el pepino en tiras (rayas), córtalo por la mitad a lo largo, quítale las semillas y córtalo en rodajas de 0.5 cm (0.2") (no es necesario pelarlo si usas pepinos persas o ingleses).
2. Lava las hojas de hierbabuena (menta) y sécalas bien con un paño de cocina (o usa una centrifugadora para ensaladas).
3. Pon las rodajas de pepino en una ensaladera.
4. Rompe las hojas de menta y espolvorea sobre el pepino.
5. Añade el aliño (aderezo) de limón.

Me gusta mucho lo crujiente y fresca que es esta ensalada.

La ensalada de pepino va muy bien como acompañamiento para el *DAHL* (página 125).

Puedes agregar queso de cabra o un poco de queso Feta para añadir sabor y textura adicional.

(*) Fotografía en página 165.

INGREDIENTES
PARA 4 PERSONAS

- 2 pepinos grandes
- 1 puñado grande de hojas de hierbabuena (menta fresca)
- *ALIÑO (ADEREZO) DE LIMÓN* (página 39)

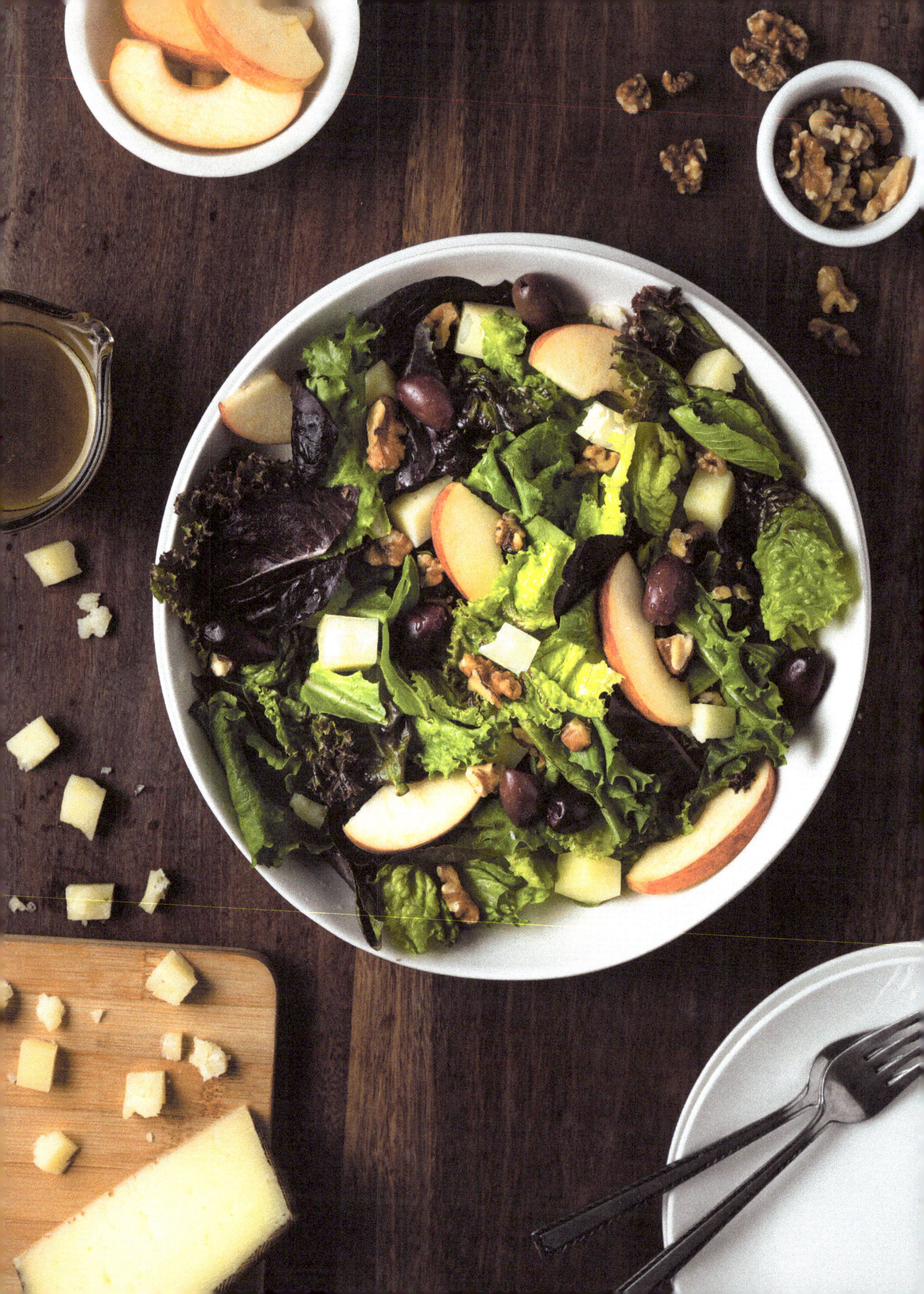

ENSALADA DE LECHUGA, MANCHEGO, MANZANA, ACEITUNAS NEGRAS Y NUECES

Esta es mi ensalada favorita. Me encanta su combinación de ingredientes. ¡Pon un trozo de cada uno en tu boca y tendrás una explosión de sabor! Probé esta ensalada por primera vez en un restaurante español en Melbourne, Australia. Mi amiga Karen vino de visita con su pareja. Mientras los chicos iban al fútbol (AFL: Australian Football League), organicé una noche de chicas con ella, mi amiga Angela, mi hija y yo. Nacida en Suiza, Karen vivió en Melbourne durante un tiempo. Nos conocimos en la Universidad y hemos sido amigas desde entonces. Este fue su segundo viaje a Australia desde que se marchó. Siempre sacaba tiempo para estar con ella, disfruto mucho de su compañía. Es encantadora, tiene mucho talento para los idiomas y es amante de la comida española.

1. Lava bien la lechuga y rompe las hojas con la mano en tamaño de bocado.
2. Corta la manzana por la mitad desde el tallo, quita el corazón, córtala en cuartos y después en rodajas finas. Puedes usar una mandolina, así todas las rodajas tendrán el mismo grosor.
3. Corta el queso Manchego en cubitos.
4. Pon las hojas de lechuga en una ensaladera poco profunda.
5. Cubre la lechuga con rodajas de manzana, cubos de queso Manchego, las aceitunas y las nueces.
6. Aliña y sirve.

Me gusta servir esta ensalada con *PAELLA DE MARISCOS* (página 139) o con *TRUCHA AL HORNO CON JAMÓN SERRANO* (página 160).

Es un almuerzo muy completo perfecto para comer en los días cálidos.

Let's eat!

INGREDIENTES
PARA 6 A 8 PERSONAS

- 4 puñados grandes de lechuga (me gusta usar lechuga romana morada, o cualquier lechuga de hoja roja)
- 1 manzana (preferiblemente una variedad dulce: Gala, Fuji o Golden)
- 125 g (¼ lb aproximadamente) de queso Manchego
- 16 aceitunas negras
- 2 puñados de nueces tostadas
- *ALIÑO (ADEREZO) DE ACETO* (página 39)

ENSALADA DE ESPINACAS, ACEITUNAS KALAMATA Y RICOTTA

INGREDIENTES
PARA 6 - 8 PERSONAS

- 4 puñados grandes de hojas de espinaca fresca
- 24 aceitunas Kalamata (o negras)
- ¼ de taza de queso ricotta fresco (requesón)
- ALIÑO (ADEREZO) DE LIMÓN (página 39)

La primera vez que comí hojas de espinaca crudas fue en Australia, nunca las había visto tiernas y sueltas. Me acuerdo que preparé esta ensalada para mi amiga Nickie un día que vino a visitarme. Le encantan las ensaladas e improvisé esta para las dos. ¡Le gustó mucho! La ricotta (requesón) cuando se mezcla con la ensalada crea un aliño (aderezo) cremoso y espeso, que esta riquísimo. Durante una de nuestras vacaciones en España, mi marido (esposo) preparó un *Asado Argentino* para mi familia. Servimos esta ensalada como acompañamiento y todas las mujeres comentaron lo deliciosa que estaba y lo diferente que era. Me pregunto por qué las mujeres aprecian más las ensaladas.

1. Lava las hojas de espinaca en un bol con agua y un chorrito de vinagre blanco.
2. Seca las hojas suavemente con un paño de cocina o usando una centrifugadora para ensaladas.
3. Corta las aceitunas por la mitad desde la parte superior.
4. Pon las hojas de espinaca en una ensaladera o bol grande.
5. Cubre las espinacas con las aceitunas y cucharaditas pequeñas de ricotta.
6. Añade el aliño (aderezo) de limón, mezcla y sirve.

¡Deliciosa!

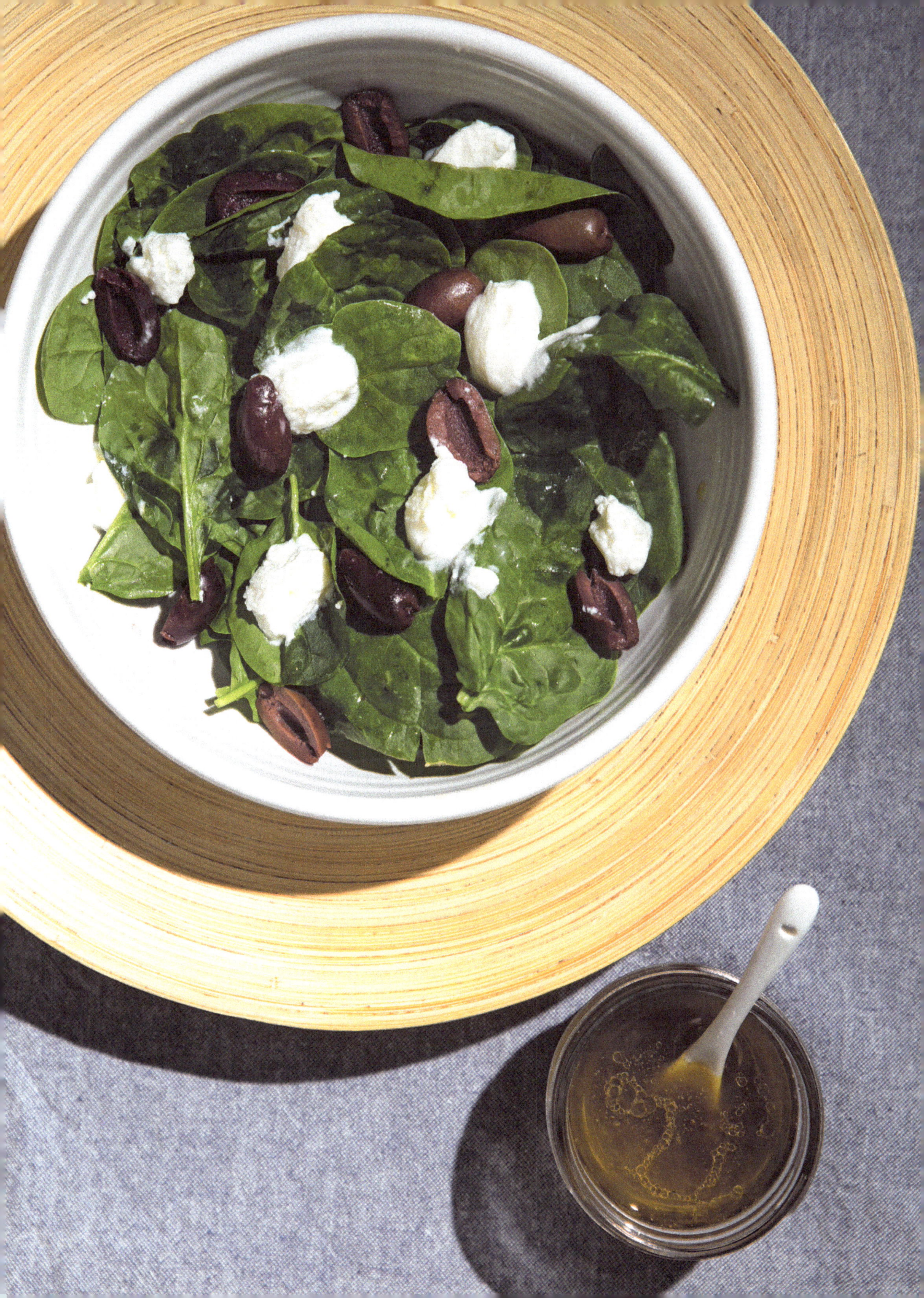

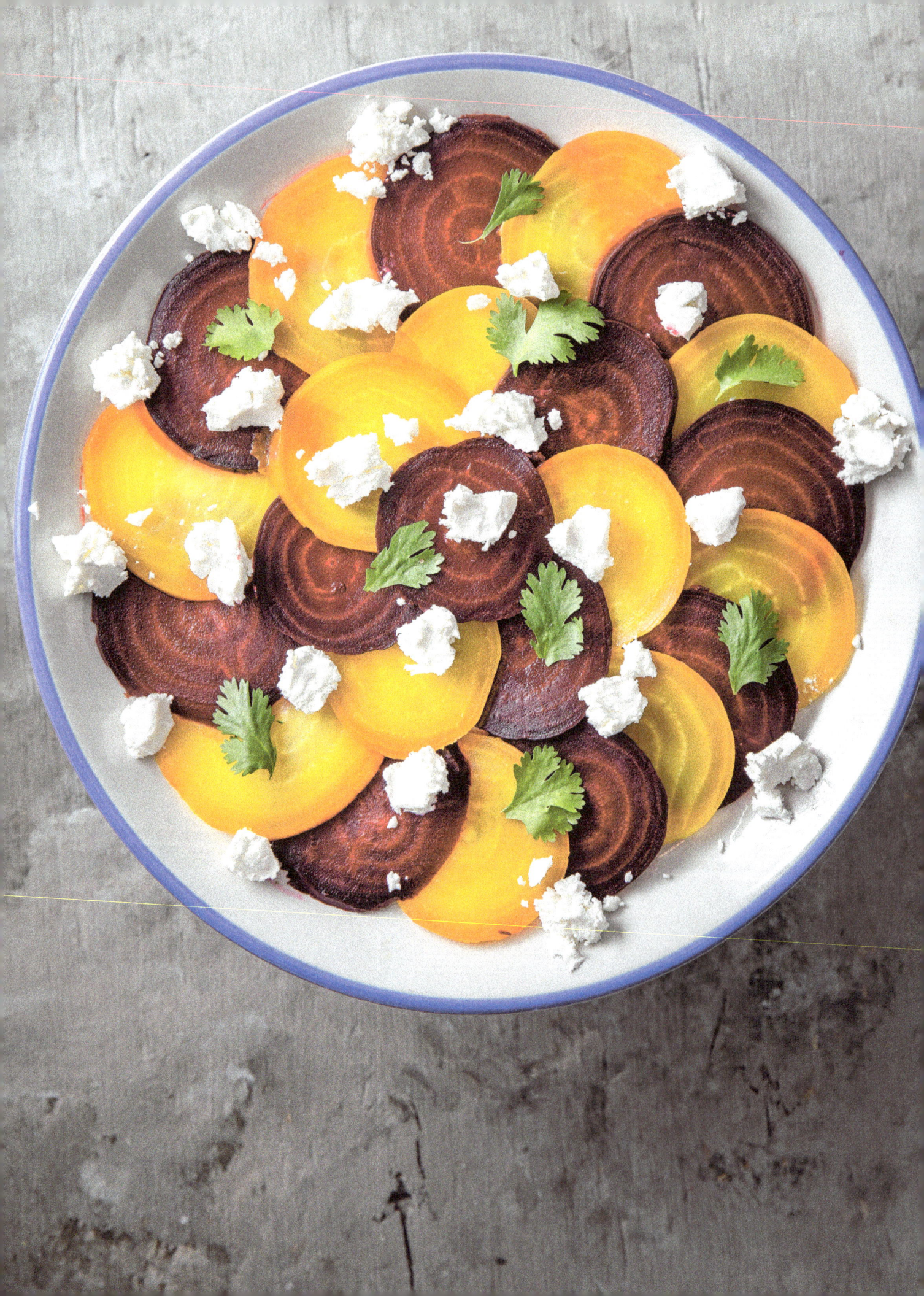

CARPACCIO DE REMOLACHA MULTICOLOR CON QUESO DE CABRA Y CILANTRO FRESCO

La remolacha es una de mis verduras favoritas. Hice esta ensalada por primera vez una noche que no había organizado qué preparar para la cena. Claro que sí, ¡esto también me pasa a mí!... Cuando mi marido y yo llegamos a casa miramos lo que teníamos en el frigorífico (refrigerador) y rápidamente improvisamos una cena de pollo con remolacha. Una hora más tarde estábamos sentados a la mesa disfrutando de una comida deliciosa y saludable. ¡Me encanta cuando trabajamos en equipo en la cocina! Ambos estuvimos de acuerdo en que si hubiéramos pedido comida no habríamos comido más temprano. Espero que esta historia te motive a improvisar y ser creativ@ en la cocina antes de encargar comida.

1. Frota la remolacha con un cepillo en un recipiente con agua y un chorrito de vinagre blanco.
2. Pon la remolacha en una cazuela, cubre con agua y añade 1 cucharadita de sal.
3. Lleva las remolachas a ebullición y cocina a fuego lento durante 20 - 25 minutos.
4. Inserta un cuchillo pequeño para comprobar si la remolacha está tierna.
5. Enjuaga las remolachas en agua fría y pélalas cuando estén lo suficientemente frías para manipularlas.
6. Corta la remolacha en rodajas finas usando una mandolina o una cortadora, esto asegurará que todas las rodajas sean iguales. Si no tienes mandolina, usa un cuchillo muy afilado.
7. Monta la ensalada superponiendo rodajas de remolacha, intercambiando los colores, hasta cubrir toda la fuente.
8. Pon pequeños trozos de queso de cabra sobre la remolacha.
9. Adorna con las hojas de cilantro.
10. Aliña la ensalada y sirve.

Esta receta es un plato *VEGANO* estupendo sirviendo el queso en un tazón aparte. De esa forma cubrirás todas las preferencias alimenticias. Yum!

INGREDIENTES

PARA 6 - 8 PERSONAS

- 2 remolachas rojas medianas
- 2 remolachas doradas medianas
- 125 g (¼ de lb aproximadamente) de queso de cabra
- 1 puñado de hojas de cilantro fresco
- *ALIÑO (ADEREZO) DE ACETO* (página 39)

Ensaladas & Verduras

ENSALADA DE REMOLACHA Y BATATA ASADAS CON SEMILLAS

INGREDIENTES

PARA 6 - 8 PERSONAS

- 500 g (1.1 lb) de remolacha roja
- 500 g (1.1 lb) de batata (camote / boniato)
- 4 puñados grandes de lechuga mixta
- 3 Cucharadas de tus semillas favoritas (a mi me gusta la mezcla de 50/50 semillas de girasol y calabaza tostadas)
- 2 Cucharadas de aceite de oliva
- 1 cucharadita de sal
- Pimienta
- ALIÑO (ADEREZO) DE ACETO (página 39)

Ésta es la ensalada favorita de mi esposo, siempre dice que podría comerla todos los días. Me inspiré en una fiesta de Navidad en un yate. Elegante, ¿verdad? Navegamos por la bahía de Port Phillip en Melbourne, Australia. Es verano durante la Navidad en el hemisferio sur, pero recuerdo que era un día frío y con mucho viento, ¡el clima típico de Melbourne! Fue una experiencia estupenda y pude conocer a mis compañeros de trabajo de una manera más personal.

1. Precalienta el horno a 200 °C (400 °F).
2. Limpia la remolacha con un cepillo y abundante agua con unas gotas de vinagre blanco. Sécala y córtala en cubos.
3. Pon la remolacha en un bol grande y mezcla con ½ cucharadita de sal, 1 Cucharada de aceite de oliva y pimienta recién molida.
4. Pela y corta la batata como has hecho con la remolacha. Ponla en un bol y aliña con sal, aceite de oliva y pimienta.
5. Cubre una bandeja para hornear con papel de horno. Coloca la remolacha y hornéala por 15 minutos.
6. A continuación hornea la batata junto la remolacha durante 15 minutos más.
7. Retira las verduras asadas del horno. Comprueba si la batata necesita 5 minutos más de horneado.
8. Pon la remolacha y la batata completamente horneadas en una bandeja fría y plana para que se enfríen.
9. Lava y seca la lechuga.
10. Ahora vamos a montar (armar) la ensalada. Elige una bandeja plana de servir y cúbrela con la lechuga. Esparce las verduras sobre la lechuga y espolvorea las semillas.
11. Sirve con el aliño de Aceto.

Puedes sustituir la batata por calabaza (zapallo). También puedes usar remolacha dorada, aunque me encantan los colores vibrantes de esta deliciosa ensalada. Las verduras las puedes hornear con antelación. Esta ensalada es perfecta para picnics y comidas al aire libre.

Agrega queso Feta para darle más acidez. Conviértela en un almuerzo más completo añadiendo un poco de atún o huevos duros. ¡Te va a encantar!

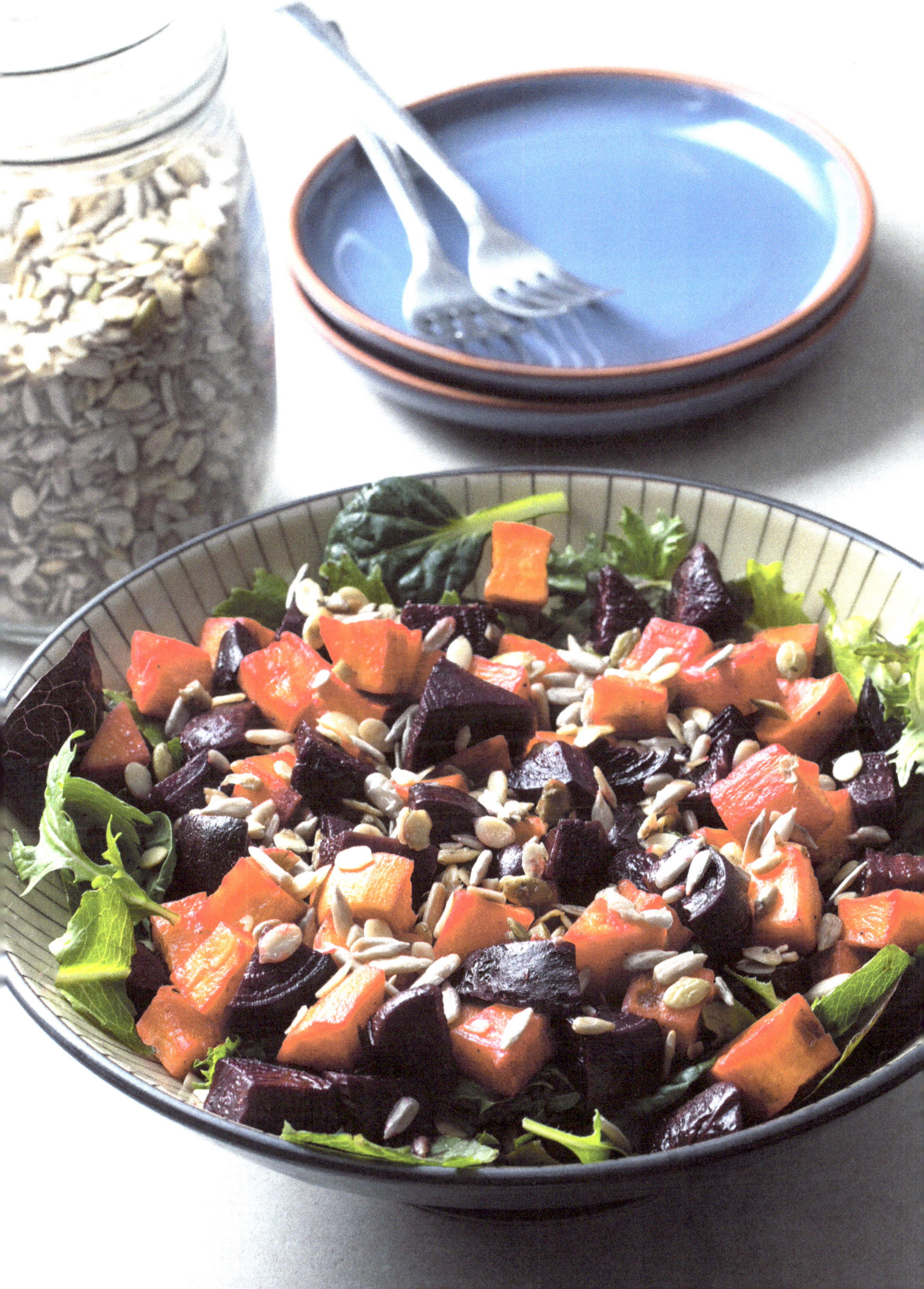

JUDÍAS VERDES SALTEADAS CON AJO, CHILE Y TOMATES CHERRY

INGREDIENTES

PARA 4 - 6 PERSONAS

- ½ kg (1.1 lb) de judías verdes (alubias o frijoles verdes / chauchas)
- 12 tomates Cherry
- 1 diente de ajo grande o 2 medianos
- 1 chile (ají) fresco o ¼ de cucharadita de guindilla seca molida
- 1 Cucharada de aceite de oliva
- ¼ de taza (60 ml / 2 oz) de vino blanco
- 1 pizca de hebras de azafrán
- ½ cucharadita de sal
- Pimienta negra recién molida

Recuerdo inspirarme en esta receta viendo un programa de cocina con mi marido Cristian cuando aún no estábamos casados, donde cocinaron un plato similar a éste. ¡Por supuesto, me metí en la cocina y creé mi propia versión! A lo largo de los años he cocinado esta receta muchas veces hasta llegar a la que comparto aquí. Mi relación con mi marido gira en torno a la comida y los viajes, como imagino que ya habrás deducido. Después de todo, ¿no se dice que al hombre se le conquista por el estómago?

1. Lava las judías verdes y los tomates en un recipiente con agua y unas gotas de vinagre blanco.
2. Escurre las verduras y corta los extremos de las judías verdes.
3. Corta los tomates Cherry por la mitad de arriba hacia abajo.
4. Calienta una sartén de fondo grueso a fuego medio.
5. Agrega el aceite de oliva.
6. Machaca los ajos con el cuchillo, pélalos y fríelos en el aceite caliente hasta que estén dorados (asegúrate de no quemarlos) y resérvalos.
7. Sofríe los tomates Cherry con la guindilla y el azafrán durante 2 - 3 minutos.
8. Añade las judías verdes enteras, el ajo, la sal y la pimienta, y mezcla todos los ingredientes.
9. Vierte el vino, agita la sartén y cubre con una tapadera (tapa).
10. Reduce el fuego a medio-bajo y cocina durante 20 - 25 minutos, dependiendo de lo crujientes que te gusten las judías verdes.
11. Agita la sartén un par de veces durante la cocción.

Sirve con *ASADO* (página 175) y *TRUCHA AL HORNO CON JAMÓN SERRANO* (página 160).

ESPÁRRAGOS ASADOS

Los espárragos son una de mis verduras favoritas. Solo los cocino cuando están en temporada, ¡pero como muchos para que me duren hasta la próxima primavera! Asarlos es mi forma favorita de cocinarlos. Quedan crujientes y tienen ese delicioso sabor tostado. He desarrollado esta receta en los últimos años en mi cocina en el norte de California. A mi marido y a mí nos encanta esta guarnición y la cocinamos con frecuencia.

1. Recorta los espárragos doblándolos cerca del extremo inferior hasta que se rompan naturalmente. Desecha la parte dura.
2. Lávalos y sécalos con un paño de cocina.
3. Precalienta el horno a 200 °C (400 °F).
4. Prepara una bandeja para hornear cubierta con papel de horno.
5. Pon los espárragos en la bandeja y rocía con el aceite de oliva.
6. Sazona con sal y pimienta y mezcla bien con tus manos o unas pinzas.
7. Hornea por 5 minutos.
8. Abre la puerta del horno y agita la bandeja varias veces (no te olvides de usar guantes de cocina), esto ayudará a que los espárragos se doren de manera más uniforme.
9. Hornea 5 minutos más.
10. Sirve inmediatamente.

Esta receta usa espárragos verdes, pero prueba a usar espárragos blancos o morados son igualmente deliciosos.

INGREDIENTES

PARA 4 PERSONAS

- 1 manojo de espárragos frescos
- 1 Cucharada de aceite de oliva
- ¼ de cucharadita de sal
- Pimienta negra recién molida

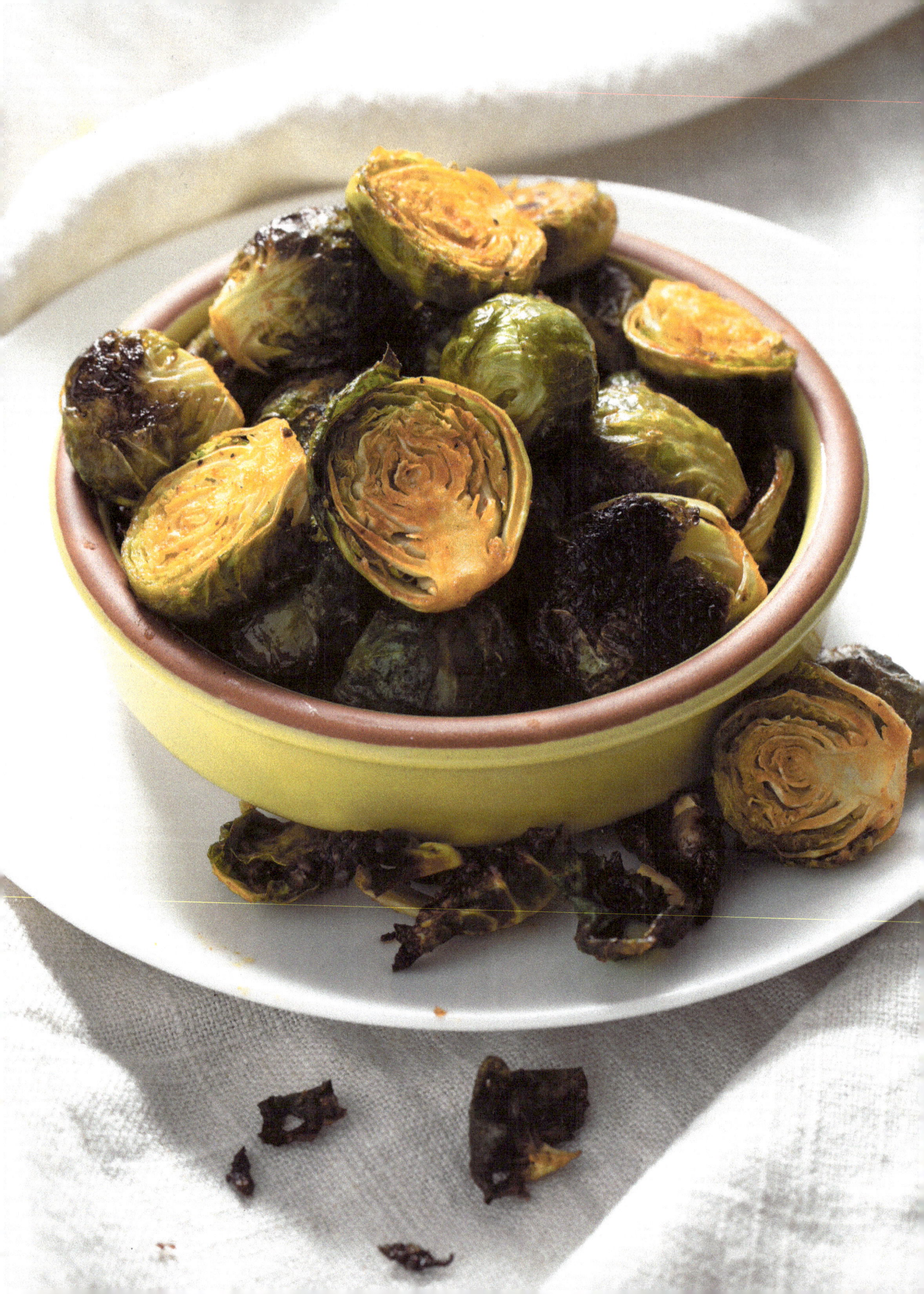

COLES DE BRUSELAS ASADAS CON PIMENTÓN

Me encantan las coles de Bruselas; siempre las he comido, pero soy consciente de que no le gustan a todo el mundo. Esta receta la he desarrollado durante los años que he vivido en el Silicon Valley. A mi marido y a mí nos encantan las verduras asadas y estas coles de Bruselas con el sabor ahumado del pimentón están riquísimas. Si te gusta la comida picante, usa pimentón picante. Debes encontrar proveedores o tiendas españolas especializadas (si vives fuera de España). También puedes añadir guindilla seca molida o cayena. Lo que más me gusta de este plato son los 'chips' que resultan de las pequeñas hojas sueltas, ten cuidado y sácalas del horno en cuanto estén tostadas. Creo que puedo comerme un plato lleno. ¿Habré inventado un nuevo superalimento?

1. Lava las coles de Bruselas en un recipiente con agua y un chorrito de vinagre blanco. Enjuaga y seca con un paño de cocina.
2. Recorta las puntas de las coles de Bruselas y córtalas por la mitad de arriba hacia abajo (déjalas enteras si son pequeñas).
3. No deseches las hojas sueltas, quedarán deliciosas como 'chips' de coles de Bruselas.
4. Pon las coles de Bruselas en un bol, rocía con el aceite de oliva y añade el pimentón, la sal y la pimienta y mezcla bien.
5. Corta un trozo de papel de horno del mismo tamaño que tu bandeja para hornear.
6. Precalienta el horno a 200 °C (400 °F) y mete la bandeja en el horno para precalentarla.
7. Con manoplas o guantes para horno, coloca con cuidado el papel para hornear sobre la bandeja.
8. Pon las coles de Bruselas en la bandeja y hornea durante 10 minutos.
9. Saca las hojas sueltas ('chips'), si se ven tostadas y crujientes.
10. Da la vuelta a las coles de Bruselas y hornea 10 minutos más.
11. ¡Sirve mientras están calientes y disfruta!

Esta guarnición tiene mucho sabor, me gusta servirla con *ASADO ARGENTINO* (página 175), *TRUCHA AL HORNO* (página 160) o *POLLO ASADO* (página 172).

INGREDIENTES
PARA 2 - 4 PERSONAS

- ½ kg (1.1 lb) de coles de Bruselas
- 2 Cucharadas de aceite de oliva
- 1 cucharadita de pimentón español ahumado (o picante)
- ½ cucharadita de sal
- Pimienta negra recién molida

Ensaladas & Verduras

ENSALADA DE PATATAS RÚSTICA ITALIANA

INGREDIENTS
PARA 4 PERSONAS

- 500 g (1.1 lb) de patatas (papas) pequeñas (o minis)
- ¼ taza de perejil fresco picado
- 2 Cucharadas de aceite de oliva
- Sal y pimienta al gusto

Mi hija empezó a caminar el día que aprendí a hacer esta ensalada. Te puedes imaginar el recuerdo tan entrañable que tiene para mí. Nos invitaron a pasar un fin de semana en la playa de Sorrento, en la península de Mornington en Australia. Recuerdo que el Open de Australia estaba en la televisión y mis amigos empezaron a gritar cuando mi hija dio sus primeros pasos. ¡Crecen tan rápido! Espero que cuando mis amigos lean esta introducción recuerden lo bien que lo pasamos ese fin de semana.

1. Pon a hervir una olla con agua y sal.
2. Corta las patatas por la mitad, dejando la piel (déjalas enteras si son muy pequeñas) y hiérvelas hasta que estén tiernas (unos 10 minutos).
3. Cuela las patatas y, mientras estén calientes, rocía el aceite de oliva, añade el perejil y sazona a tu gusto.
4. Mezcla bien y sirve la ensalada tibia. Buon Appettito!

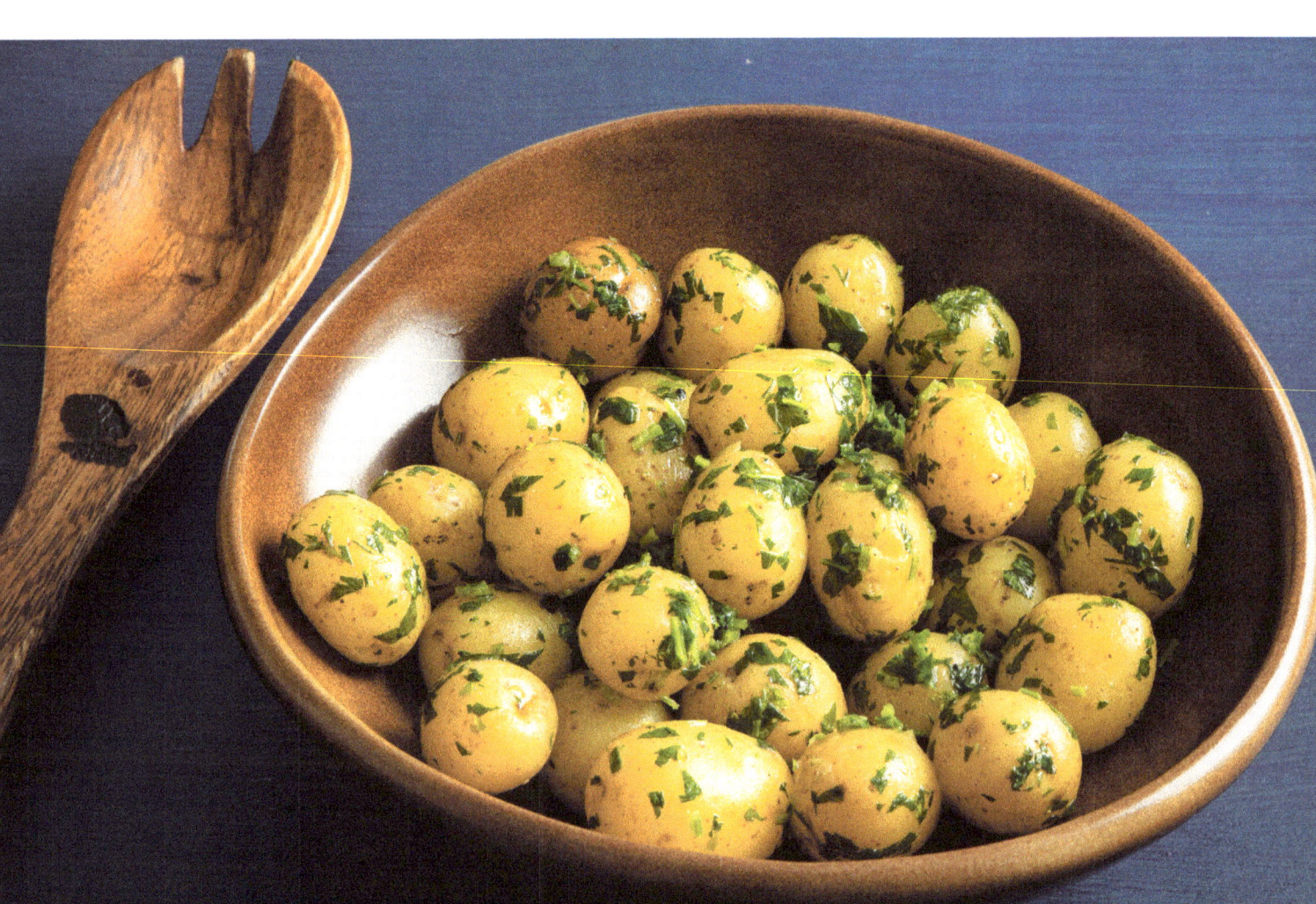

Sopas

"La sopa se parece mucho a una familia. Cada ingrediente realza a los demás; cada receta tiene sus propias características; y necesita tiempo para hervir a fuego lento para alcanzar su máximo sabor".

MARGE KENNEDY

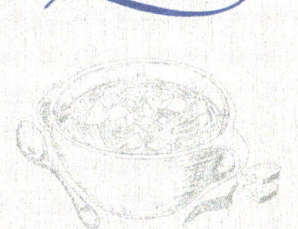

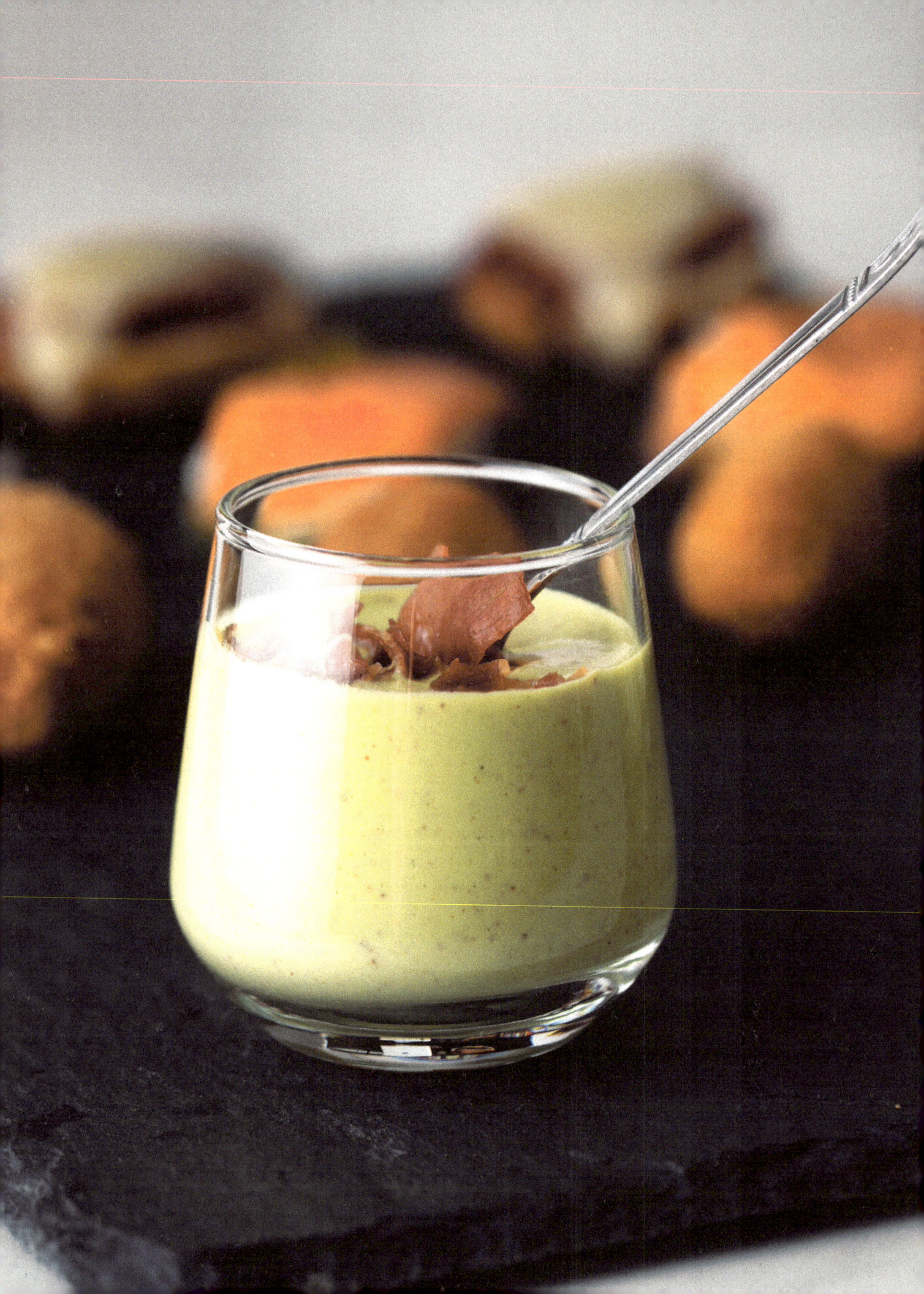

GAZPACHO DE ESPÁRRAGOS

Esta receta se me ocurrió un día que invité a un grupo de mujeres a tomar el té. Mi muy querida amiga Mary Parfrey acababa de descubrir que era intolerante al gluten y quería que pudiese disfrutar de la comida, sin comprometer mi estilo de cocina. Presenté este gazpacho como un trío en pequeños vasos de chupito (licor) con gazpacho rojo, blanco y verde, ¡quedó precioso! Mary fue mi jefa durante un tiempo y acabó convirtiéndose en una de mis mejores amigas. Es una de las personas más amables y generosas que conozco. Estuvo a mi lado cuando dí a luz a mi hija y eso nos mantendrá unidas de por vida.

INGREDIENTES
PARA 4 - 6 PERSONAS

- 500 g (1.1 lb) de espárragos
- 1 taza (200 g / 7 oz) de almendras
- 2 dientes de ajo
- 4 Cucharadas de aceite de oliva (¼ de taza)
- 3 Cucharadas de vinagre de sidra de manzana sin filtrar
- ½ cucharadita de sal
- 4 granos de pimienta
- 1 cucharadita de comino molido
- 3 huevos duros
- 3 tazas de agua de la cocción de los espárragos

1. Pon una olla con agua a hervir y agrega una pizca de sal.
2. Recorta los espárragos doblándolos cerca del extremo inferior hasta que se rompan naturalmente y desecha la parte dura.
3. Cuece los espárragos en el agua hirviendo hasta que estén tiernos (unos 3 minutos aproximadamente).
4. Cuela los espárragos y déjalos enfriar. Reserva el agua de la cocción.
5. Pon la sal, el ajo y los granos de pimienta en un mortero y maja hasta que se forme una pasta suave y homogénea.
6. Coloca las almendras en un procesador de alimentos (o robot de cocina) y tritura hasta que estén molidas.
7. Agrega los espárragos, la pasta de ajo, el comino, 2 huevos duros, el aceite de oliva y el vinagre al procesador de alimentos (o batidora) y muele hasta que se forme un puré.
8. Añade el agua de la cocción de los espárragos lentamente, hasta lograr la consistencia deseada. En este caso para un vaso de chupito de gazpacho pequeño, es mejor una consistencia más ligera.
9. Prueba de sal y ajusta a tu gusto.
10. Para decorar puedes picar el huevo duro sobrante y / o *CRUJIENTE DE JAMÓN* (*)

(*) *CRUJIENTE DE JAMÓN*: coloca rodajas finas de jamón (crudo) o prosciutto en una bandeja para hornear cubierta con papel de horno y hornea por 10 minutos en un horno precalentado a 200 °C (400 °F). Deja enfriar y desmenuza el jamón con las manos. También puedes convertirlo en *POLVO (SAL) DE JAMÓN* triturando en un procesador de alimentos (o robot de cocina).

Cuando los espárragos no estén en temporada, utiliza espárragos de bote (frasco). Necesitas 2 tarros para esta receta con su agua.

Si tienes alergia a los frutos secos (nueces), sustituye las almendras por 1 pepino fresco. Este gazpacho es más ligero y necesita menos agua para lograr la consistencia deseada. ¡Experimenta y disfruta!

SOPA DE PESCADO CON FIDEOS VERMICELLI

INGREDIENTES

PARA 4 - 6 PERSONAS

- 1 kg (2.2 lb) de filetes de pescado blanco
- 3 zanahorias medianas cortadas en dados
- 3 patatas (papas) medianas peladas y cortadas en dados
- 3 dientes de ajo, aplastados y cortados en rodajas finas
- 6 cebolletas verdes (cebolla de verdeo), cortadas en rodajas, incluyendo la parte verde
- 1 puñado de perejil fresco, picado
- 1 limón
- 1 Cucharada de aceite de oliva
- 1 cucharadita de sal
- Pimienta recién molida al gusto
- 250 g (½ lb aprox.) de fideos de arroz secos (Vermicelli)
- 8 tazas (2 litros / 64 oz) de agua

Esta es una receta *SIN GLUTEN*. Crecí comiendo este plato con regularidad. Fue una de las primeras comidas que cociné para mi marido (esposo); recuerdo que le dijo a su padre lo mucho que le había gustado. Pero si tengo que pensar en alguien cuando preparo esta sopa, es en mi querida amiga Michele Senanayake. Ella no come pollo, así que cuando se puso muy enferma, tuve que pensar en una sopa para sustituir mi *'sopa de pollo para el alma'*. Entonces me acordé de esta sopa de pescado con fideos. Se la preparé con mucho cariño y la llevé a su casa con una explicación de cómo añadir los fideos antes de comerla. Michele se puso mejor y a su familia le gustó tanto que la agregaron a su menú regular.

1. Empieza cortando el pescado en trozos de un bocado y ponlo en la olla que hayas elegido para cocinar la sopa.
2. Agrega las zanahorias, las patatas, el ajo, las cebolletas y el perejil, en este orden.
3. Exprime el zumo (jugo) del limón y añádelo a la olla junto con el aceite de oliva, la sal y la pimienta.
4. Mezcla suavemente, teniendo cuidado de no romper el pescado.
5. Vierte el agua y deja que hierva a fuego medio.
6. Tapa y cocina a fuego lento durante 15 minutos. Esta es una sopa ligera y fresca, no queremos sobre cocinar el pescado.
7. Agrega los fideos secos a la olla y cocina por 5 minutos, o hasta obtener la consistencia deseada (sigue las instrucciones del paquete).
8. Retira la sopa del fuego, comprueba que está bien de sal y pimienta y sirve en tazones o platos hondos acompañada de *PAN PLANO DE ESPELTA* (página 181).

Esta sopa también se puede comer sin fideos como alternativa *SIN CARBOHIDRATOS* y *PALEO*. Los fideos Vermicelli también se pueden sustituir por cualquier otra pasta de tu elección.

Prepara una sopa divertida para los niños agregando pasta de letras o con formas de animales. Para los más quisquillosos, también puedes usar pasta a base de vegetales, ¡les va a encantar!

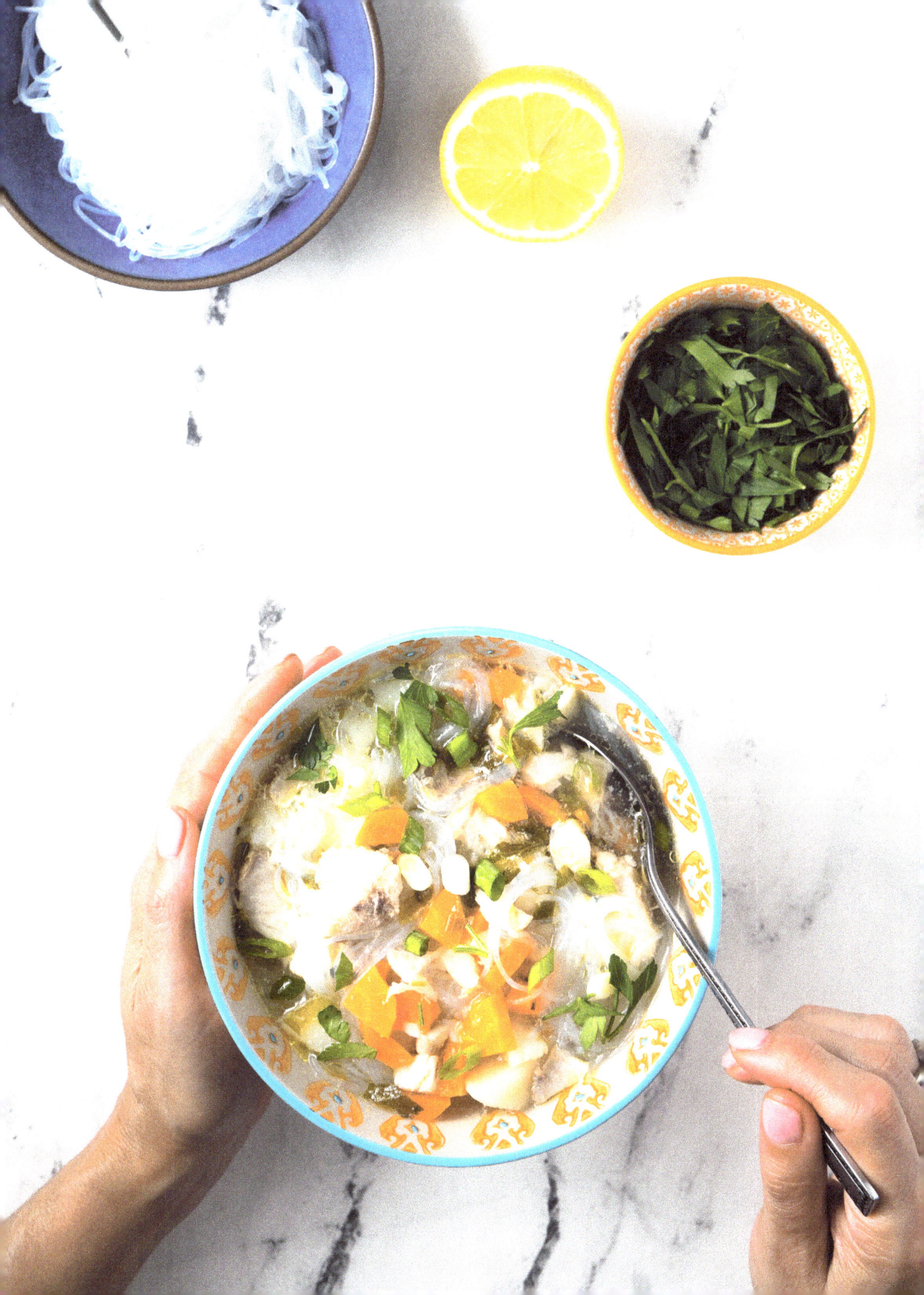

SOPA DE GUISANTES CON JAMÓN

INGREDIENTES
PARA 6 PERSONAS

- 250 g (0.55 lb / 8.8 oz) de guisantes (arvejas) congelados/frescos
- 250 g (5.5 lb / 8.8 oz) de guisantes secos partidos (o lentejas verdes)
- 1 cebolla marrón (española)
- 1 diente de *ajo*, 3 zanahorias y 3 ramas de apio
- 1 pieza de nudillo o de jamón cocido (o lacón) 500 g (1.1 lb)
- 1 Cucharada de aceite de oliva
- 1 cucharadita de tomillo seco (o 1 Cucharada de tomillo fresco)
- 1 cucharadita de perejil seco (o 1 Cucharada de perejil fresco)
- ½ cucharadita de romero seco (o 2 cucharaditas de romero fresco)
- 1 hoja de laurel seco
- 8 tazas (2 litros / 64 oz) de agua
- 6 granos de pimienta negra
- 1 cucharadita de sal

La primera vez que comí esta sopa fue cuando trabajaba en el centro de la ciudad de Melbourne, Australia. Era la comida perfecta para calentarse en los largos y fríos inviernos de esa ciudad. Me gusta mucho el sabor ahumado del jamón cocido y el vibrante color verde; además, me encantan los guisantes, ¡así que es una de mis sopas favoritas! Esta receta es muy especial para mí ya que la desarrollé para mi hija a la que no le gustan los guisantes. Era su sopa favorita cuando era niña. Se ponía muy contenta cuando se la preparaba para llevar al colegio. Ah, esos días...

1. Pon los guisantes secos partidos (o lentejas verdes) en remojo durante toda la noche (o al menos 5 - 6 horas).
2. Corta la cebolla, el ajo, las zanahorias y el apio en trozos grandes.
3. Calienta el aceite en una olla grande a fuego medio. Echa las verduras y saltea unos 10 minutos.
4. Agrega las hierbas una por una y mezcla bien durante 1 - 2 minutos.
5. Escurre los guisantes secos partidos (o lentejas verdes) y añádelos a la olla junto con los guisantes frescos. Mezcla con las verduras y las hierbas hasta que esté todo bien combinado.
6. Incorpora el jamón y el agua y lleva a ebullición.
7. Tapa la olla y cocina a fuego lento durante 1.5 - 2 horas. Cuanto más tiempo cocines la sopa, más intenso será el sabor y la carne quedará más tierna.
8. Retira la olla del fuego, saca el jamón con la ayuda de unas pinzas y déjalo reposar hasta que esté lo suficientemente frío para manipularlo.
9. Licúa la sopa hasta obtener la consistencia deseada.
10. Desmenuza el jamón y tira el hueso.
11. Reincorpora el jamón a la sopa, mezcla y verifica de sal y pimienta.

Sirve con *PAN PLANO DE ESPELTA* (página 181). Yum!

Esta sopa es perfecta para cocinar en la *OLLA A PRESIÓN* o la *INSTANT POT*. Cuando la sopa llegue al punto de ebullición, cocina a fuego lento en la función de presión alta durante 35 - 45 minutos con liberación rápida de la presión al final. Si tienes una *SLOW COOKER (OLLA DE COCINA LENTA)*, cocina la sopa durante 6 - 8 horas.

Sopas

MI SOPA DE POLLO PARA EL ALMA

No hay nada que caliente y cure el alma como un buen plato de sopa de pollo recién hecha. El olor ya te hace sentir mejor, ¿verdad? Todo el mundo se siente mejor después de probarla. Siempre me acuerdo de Zara cuando hago esta sopa. Ella fue al colegio (escuela) de mi hija durante 1 año y se hicieron buenas amigas. Una tarde vino a casa a jugar y les preparé esta sopa para la cena servida con fideos. ¡Zara dijo que era la mejor sopa de pollo que había probado en su vida! Te puedes imaginar lo feliz que me hizo escucharla. Al poco tiempo su familia se mudó a Europa y todos los extrañamos mucho.

1. Pon el pollo en una olla o cacerola honda, cúbrelo con el agua y lleva a ebullición a fuego alto (fuerte).
2. Baja el fuego a medio y ve quitando la espuma que se forma en la superficie con una cuchara de metal, un colador o una espumadera durante unos 15 minutos.
3. Limpia bien las verduras.
4. Corta el apio en rodajas finas y la cebolla en 4 gajos y en rodajas finas de abajo hacia arriba.
5. Machaca y corta en rodajas finas los dientes de ajo.
6. Pela las zanahorias, cortarlas por la mitad a lo largo y en rodajas.
7. Haz un paquete pequeño con un trozo de gasa con las hierbas secas, la hoja de laurel y los granos de pimienta ¡Esto evitará que te encuentres trozos o granos!
8. Cuando no haya más espuma, añade todas las verduras, el paquete con las hierbas y la sal a la olla. Tapa y cocina a fuego lento durante 1.5 - 2 horas.
9. Saca el pollo con unas tenazas o pinzas y ponlo en una fuente teniendo mucho cuidado. Deja que el pollo se enfríe durante unos 15 minutos antes de manipularlo. Tira el paquete de hierbas.
10. Retira la piel del pollo y desmenuza toda la carne. Vuelve a poner la carne en la sopa y mezcla bien.
11. Sirve en tazones o platos hondos con una rebanada de *PANE DI CASA* (página 186).

Esta sopa es una comida muy completa por que lo no necesitas nada más para estar bien alimentado.

INGREDIENTES
PARA 6 - 8 PERSONAS

- 1 **pollo de corral ecológico (orgánico)** entero
- 1 **cebolla marrón (española)** grande
- 3 **dientes de ajo**, 3 **tallos de apio** y 2 **zanahorias** grandes
- 12 **granos enteros de pimienta negra**
- 1 **hoja de laurel** seca
- ½ cucharadita de **perejil** seco
- ½ cucharadita de **tomillo** seco
- 1 cucharadita de **sal**
- 8 tazas (2 litros / 64 oz) de **agua**

Cocinala en la *OLLA A PRESIÓN* o la *INSTANT POT*: una vez que hayas retirado las impurezas y el caldo este limpio, añade el paquete de hierbas y las verduras, cierra la tapa y cocina en la función alta durante 30 minutos. Libera el vapor rápido y espera 5 minutos antes de abrir la tapa, después sigue la receta desde el punto 9. De esta forma se cocina más rápido y el sabor es muy intenso.

— Sopas —

COCIDO

Esta comida española emblemática y rústica tiene su origen en una comida llamada '*Adafina*', un clásico guiso del *Sabbath* Sefardí. Se elaboraba tradicionalmente con cordero hasta que España se convirtió al cristianismo y empezó a usar el cerdo para aprovechar sus recursos naturales. Más tarde se incorporó la patata (papa) con el descubrimiento de América. Desde sus orígenes hasta esta receta, hay muchas horas de cocina, tres países, mi propia crianza y dos mujeres muy especiales. La primera, María, de mi grupo de madres españolas en Melbourne, Australia. Una vez estuvo muy enferma y todas nos reunimos para alimentarla por turnos. Me ofrecí a hacer cocido porque sabía que con solo tomar el caldo se mejoraría. La segunda, Aurora, a quien llamo mi 'Sol de Andalucía en California', me pidió ayuda para comprar los ingredientes para hacer esta receta. Es increíble las relaciones sólidas que se crean cuando se vive en el extranjero. Estas personas se convierten en tu familia y en una parte muy importante de tu vida.

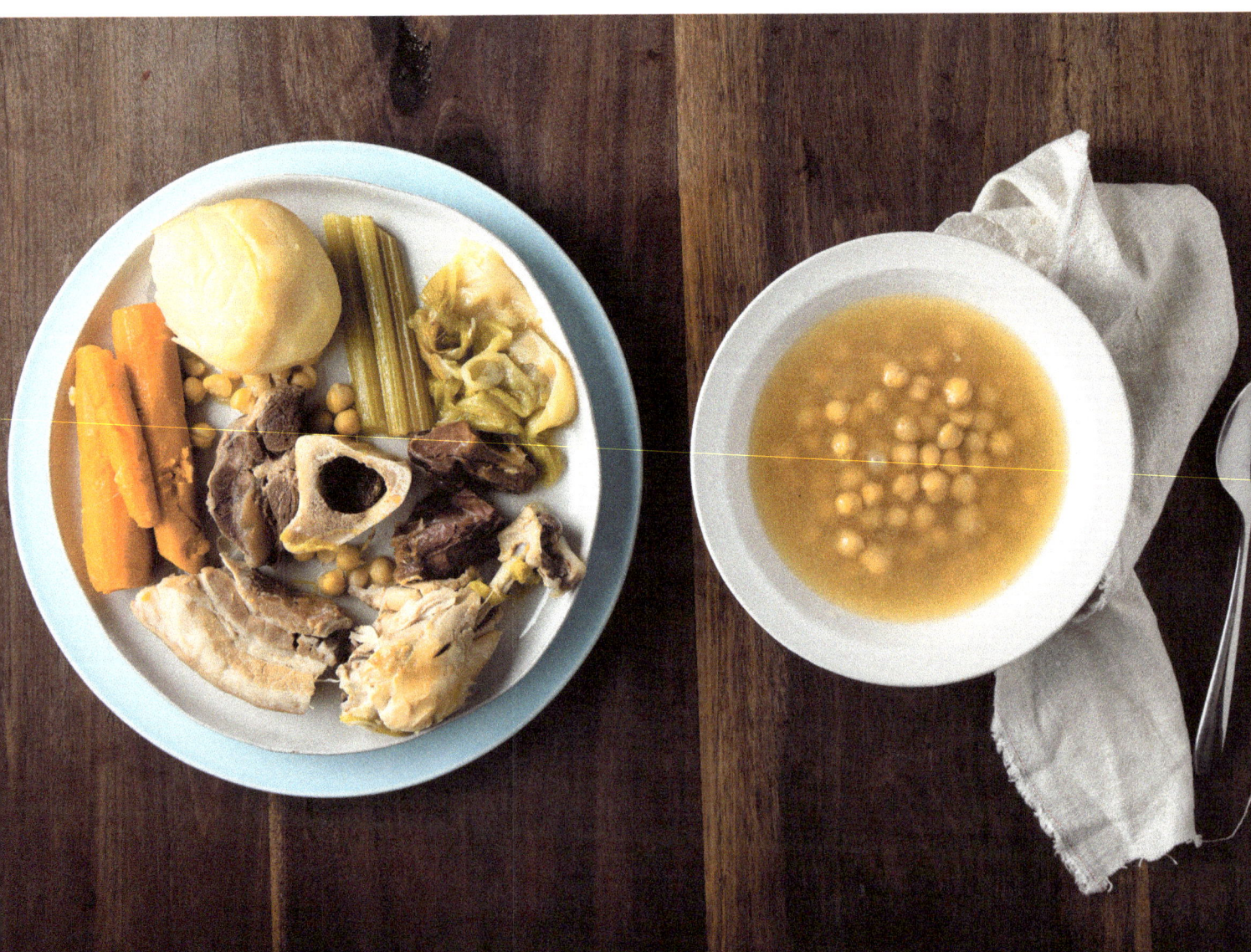

COCIDO

1. Prepara una olla de fondo grueso.
2. Escurre los garbanzos y échalos en la olla.
3. Lava y seca todas las carnes.
4. Agrega el agua a la olla y añade las carnes.
5. Pon la olla a fuego alto y lleva a ebullición.
6. Cuando comience a hacer espuma, reduce a fuego medio y quita la espuma de la superficie, durante unos 20 - 30 minutos. (Alternativamente, puedes desechar el agua llegado este punto: enjuaga los garbanzos y las carnes y pon agua limpia. Esto te dará un caldo más limpio y claro, pero perderás las propiedades y el sabor intenso de los huesos).
7. Tapa la olla y cocina a fuego lento durante 1.5 horas, limpiando las impurezas de vez en cuando.
8. Añade las verduras y cocina a fuego lento durante 20 minutos más. Puedes agregar 1 - 2 tazas de agua si el caldo se ha reducido.
9. Deja reposar la sopa durante 10 - 15 minutos y verifica si está bien condimentada.

Para servir, prepara una bandeja o fuente y coloca todas las verduras y las carnes. Pon esta bandeja en el medio de la mesa. Sirve la sopa con garbanzos y caldo en tazones (o platos hondos) individuales. A la hora de comer, cada persona podrá añadir sus carnes y verduras favoritas y disfrutará de un plato de COCIDO completo a su gusto.

Esta receta es perfecta para cocinar en la OLLA A PRESIÓN o la INSTANT POT. Para ello, una vez que hayas terminado de espumar, incorpora las verduras, cierra la tapa y cocina en la función de presión alta durante 30 minutos. Utiliza la opción de liberación de vapor rápida y espera 5 minutos antes de abrir la tapa. Deja reposar la sopa durante 10 - 15 minutos antes de servir.

Puedes sustituir el osobuco por un trozo de costilla de ternera (res). A la hora de comprar el jamón serrano o el prosciutto, suelo pedir la punta de la pieza entera. En muchos comercios estarán encantados de venderla por un precio más barato que si compras una rebanada gruesa.

INGREDIENTES
PARA 6 PERSONAS

- 250 g (0.55 lb / 8.8 oz / 1 ½ tazas) de garbanzos secos, remojados durante la noche
- 1 muslo de pollo entero, sin piel (incluyendo el sobremuslo)
- 1 pieza de osobuco (morcillo de ternera con hueso)
- 1 trozo de panceta fresca de cerdo de 1 cm (½") de grosor
- 1 pedazo de jamón serrano o prosciutto de 1 cm (½") (o un hueso de jamón crudo)
- 1 puerro mediano, cortado por la mitad a lo largo, solo la parte blanca
- 2 zanahorias medianas, peladas y cortadas por la mitad
- 2 ramas grandes de apio sin hojas, cortadas por la mitad
- 2 patatas (papas) medianas peladas
- 1 cucharadita de sal
- 8 tazas (2 litros / 64 oz) de agua

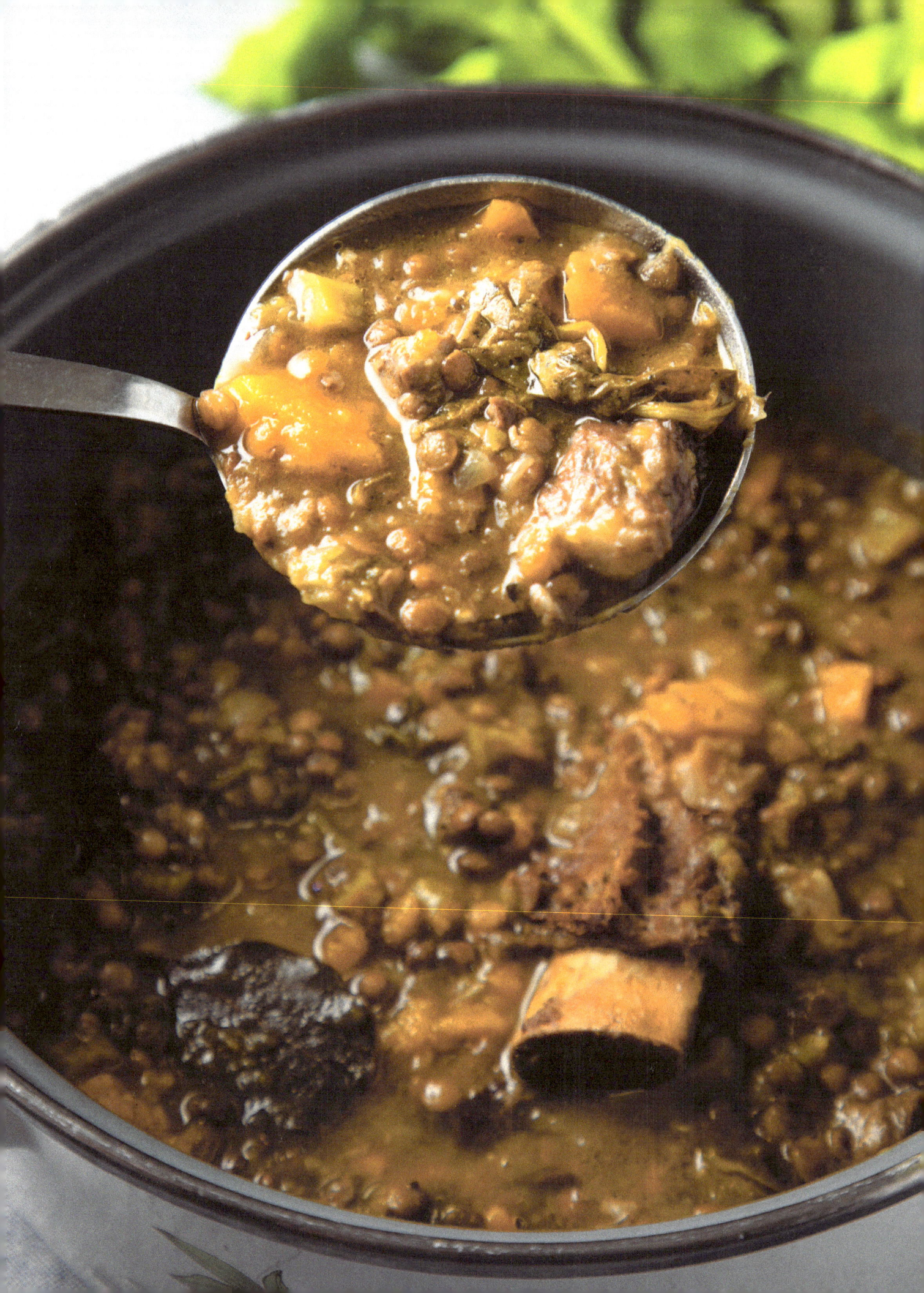

PUCHERO CHICO

Puchero chico es una receta tradicional de Argentina la cual se hace usando las sobras del asado. ¡Otra receta de aprovechamiento maravillosa! El sabor a brasa de la carne hace que esta sopa sea muy reconfortante y sabrosa. Me atreví a hacer esta sopa para mis suegros cuando nos visitaron en California después de ver a mi marido (esposo) cocinarla varias veces. Quería tener una comida caliente esperándonos después de una visita turística por San Francisco. Para mi sorpresa, a mis suegros les gustó mucho y tomaron notas para prepararla en su casa. A mi familia nos encanta esta sopa, es un alimento básico en nuestra mesa durante los meses de invierno.

1. Corta la carne en trozos pequeños y reserva con todos los huesos (estos le darán más sabor a la sopa).
2. Calienta una olla con fondo grueso a fuego medio y agrega el aceite.
3. Saltea la cebolla, el apio, la zanahoria y el ajo, removiendo ocasionalmente durante 5 minutos. Añade el orégano y el comino, uno por vez.
4. Incorpora la carne y los huesos y mezcla bien.
5. Agrega el resto de los ingredientes: lentejas, calabaza, hojas verdes, sobras de verduras y el laurel.
6. Vierte el agua y sazona con sal y pimienta. Lleva a ebullición, tapa y cocina a fuego lento durante 1 hora.
7. Verifica el condimento y déjalo reposar 10 - 15 minutos.

Esta es una receta *SIN GLUTEN*. Sirve con *PANE DI CASA* (página 186) y rocía con aceite de oliva virgen extra o con aceite de chile si quieres darle un toque picante. Si no tienes sobras de asado o de carne asada, sella y dora las costillas de ternera antes de comenzar a preparar la sopa. Después continúa según la receta.

Esta sopa puede cocinarse en la *OLLA A PRESIÓN* o la *INSTANT POT* usando la función de presión alta durante 30 minutos y con salida de vapor rápida.

INGREDIENTES
PARA 4 - 6 PERSONAS

- 1 kg (2.2 lb) de sobras de asado, cualquier carne asada o costillas de ternera (res)
- 100 g (¼ lb) de lentejas verdes, remojadas (al menos 4 - 5 horas) y coladas
- 1 **cebolla** marrón (española) mediana y 2 **dientes de ajo** finamente picados
- 2 tazas (250 g / ½ lb) de **calabaza** (camote / zapallo) y 1 **zanahoria** mediana pelada ambas cortadas en dados pequeños
- 1 rama de **apio** cortada en tiras finas
- 2 tazas llenas de hojas verdes picadas (espinacas, acelgas, col rizada, kale o una mezcla)
- 1 taza de verduras (brócoli y / o tallos de coliflor), cortados en dados pequeños
- 1 hoja de **laurel**, **pimienta negra** al gusto, 1 cucharadita de **orégano** seco, 1 de **comino** molido, 1 de **sal** y 1 Cucharada de **aceite de oliva**
- 6 tazas (1.5 litros / 48 oz) de agua

SOPA DE COLIFLOR Y KALE

INGREDIENTES

PARA 4 - 6 PERSONAS

- 1 coliflor entera (hojas exteriores verdes y tallo incluidos)
- ½ manojo de kale Toscana (o col rizada)
- 1 cebolla marrón (española) mediana
- 2 dientes de ajo
- 2 patatas (papas) medianas
- 4 tazas (1 litro / 32 oz) de *CALDO DE VERDURAS* (página 27)
- Agua
- 1 cucharadita de sal
- 6 granos de pimienta negra
- 1 Cucharada de aceite de oliva y extra para decorar

NOTA:

Puedes cocinar esta sopa en la *INSTANT POT* o la *CROCKPOT* (olla de cocción lenta). Simplemente sigue las instrucciones para este tipo de receta en el manual del fabricante.

Le debo esta receta a Paula, la prima de mi marido. Aunque en realidad fue su madre, Nene (aunque su verdadero nombre es Cristina), quien me la pasó. Cuando me pidieron que preparara el catering para una conferencia en nuestro colegio (escuela) en Melbourne, elegí esta sopa como una opción *VEGANA* y para calentar el cuerpo del frío. La respuesta fue excelente y hubo varios asistentes que me pidieron la receta. Sé que es un poco tarde pero aquí está: *Sopa de Coliflor y Kale Toscana* de Paula, con mi toque personal.

1. Pica la cebolla y los ajos. Corta en trozos medianos la coliflor, el kale y las patatas (previamente peladas).
2. Pon tu olla favorita para cocinar sopas a fuego medio.
3. Agrega el aceite de oliva, cuando esté tibio fríe la cebolla durante 3 minutos removiendo ocasionalmente. Saltea el ajo con la cebolla durante 2 minutos más.
4. Añade las verduras a la olla y mezcla hasta que esté todo bien combinado.
5. Vierte el caldo hasta cubrir las verduras, puedes incorporar un poco de agua, pero recuerda que las verduras sueltan su propia agua. Agrega sal y pimienta.
6. Tapa la olla y cocina a fuego lento-medio durante 20 - 30 minutos, dependiendo de cómo prefieras las verduras.
7. Retira del fuego y licúa hasta que obtengas una crema suave, o con la consistencia deseada y verifica el condimento. Si la sopa está demasiado espesa puedes añadir un poco más de agua.

Sirve en tazones o platos hondos, y decora con un chorrito de aceite de oliva o cualquier otro aceite aromatizado de tu elección. Me gusta agregar aceite de chile para darle un toque picante, pero también puedes espolvorear chile seco picado (o una guindilla desmenuzada) o chiles frescos cortados en rodajas.

Cocínala el día de antes si puedes así el sabor se intensificará. Esta sopa combina muy bien con queso azul, le da un sabor más profundo. Acompáñala con una copa de buen vino blanco y *PAN PLANO DE ESPELTA* (página 181).

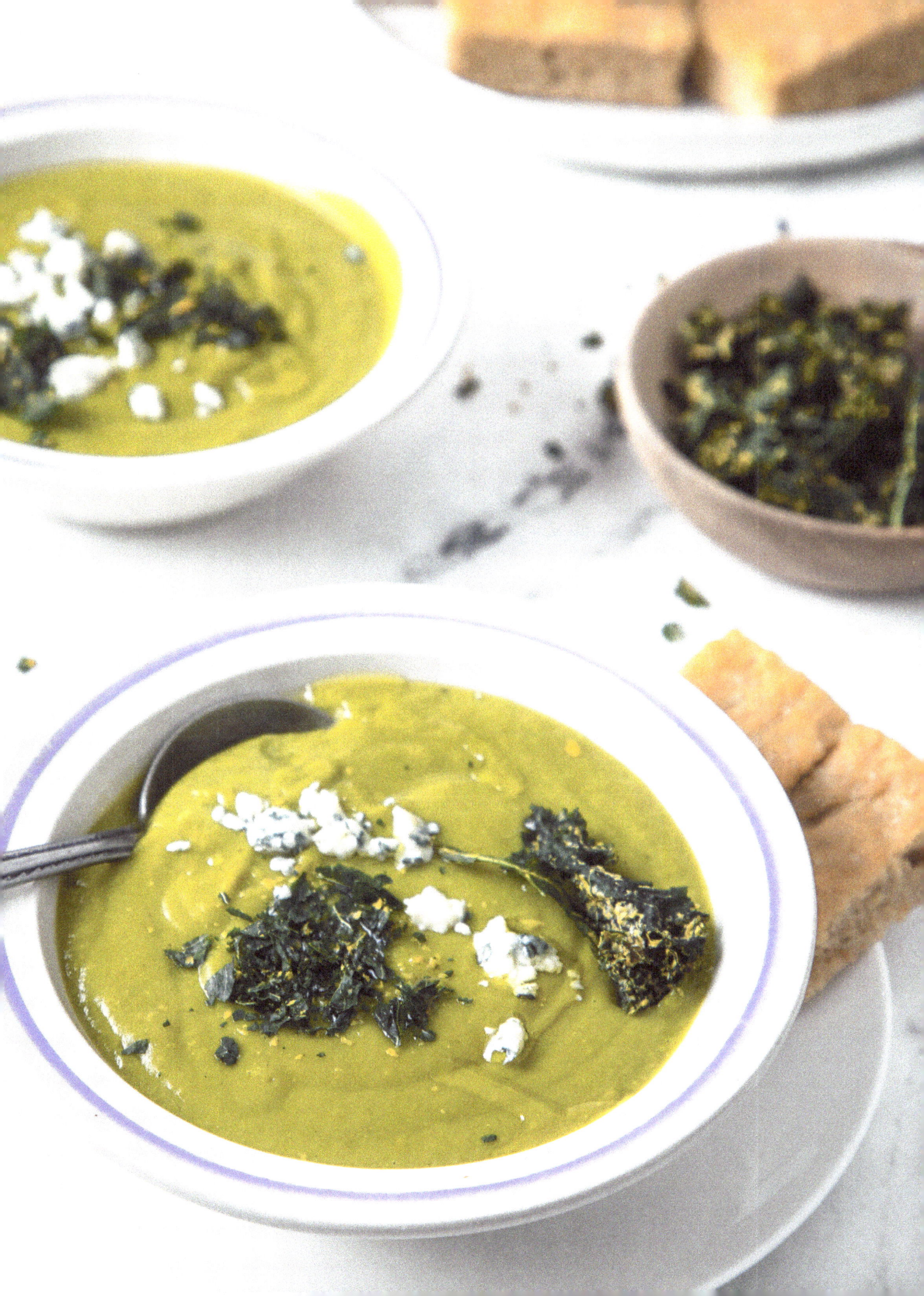

Sopas

MINESTRONE CON VERDURAS DE PRIMAVERA Y PESTO

INGREDIENTES
PARA 6 PERSONAS

- 1 cebolla morada (roja) mediana
- 2 dientes de ajo
- 2 zanahorias medianas
- 2 ramas de apio sin hojas
- 1 manojo de espárragos
- 1 taza de guisantes (pueden ser congelados)
- 1 taza de habas (pueden ser congeladas)
- ½ manojo de kale (col rizada) (o cualquier hoja verde de temporada)
- 1 lata de 400 g (11 oz) de tomates picados
- 5 tazas (1.25 litros / 40 oz) de CALDO DE VERDURAS (página 27)
- Aceite de oliva
- 1 cucharadita de sal
- Pimienta negra recién molida
- 6 Cucharadas de PESTO (página 40)

Minestrone es una sopa espesa de origen italiano que se hace con verduras y a menudo con la adición de legumbres (frijoles) y pasta. Debido a sus orígenes únicos y a la ausencia de una receta fija, la *Minestrone* varía ampliamente en Italia dependiendo de la tradición en los tiempos de cocción, los ingredientes y las estaciones del año. Creé esta receta para una clase de cocina inspirada en la primavera. La frescura de las verduras de primavera y las habas hacen que esta sopa sea más ligera y atractiva para el clima más cálido. La adición del pesto le da un sabor más profundo.

1. Pela y pica la cebolla y las zanahorias.
2. Pon una olla con fondo grueso a fuego medio y agrega 1 Cucharada de aceite de oliva.
3. Corta el apio por la mitad a lo largo y luego en tiras finas.
4. Saltea la cebolla, las zanahorias y el apio durante 3 minutos, revolviendo ocasionalmente.
5. Aplasta, pela y pica los ajos. Añádelos a las verduras y sofríe por 2 minutos mezclando bien.
6. Prepara los espárragos doblándolos cerca del extremo inferior hasta que se rompan naturalmente, desecha la parte dura y pártelos en pedazos del tamaño de un bocado.
7. Vierte el caldo y los tomates en la olla. Si las habas son frescas pélalas y agrégalas ahora.
8. Lleva la sopa a ebullición. Reduce el fuego y cocina a fuego lento durante 15 minutos.
9. Agrega los espárragos, los guisantes y las habas (si éstas son congeladas) y condimenta con sal y pimienta.
10. Pela y corta el kale (col rizada) en tiras y añádelo a la olla.
11. Cocina a fuego lento durante 15 minutos más (esto mantendrá las verduras frescas y sin sobre cocinar).
12. Déjala reposar durante 10 - 15 minutos y verifica de sal y pimienta antes de servir.

Puedes agregar más agua o caldo si la sopa está demasiado espesa. Sirve en tazones o platos hondos con 1 Cucharada de *PESTO* (página 40) y un chorrito de cualquier aceite de tu elección. En casa nos gusta con aceite picante. ¡No te olvides del pan! Cualquier receta de este libro servirá.

SOPA DE LENTEJAS CON CHORIZO

L a mayoría de los españoles de mi generación hemos crecido comiendo este tipo de sopa de forma habitual. Siempre me han gustado mucho las lentejas y recuerdo cómo mi hermana Rosa y yo nos poníamos muy contentas cuando había lentejas para comer. De hecho, gracias a ella, utilizo la combinación de pimiento rojo (pimiento morrón) y pimiento verde. Para mi sorpresa, siempre que alguien ha probado esta sopa en los distintos lugares donde he vivido me han pedido la receta. Debe ser el sabor del chorizo cuando suelta la grasa y el pimentón ahumado lo que le da ese '*umami*' y la hace una delicia. El toque de comino se lo debemos a Doña Encarna. Cuando probé su sopa de lentejas en uno de mis viajes a España con su hija, mi querida amiga Ana Mérida, rápidamente identifiqué el comino y pensé que le daba un sabor realmente agradable. Ella usa chorizo de pavo como sustituto del cerdo.

1. Cuela las lentejas y ponlas en una olla para sopa.
2. Corta el chorizo en rodajas diagonales o a tu gusto y agrégalo a la olla.
3. Añade todos los ingredientes restantes, excepto el agua.
4. Mezcla hasta que estén bien combinados.
5. Vierte el agua y coloca la olla a fuego medio-alto.
6. Lleva a ebullición, baja el fuego a medio-bajo y cocina durante 30 - 45 minutos, dependiendo de lo tiernas que estén las lentejas.
7. Deja reposar durante 10 - 15 minutos antes de servir y verifica el condimento.

Esta sopa se cocina muy bien en una *OLLA A PRESIÓN* o *INSTANT POT*. Cocina durante 15 minutos en la función de presión alta y libera el vapor rápidamente. Abre la olla una vez que haya desaparecido todo el vapor y déjala reposar durante 5 minutos antes de servir.

Para una versión *VEGETARIANA Y VEGANA*, sustituye el chorizo por 1 cucharadita de pimentón español ahumado y usa caldo de verduras en lugar de agua. ¡Te encantará el sabor!

INGREDIENTES
PARA 6 PERSONAS

- 250 g (0.55 lb / 1 + ¼ taza) de **lentejas verdes secas**, remojadas (al menos 4 - 5 horas)
- 1 salchicha de **chorizo seco español**
- 1 Cucharada de *MEZCLA DE AJO Y PEREJIL* (página 32)
- 1 diente de **ajo** grande, aplastado y cortado en rodajas finas
- 1 **cebolla marrón** (española) mediana, ½ **pimiento** mediano **verde**, y **rojo**, 1 **tomate** grande y maduro, 1 **zanahoria** grande pelada, 1 rama de **apio** grande y 1 **patata** (papa) grande, todos cortados en dados pequeños
- ½ manojo de **acelgas** o **espinacas**, cortadas en tiras finas
- **Pimienta negra** recién molida al gusto y 1 cucharadita de **comino** molido y otra de sal
- 1 pizca de hebras de **azafrán** y 1 hoja de **laurel** seca
- 1 Cucharada de **aceite de oliva**
- 6 tazas (1.5 litros / 48 oz) de **agua**

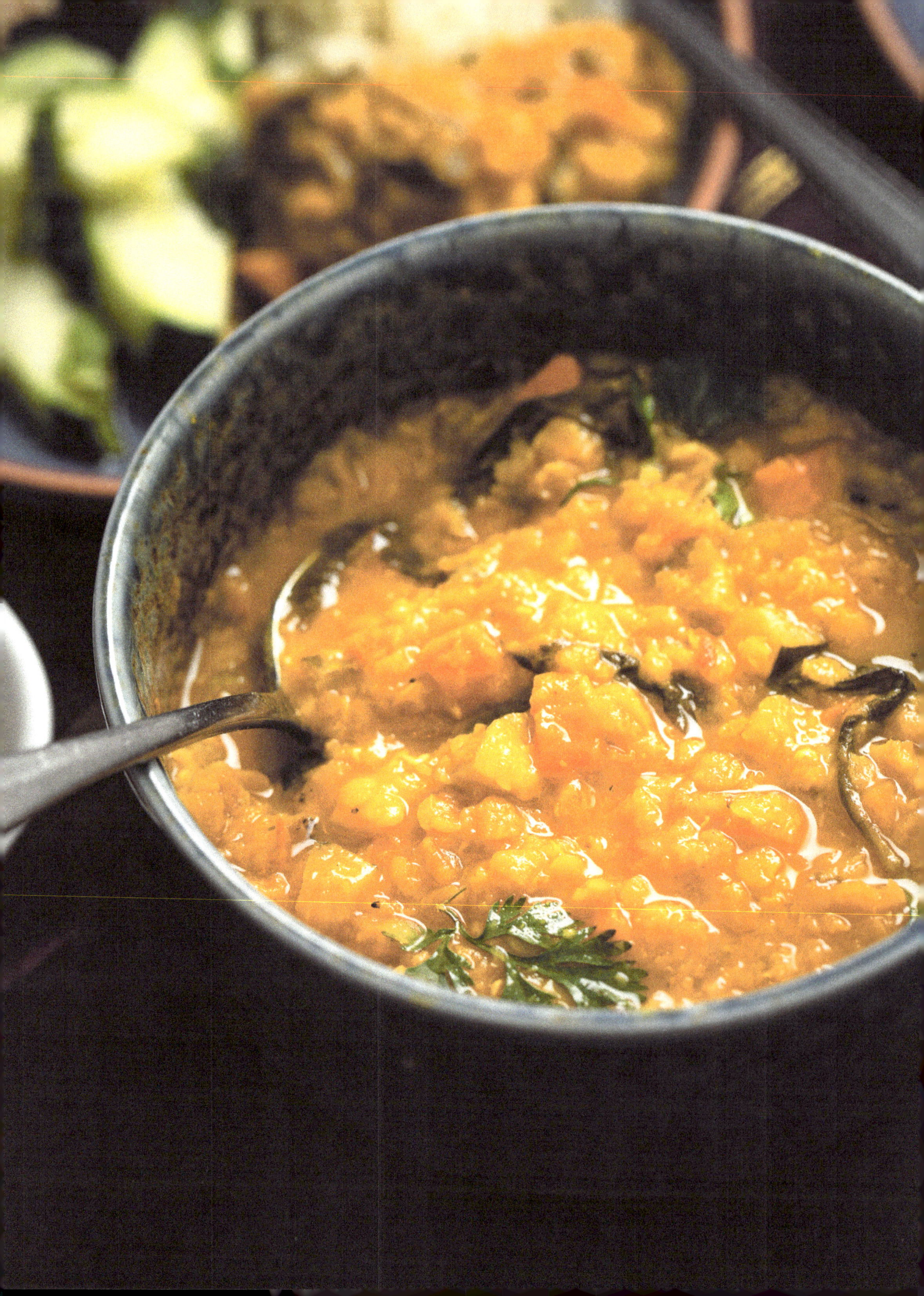

DAHL

E mpecé a usar lentejas rojas partidas cocinando para mi hija cuando era pequeña ya que no necesitan estar en remojo durante toda la noche y son mucho más rápidas de cocinar y más fáciles de digerir. El *Dahl* es una sopa de lentejas originaria de la India con muchas versiones y variaciones. Es mi receta favorita para cocinar los '*días sin carne*'. Mi receta de *Dahl* era una de las comidas favoritas en el comedor de la escuela especialmente durante los meses de invierno. Recuerdo la primera vez que la preparé. No estaba segura de si iba a funcionar, ¡ya que nunca la había cocinado para una multitud tan grande! Pero funcionó y se convirtió en una receta habitual en nuestro menú durante el invierno. Mi grupo de voluntarias y yo nos sentíamos muy felices de poder alimentar a los niños con comidas tan reconfortantes y saludables.

1. Calienta el aceite en una olla grande con base gruesa.
2. Cocina la cebolla, los ajos y el jengibre, revolviendo hasta que la cebolla esté transparente (2 minutos aprox.) Agrega la zanahoria y el apio y saltea por 3 minutos más.
3. Incorpora las especias, de una en una, revolviendo constantemente para que se mezclen bien los aromas.
4. Agrega las lentejas, los tomates, las espinacas y el caldo y revuelve. Condimenta con sal y pimienta.
5. Reduce el fuego, tapa la olla y cocina a fuego lento durante 1 hora. Comprueba a la mitad de la cocción y añade más líquido si ves que la sopa está quedando seca.
6. Justo antes de servir, verifica el condimento y agrega el cilantro.

Añade aceite picante o cayena (si te gusta el pique). También puedes agregar leche o crema de coco para darle una textura y un sabor diferente.

Sirve con *ARROZ BLANCO COCIDO* (página 138), *PARATHA* (página 194) y *ENSALADA DE PEPINO Y MENTA FRESCA* (página 95).

Siempre cocino mi *Dahl* con mi querida *OLLA A PRESIÓN*, también puedes usar la *INSTANT POT*. En ambos casos, cocina en la función de presión alta durante 15 minutos y usa la opción de liberación de vapor rápida. Espera 5 minutos más antes de abrir la olla.

INGREDIENTES

PARA 4 - 6 PERSONAS

- 300 g (0.66 lb / 10.58 oz / 1 ½ taza) de lentejas rojas partidas (lentejas turcas) remojadas durante 2 horas aprox.
- 1 Cucharada de **aceite de oliva** y de **jengibre** fresco rallado (o en pasta)
- 1 **cebolla morada** (roja) mediana, y 1 **diente de ajo**, ambos picados finamente
- 1 zanahoria mediana, pelada y picada
- 2 tallos de apio medianos picados
- 2 puñados de hojas de espinaca frescas, picadas (o cualquier hoja verde)
- 1 cucharadita de **cúrcuma**, **cilantro** y **comino** molidos
- 1 pizca de hebras de azafrán
- 1 lata de 400 g (11 oz) de tomates picados
- 2 tazas de *CALDO DE VERDURAS* (Pág. 27)
- 1 buen puñado de hojas de cilantro fresco
- Sal y pimienta

SOPA DE ESPINACAS Y TOFU

INGREDIENTES
PARA 4 PERSONAS

- 6 tazas (1.5 litros / 48 oz) de *CALDO DE VERDURAS* (página 27)
- 1 bloque de unos 454 g (1 lb / 16 oz) de tofu blando (sedoso) ecológico (orgánico)
- 4 puñados de hojas frescas de espinaca
- Salsa Tamari (o soja)
- Aceite de sésamo

Cuando decimos '*nunca juzgues un libro por la portada*', también podríamos utilizarlo para referirnos a algunos restaurantes. Comí esta sopa en un restaurante chino pequeño en el norte de California. Mi familia y yo estábamos buscando los mejores '*dumplings*' en el Área de la Bahía y ese restaurante aparecía como el mejor de la zona. Cuando llegamos, nos encontramos con un centro comercial pequeño y sin mucho movimiento, así que pusimos en duda que se tratara de un sitio bueno para comer. Sin embargo, el restaurante estaba lleno de gente y eso nos dio confianza en que la comida sería buena y auténtica. ¡Y no nos equivocamos! La comida era sencilla pero verdaderamente auténtica y deliciosa. Esta sopa fue toda una sorpresa. Nos la sirvieron con caldo de pollo ligero y fresco pero muy reconfortante. Pensé que al llevar espinacas y tofu debería ser un plato *VEGANO*, y eso es precisamente lo que he hecho con esta receta.

1. Calienta el caldo en una olla o cazuela profunda a fuego medio.
2. Corta el tofu en dados.
3. Lava bien las hojas de espinaca.
4. Incorpora el tofu y las espinacas al caldo y cocina por 5 minutos.
5. Sirve la sopa en tazones medianos.
6. Sazona con 1 cucharadita de salsa Tamari y unas gotas de aceite de sésamo por cada tazón.

Me gusta servir esta sopa como comida ligera o como parte de un banquete chino. Se tarda menos de 15 minutos en cocinarla si ya se tienes el caldo preparado. Estoy segura de que la vas a preparar con regularidad.

Pasta & Arroz

"La vida es una combinación de pasta y magia".

FEDERICO FELLINI

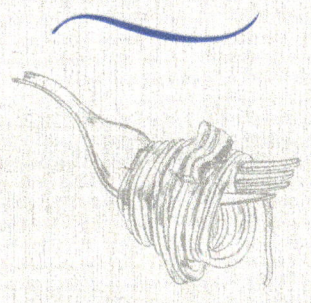

RECETA BÁSICA DE PASTA FRESCA DE ESPELTA

Mi marido fue el primero en hacer pasta fresca en casa, pero una vez que me tomé más en serio mi carrera culinaria, comencé a prepararla yo misma y a experimentar con diferentes harinas. Empecé usando harina de espelta para hacer *PIZZA* (página 189), pero rápidamente descubrí que la pasta de espelta es más fácil de digerir y más rica en fibra que la de harina de trigo. Mi recuerdo más entrañable haciendo pasta fresca fue cuando Juan, la pareja de mi sobrina Mayte y yo, nos unimos para hacer su gloriosa salsa de tomate con almejas con un toque picante. Preparé la pasta totalmente a mano, ¡hasta el amasado y estirándola con rodillo! Hicimos un desastre en la cocina, ¡pero valió la pena! Lo pasamos muy bien cocinando, disfrutando de la comida y de estar juntos. Mi sobrina y Juan son una de las parejas más agradables que conozco (no creas que soy parcial, es cierto). Me encanta pasar tiempo con ellos y con Piwi, su conejito, cuando voy a España.

1. Pon las harinas y la sal en el bol de un robot de cocina y pulsa un par de veces (también puedes usar la máquina amasadora o hacerlo a mano).

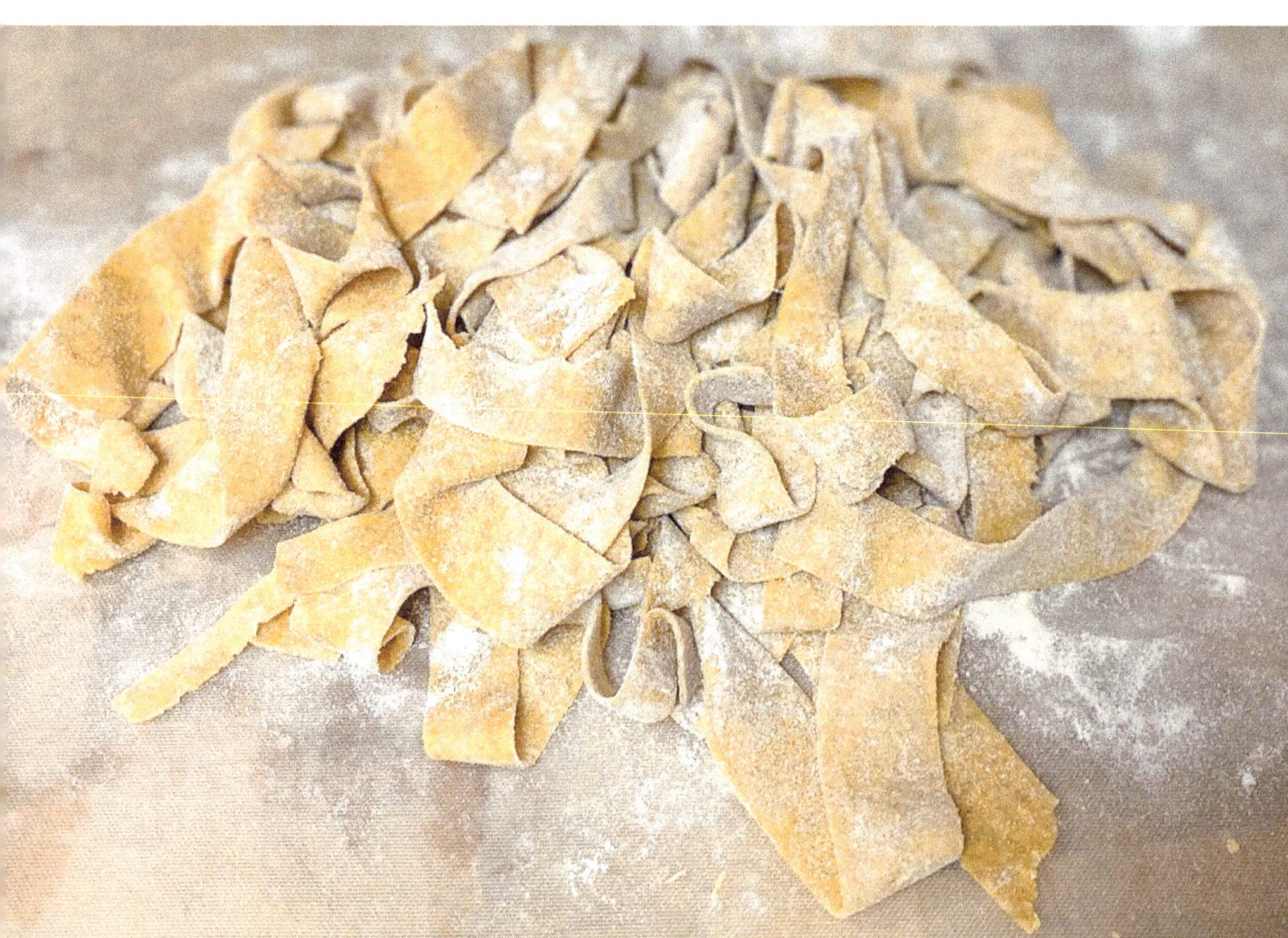

RECETA BÁSICA DE PASTA FRESCA DE ESPELTA

2. Agrega los huevos y el aceite de oliva y mezcla hasta que la masa se parezca a migas de pan. Sigue pulsando (mezclando) hasta que la masa empiece a juntarse en bolas más grandes.

3. Pon la masa en la encimera (mesada) de tu cocina y amasa a mano durante 2 minutos hasta obtener una masa suave y elástica (también puedes amasar usando la máquina amasadora).

4. Envuelve la masa en un paño de cocina y déjala reposar en la nevera durante al menos 30 minutos. (La pasta queda mejor si la preparas por la mañana y la estiras por la noche).

5. Saca la masa de la nevera y divídela en 4 bolas. Empieza a trabajar con una bola manteniendo el resto de la masa envuelta para que no se seque.

6. Aplana la bola ligeramente con la palma de tu mano (o con un rodillo) y pasa la masa por el ajuste más ancho (grueso) de tu máquina de pasta. Dobla esta pieza en dos y vuelve a pasarla. Repite este proceso 3 veces más para trabajar el gluten de la harina.

7. ¡Ahora empieza a pasar la masa a través de los rodillos, reduciendo el grosor cambiando de número en la máquina, uno por vez, hasta que tengas una capa delgada y grande de pasta fresca deliciosa!

8. Corta la pieza de pasta estirada por la mitad y espolvorea con una mezcla de las dos harinas para evitar que se pegue. Repite este proceso con el resto de la masa y prepárate para darle forma (espaguetis, fettuccini...).

9. Para cocinar la pasta, prepara una olla con agua hirviendo con sal y cocina la pasta hasta que esté al dente. La pasta fresca necesita de 2 - 3 minutos para cocinarse. Ten en cuenta que ésta se seguirá cocinando con la salsa, por eso es mejor cocinarla al dente.

La pasta fresca también se puede estirar a mano con un rodillo largo y cortar con un cuchillo en diferentes formas. Esta es la forma en que se solía hacer en el pasado y que aún hoy en día siguen haciendo las 'nonnas' en Italia. Es muy agradable y terapéutico, ¡te lo recomiendo! Así sabrás de qué manera prefieres estirar la pasta.

INGREDIENTES

PARA 4 – 6 PERSONAS

- 1 taza (150 g / 0.33 lb / 5.29 oz) de harina de espelta
- 1 taza (150 g / 0.33 lb / 5.29 oz) de harina de sémola (semolina de trigo)
- 3 huevos + 1 yema de huevo (guarda la clara del huevo en la nevera para hacer *SORBETE DE FRESA Y ALBAHACA* - página 216) (Si los huevos son grandes, es posible que solo necesites 3; comprueba la consistencia de la masa antes de agregar la yema extra)
- 1 Cucharada de aceite de oliva
- Una pizca de sal
- Harina y sémola extra para espolvorear a partes iguales

NOTA:

Esta receta funciona bien usando harina de trigo común (para todo uso). En este caso solo necesitas 3 huevos enteros, el aceite y la sal.

CARBONARA DE CALABACÍN

INGREDIENTES
PARA 4 - 6 PERSONAS

- 1 *RECETA BÁSICA DE PASTA DE ESPELTA* (página 128)
- 2 Cucharadas de aceite de oliva
- 1 calabacín (zucchini) mediano, pelado y cortado en trozos
- 1 diente de ajo, machacado y pelado
- 4 - 6 lonchas de bacon (tocino) cortadas en tiras pequeñas
- 2 huevos a temperatura ambiente
- 60 g (½ taza) de queso parmesano o pecorino rallado, más extra para rallar al final
- 1 Cucharada de sal
- Sal y pimienta al gusto

Versión *VEGETARIANA*: no uses el bacon, pero fríe el ajo machacado. Esto le da a la salsa un sabor muy bueno así que vale la pena el pequeño esfuerzo.

O como mi hija la llama: '*salsa cremosa para pasta*'. Descubrí la versatilidad de usar calabacín en salsas para pasta durante mi experiencia en el comedor de la escuela. Mi primera mentora de cocina, Paola Coccis, me enseñó a hacer pesto cremoso sin frutos secos (nueces) usando calabacín. ¡A los niños les encantaba! Usando este principio, me inventé esta salsa una noche que mi hija me pidió pasta cremosa para cenar. Después de su comentario: "*Mami iesta es la mejor pasta cremosa!*", nunca he vuelto a usar nata (crema) en mi salsa carbonara. ¡Y ahora tú también puedes hacerlo! Esta es una excelente manera de usar menos lácteos en la salsa y ocultar verduras para los comensales más quisquillosos.

1. Prepara una olla con agua y añade 1 Cucharada de sal y 1 Cucharada de aceite de oliva (los italianos dicen que el agua de hervir la pasta tiene que saber a mar).
2. Lleva el agua a ebullición y cocina el calabacín durante 5 minutos, o hasta que esté lo suficientemente tierno como para hacerlo puré; déjalo enfriar y reserva.
3. Calienta 1 Cucharada de aceite en una cacerola o sartén a fuego medio y saltea el ajo y el bacon (tocino) hasta que estén dorados; retira del fuego y reserva para después.
4. Hierve la pasta fresca en el agua durante 2 - 3 minutos (al dente) escurre y reserva ½ taza del agua.
5. Licúa el calabacín, el queso y los huevos crudos en una batidora o procesador de alimentos hasta obtener una salsa.
6. Devuelve la pasta a la olla y rocía con aceite de oliva para que no se pegue. A continuación, vierte la salsa, el ajo y el bacon (tocino) sobre la pasta y mezcla bien.
7. Agrega el agua reservada de cocinar la pasta (comenzando con ¼ de taza), sazona con sal y pimienta y revuelve hasta que esté todo bien combinado.
8. Sirve caliente en un tazón o plato con queso parmesano o pecorino extra rallado y pimienta recién molida.

Usa cualquier pasta seca que te guste si tienes poco tiempo para hacer pasta fresca. También puedes cocinar tu pasta *SIN GLUTEN* favorita.

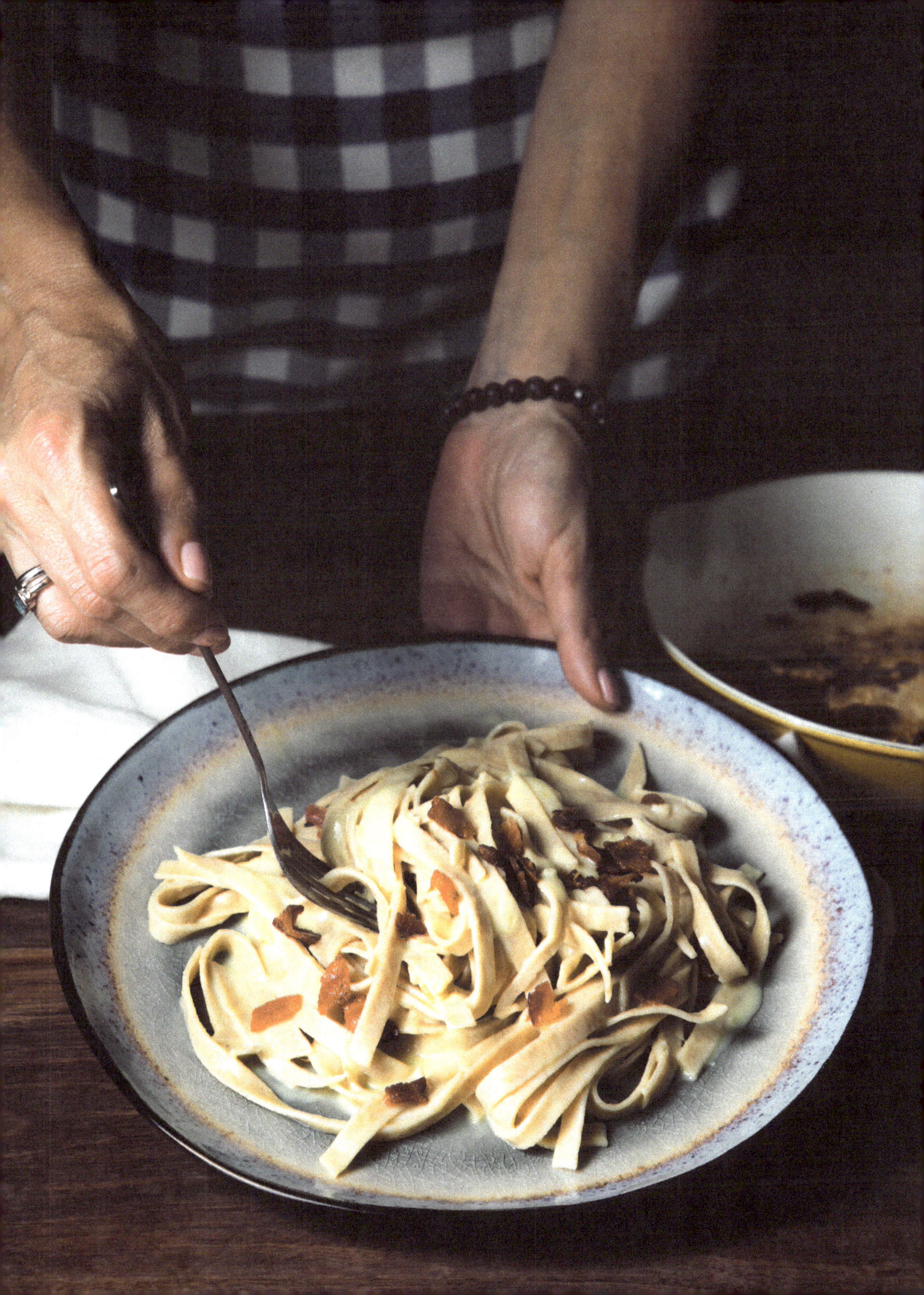

LASAÑA CON PASTA DE ESPINACAS

INGREDIENTES
PARA 6 - 8 PERSONAS

- 4 - 6 lonchas de bacon (tocino ahumado)
- ½ kg (1.1 lb) de carne picada de ternera (res / o cerdo)
- ½ kg de carne picada de pavo o pollo
- 1 cebolla morada (roja) mediana
- 4 dientes de ajo medianos
- 2 zanahorias medianas
- 1 rama de apio grande
- 1 cucharadita de orégano seco
- ¼ taza de vino tinto
- ¼ de taza de vino blanco (o ½ taza de vino rosado en total)
- 2 latas de puré de tomate de 400 g (14.5 oz) cada una
- Aceite de oliva virgen extra
- Sal y pimienta al gusto
- 2 bolas grandes de mozzarella de búfala fresca
- Queso parmesano (o pecorino)

Estoy de acuerdo con Anthony Bordain[4], no es necesario hervir la pasta fresca para hacer lasaña. Esta es la comida favorita de mi hija con diferencia. Siempre me esfuerzo en cocinarla en ocasiones especiales (o cuando ella me lo pide). Haber trabajado con restauradores italianos durante muchos años me ha permitido aprender algunas cosas sobre su cocina rústica y tradicional. ¡Y también aprendí italiano! Esta receta es mi versión de la lasaña de carne que me enseñó Federico, mi chef italiano favorito. Siempre busco maneras de 'esconder' verduras en la comida, en este caso he añadido espinacas por su alto contenido en vitaminas además de que su color verde combina muy bien con la salsa roja *Ragú* (Boloñesa).

PARA LA PASTA DE ESPINACAS:

1. Sigue la receta de la *PASTA BÁSICA DE ESPELTA* (página 128) sustituyendo 2 huevos por 170 g (6 oz aproximadamente) de hojas frescas de espinaca.
2. Escalda las hojas de espinaca en una olla con agua hirviendo con sal y estrújalas a través de un colador (o usa un exprimidor de patatas) para eliminar la mayor parte del agua.
3. Muele las espinacas junto con el huevo restante en un procesador de alimentos (o batidora) y después añade las harinas según la receta de la pasta fresca.

PARA EL *RAGÚ*:

1. Pon una olla con fondo mediano a fuego medio.
2. Corta el bacon en tiras, cocina hasta que esté dorado y reserva.
3. Cocina la carne en la grasa del bacon hasta que se dore y reserva; puedes hacer esto en pequeñas cantidades para que la carne quede suelta. Tal vez tengas que subir el fuego.
4. Pica finamente la cebolla, las zanahorias y el apio; calienta 1 Cucharada de aceite en la misma olla y cocina durante 5 minutos, revolviendo regularmente.
5. Aplasta, pela y pica los dientes de ajo, agrégalos a las verduras y saltea durante 2 minutos.
6. Añade el orégano seco y revuelve durante 1 minuto.

---
[4] Appetites a Cookbook

LASAÑA CON PASTA DE ESPINACAS

7. Vierte los vinos, mezcla bien y cocina hasta que todo el líquido se haya evaporado.
8. Incorpora el bacon y la carne a la olla y revuelve hasta que todos los ingredientes estén bien combinados.
9. Vierte el puré de tomate, mezcla y sazona con sal y pimienta al gusto y lleva a ebullición, reduce el fuego a medio-bajo, tapa y cocina durante ½ hora. Agrega agua o caldo si ves que la salsa está seca.
10. Cocina durante 30 minutos más, prueba la salsa y ajusta el condimento si es necesario. Retira del fuego y deja enfriar.

PARA MONTAR LA LASAÑA:

1. Corta la mozzarella en rodajas y ralla el queso parmesano.
2. Pon una capa fina de *Ragú* en el fondo de una bandeja para lasaña. La mía es de 25 cm x 18 cm (9.8" x 7" / 2.8 ltr / 3 Qt aproximadamente).
3. Cubre con tiras de pasta hasta que esté completamente cubierto y extiende otra capa de *Ragú* sobre la pasta. Rompe las rodajas de mozzarella y esparce sobre la salsa y rellena los huecos con queso parmesano.
4. Continúa montando la lasaña en capas, terminando con una última capa de *Ragú* y cúbrela por completo con mozzarella en rodajas y queso parmesano.
5. Precalienta el horno a 200 °C (400 °F) y hornea la lasaña durante 30 - 40 minutos asegurándote de que el queso de la parte superior se derrita pero no se queme.
6. Saca la lasaña del horno y déjala reposar durante 15 minutos antes de servir.

Sé lo que estás pensando, ¡es mucho trabajo! Lo entiendo, pero te aseguro que te divertirás y el sabor de la lasaña hará que merezca la pena el esfuerzo extra.

Si te sobra pasta, sécala durante la noche y guárdala en un tarro (frasco) de cristal (vidrio). Yo siempre hago esto y así guardo pasta de espinacas (o pasta verde, como mi hija todavía la llama) lista para cocinar en cualquier momento.

La salsa *Ragú* se puede hacer en la OLLA A PRESIÓN o la INSTANT POT. Una vez que el *Ragú* hierva, ajusta la presión de la olla a la función alta y cocina durante 20 minutos, seguido de liberación rápida del vapor. Así lo preparo yo, encuentro que se cocina más rápido, uso menos energía y el sabor es más intenso. Para la INSTANT POT, usa la función de '*Stew*' (estofado) o sigue las instrucciones del fabricante.

La *Lasaña* se puede preparar con anticipación y además se congela muy bien. Para recalentar, llévala a temperatura ambiente y colócala en el horno cubierta con papel de hornear humedecido con agua durante 15 minutos a 180 °C (350 °F).

— *Pasta & Arroz* —

RAVIOLIS DE POLLO CON ACELGAS

Mi hija probó esta receta en su primer viaje a Argentina con su padre cuando Mecha, la tía de mi marido, la cocinó para ella. Mi marido inmediatamente me dijo que ya teníamos otra forma de darle verduras extra a nuestra hija. He tenido la suerte de conocer a Mecha en persona en mi reciente viaje a Argentina. Aunque ya nos conocíamos a través de mi marido y sus padres, y ya habíamos forjado el amor y el respeto mutuos antes de conocernos en persona, nuestra conexión fue inmediata. Siempre he querido cocinar esta receta con ella pero desafortunadamente no hemos tenido la oportunidad, aunque me explicó a la perfección su manera de prepararla. Esta receta es mi interpretación, haciendo la pasta fresca, creando el relleno a mi manera y sustituyendo sus espinacas por acelgas, así también puedo aprovechar cualquier hoja verde que tenga en la nevera. Espero que Mecha esté de acuerdo con mi forma de cocinar su receta y podamos hacerla juntas en un futuro próximo.

PARA LA PASTA:

1. Sigue la receta de *PASTA FRESCA DE ESPELTA* (página 128), sustituyendo la espelta por harina de trigo común (para todo uso) y usando solo 3 huevos.
2. Estira la pasta por un número más fino de la máquina de pasta (1 mm aproximadamente) para que los raviolis sean finos y delicados.

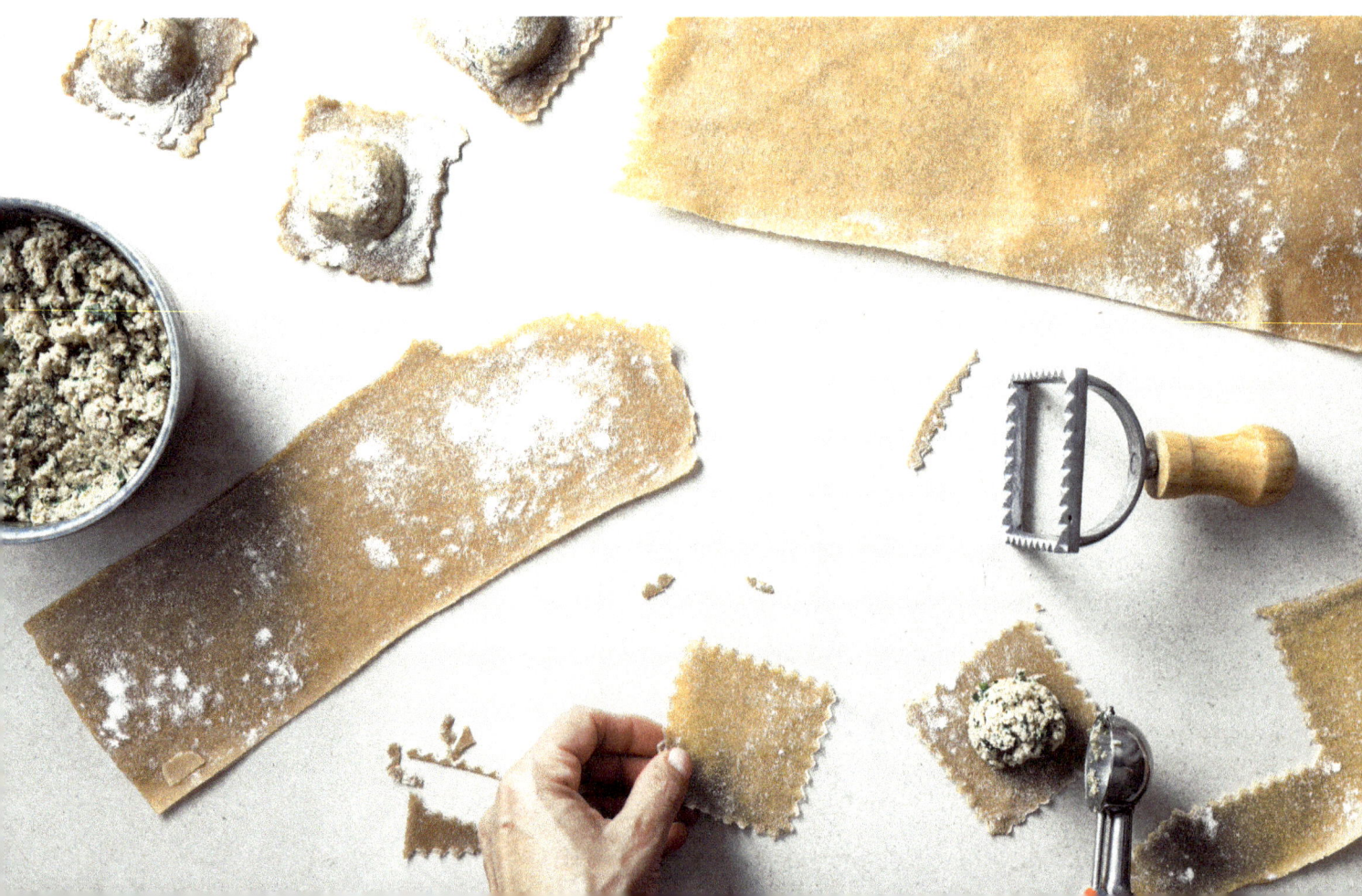

RAVIOLIS DE POLLO CON ACELGAS

PARA EL RELLENO:

1. Pon una sartén de fondo grueso a fuego medio, calienta 1 Cucharada de aceite y sofríe la *MEZCLA DE AJO Y PEREJIL* durante 1 minuto.

2. Añade la carne picada y cocina hasta que todo el líquido se haya evaporado.

3. Lava bien las acelgas asegurándote de quitar toda la arena (si tienen). Pícalas finamente y agrégalas a la carne. Mezcla bien y fríe hasta que las acelgas se ablanden.

4. Condimenta con sal, pimienta y la nuez moscada. Retira del fuego y deja enfriar.

5. Pon la mezcla de carne en un procesador de alimentos (o batidora), agrega el queso ricotta y licúa hasta obtener una pasta.

PARA MONTAR LOS RAVIOLIS:

1. Coloca las tiras de pasta estirada en la encimera (mesada) de tu cocina, previamente enharinada, y córtalas en cuadrados con un cuchillo o un cortador de pasta.

2. Pon 1 Cucharada de relleno sobre la mitad de los cuadrados de pasta (ten cuidado de no llenar demasiado), moja ligeramente la pasta expuesta con agua, cúbrela con otro cuadrado de pasta y sella suavemente alrededor del relleno.

3. Coloca los raviolis en una bandeja enharinada con la mezcla de harina y sémola para que no se peguen. Te saldrán alrededor de 35 raviolis cuadrados (68 mm / 2.67").

4. Llena una olla grande de agua con 1 Cucharada de sal y 1 Cucharada de aceite de oliva. Cuando el agua esté hirviendo, cocina los raviolis de 2 - 3 minutos.

5. Cuela y mezcla con *PASSATA* (página 37).

Los raviolis se congelan muy bien. Si te sobran, ponlos en una bandeja y congélalos durante la noche. Una vez estén congelados, guárdalos en un tarro de cristal o en una bolsa en el congelador 1 mes como máximo. También puedes aprovechar pasta sobrante para hacer fettuccini o espaguetis, déjalos secar y así podrás usarlos más adelante.

INGREDIENTES

PARA 6 - 8 PERSONAS

- ½ kg (1.1 lb) de carne picada de pavo o pollo
- 1 Cucharada de *MEZCLA DE AJO Y PEREJIL* (página 32)
- 1 manojo de acelgas (150 g / 0.33 lb / 5.29 oz aproximadamente)
- Aceite de oliva virgen extra
- ¼ taza de queso ricotta
- ¼ de cucharadita de nuez moscada rallada o molida
- Sal y pimienta al gusto

GNOCCHI

Mary Antico, la madre de mi querida amiga Nina (*DIP DE QUESO FETA Y AGUACATE*; página 68) me enseñó el secreto para cocinar los gnocchis perfectos. Me encanta su personalidad vibrante y amable, además es una excelente cocinera ¡Otra encantadora Mary en mi vida! Recuerdo cómo me explicó que para que los gnocchis queden suaves hay que hervir las patatas de antemano y dejar que se enfríen. De esta manera usas la cantidad adecuada de harina para lograr gnocchis tiernos, sedosos y ligeros. En mi experiencia, prefiero cocinar las patatas al vapor, así no absorben demasiada agua. Lamentablemente, Mary y yo nunca hemos podido cocinar juntas, pero siempre pienso en ella cuando hago gnocchis.

1. Pela y corta las patatas en dados pequeños.
2. Comenzando con agua fría, cocina las patatas al vapor durante 25 - 30 minutos.

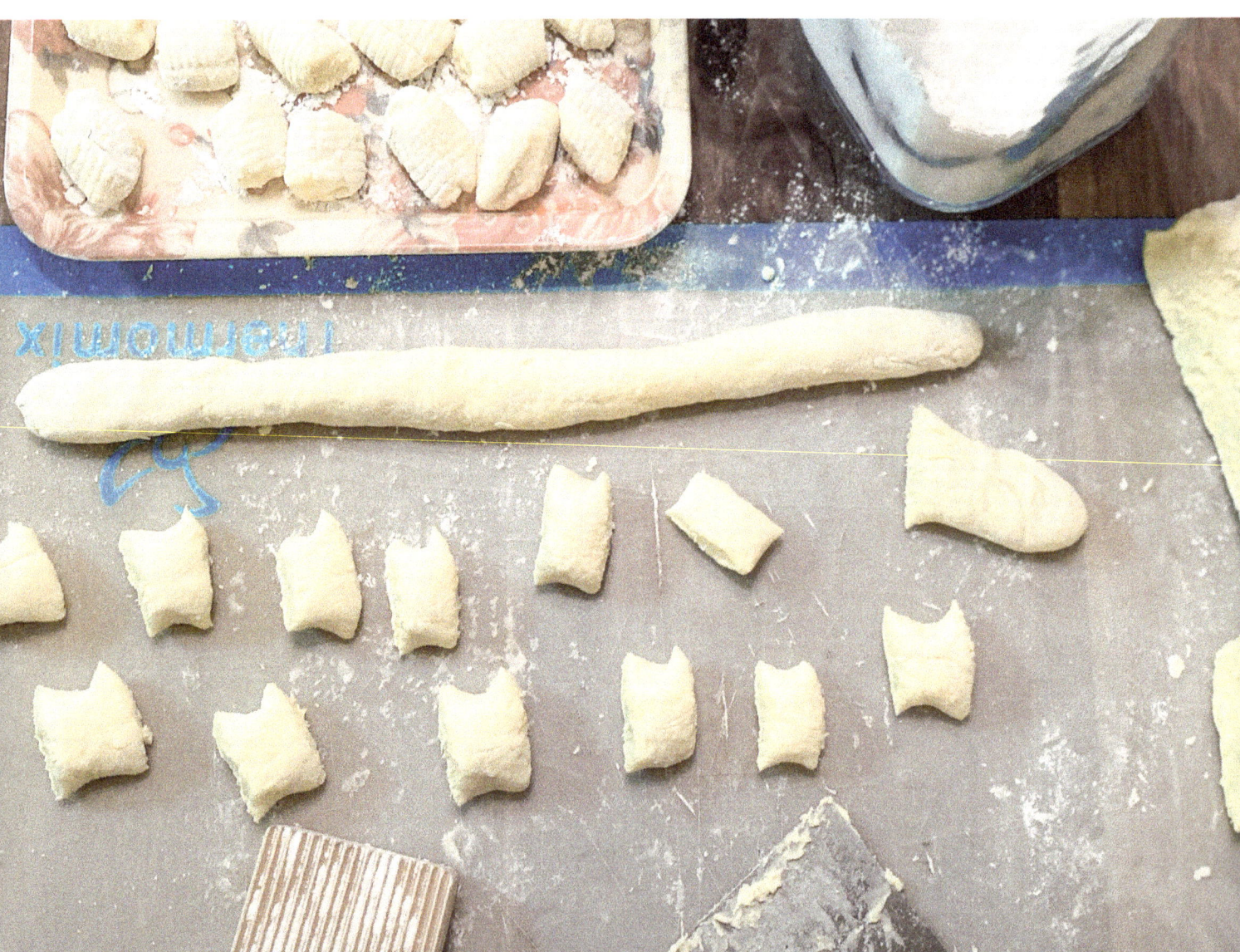

GNOCCHI

3. Deja enfriar completamente. Es mejor cocinar las patatas por la mañana y amasarlas por la tarde.
4. En un tazón (bol) grande tritura las patatas cocidas hasta que se rompan pero no demasiado molidas. Puedes usar un tenedor grande o un machacador de patatas.
5. Tamiza la harina con la sal; esto ayudará a obtener gnocchis más ligeros.
6. Añade 300 - 350 g (2 tazas) de harina, sal, el aceite y el huevo batido (si lo usas) a las patatas.
7. Amasa hasta formar una masa homogénea sin trabajar demasiado. Este paso se puede hacer con la batidora de pie o de mano a baja velocidad, utilizando el accesorio de gancho (de amasar).
8. Espolvorea un poco de harina en la encimera (mesada) de tu cocina y amasa la masa hasta obtener una textura no muy pegajosa. Trata de no agregar demasiada harina.
9. Enrolla la masa en un tubo de aproximadamente 2 dedos (1") de grosor y córtala en trozos de unos 2 cm (1").
10. Da forma a los gnocchis con un tenedor o con una tabla especial para hacer gnocchis. También puedes omitir este paso.
11. Cocina en agua hirviendo con abundante sal.
12. Cuando los gnocchis suben a la superficie, están listos.
13. Prepara un bol con aceite de oliva para que no se peguen y retíralos a medida que suben a la superficie del agua hirviendo.

Sirve con tu salsa favorita. Me gusta servirlos con *PESTO* (página 40) o *PASSATA* (página 37).

Los gnocchis se pueden congelar. Haz el doble de cantidad y tendrás otra comida lista en poco tiempo, o un almuerzo fácil de preparar por la mañana para llevar a la escuela o al trabajo. Para ello, ponlos separados en una bandeja enharinada en el congelador durante 3 - 4 horas. Una vez congelados, guárdalos en una bolsa en el congelador y siempre tendrás gnocchis frescos para comer, además pueden cocinarse congelados.

INGREDIENTES
PARA 6 - 8 PERSONAS

- 1 kg (2.2 lb) de patatas (papas) rojas (*CONSEJOS Y TRUCOS*; página 21)
- 400 - 450 g (0.90 lb / 14 oz) de harina de trigo común (para todo uso), tamizada (3 tazas aproximadamente)
- 2 cucharaditas de aceite de oliva, más extra
- 1 huevo (puede ser opcional)
- Sal

ARROZ BLANCO PERFECTO

INGREDIENTES
PARA 4 PERSONAS
(COMO GUARNICIÓN)

- 1 taza de arroz Basmati
- 1 ½ tazas de *CALDO DE VERDURAS* (página 27)

A prendí a utilizar este método de cocinar el arroz por absorción gracias a Winifred. De origen Filipino, lo conocí en Australia a través de mi querido amigo Raj, ellos solían trabajar juntos. No lo he visto ni sé nada de él desde hace años. ¡Me pregunto si todavía se acordará de mí! Pero esta receta se me ha quedado grabada desde el día que se la dio a mi marido. Recuerdo que estaba impresa en un papel amarillo, que después de nuestra mudanza a California, no consigo encontrar como tantas otras recetas. Me alegro de que sea tan fácil de preparar y de que siempre funcione ya que lo cocino muy a menudo.

1. Pon el arroz seco en una olla y cúbrelo con agua fría.
2. Mezcla con las manos o con una espátula hasta que el agua se ponga blanca turbia.
3. Cuela el arroz y repite este proceso 2 veces más.
4. Vuelve a poner el arroz lavado en la olla y vierte el caldo.
5. Pon la olla sobre fuego fuerte (alto) y deja que hierva, cubre con una tapadera (tapa) y cocina a fuego lento durante 10 minutos.
6. Pasado este tiempo, <u>**NO ABRAS LA TAPA**</u>, apaga el fuego y deja reposar durante 5 - 10 minutos más.
7. Destapa y separa los granos de arroz con un tenedor.

Este arroz es muy versátil. Me gusta usar arroz Basmati porque lo encuentro más fácil de digerir pero cualquier arroz de grano largo funcionará con este método de cocción.

PAELLA DE MARISCOS

Se dice que la paella es una unión perfecta entre dos culturas de España: la romana, por la sartén, y la árabe que introdujo el arroz. Hay una vieja historia que cuenta cómo los sirvientes de los reyes moros creaban platos de arroz mezclando las sobras de los banquetes reales en ollas grandes para llevar a casa. También se dice que la palabra *Paella* proviene de la palabra árabe '*baqiyah*' que significa sobras. El término *Paella* en realidad se refiere a la sartén en la que se cocina este plato. La forma moderna de la Paella se originó a mediados del siglo XIX en el área alrededor de la laguna de la Albufera en la costa este de España, adyacente a la ciudad de Valencia; de ahí el término '*Paella Valenciana*'. Ésta es mi paella favorita, la que me trae recuerdos de mi infancia y sabe al mar Mediterráneo.

1. Utiliza las cabezas y las cáscaras de 8 langostinos para hacer el *FUMET* (página 31). Guarda los otros cuatro enteros para decorar la paella.
2. Pon las almejas en agua con mucha sal y un poco de vinagre blanco (esto eliminará la arena). Sácalas con una pinza de una en una y enjuágalas con agua fría corriente antes de usarlas para decorar la paella.
3. Calienta la paellera (o una sartén plana y grande) a fuego medio.
4. Agrega 1 Cucharada de aceite de oliva y cocina el pimiento rojo (morrón) durante aproximadamente 3 - 5 minutos, hasta que esté suave y dorado; guarda para más tarde.
5. Ahora es el momento de hacer el famoso '*sofrito*'. Añade más aceite (si lo necesita) y reduce el fuego a medio-bajo para que el ajo y las especias no se quemen, o le dará un sabor amargo a tu arroz.
6. Agrega el ajo y la *MEZCLA DE AJO Y PEREJIL* y cocina durante 1 minuto. Incorpora las especias de una en una revolviendo constantemente y asegurándote de que no se quemen.
7. Añade el tomate rallado y mezcla durante 2 minutos o hasta que todo el líquido desaparezca.

INGREDIENTES
PARA 6 - 8 PERSONAS

- ½ kg (1.1 lb) de calamares frescos cortados en trozos pequeños, tentáculos incluídos (si los tienes)
- 12 langostinos (camarones grandes) enteros (con cáscara y cabeza)
- 1 buen puñado de mejillones bien limpios
- 1 buen puñado de almejas
- 1 pimiento rojo (morrón), cortado en tiras finas
- 1 tomate maduro grande, rallado
- 2 Cucharadas de *MEZCLA DE AJO Y PEREJIL* (página 32)
- 2 dientes de ajo, machacados y finamente picados
- 2 cucharaditas de pimentón ahumado

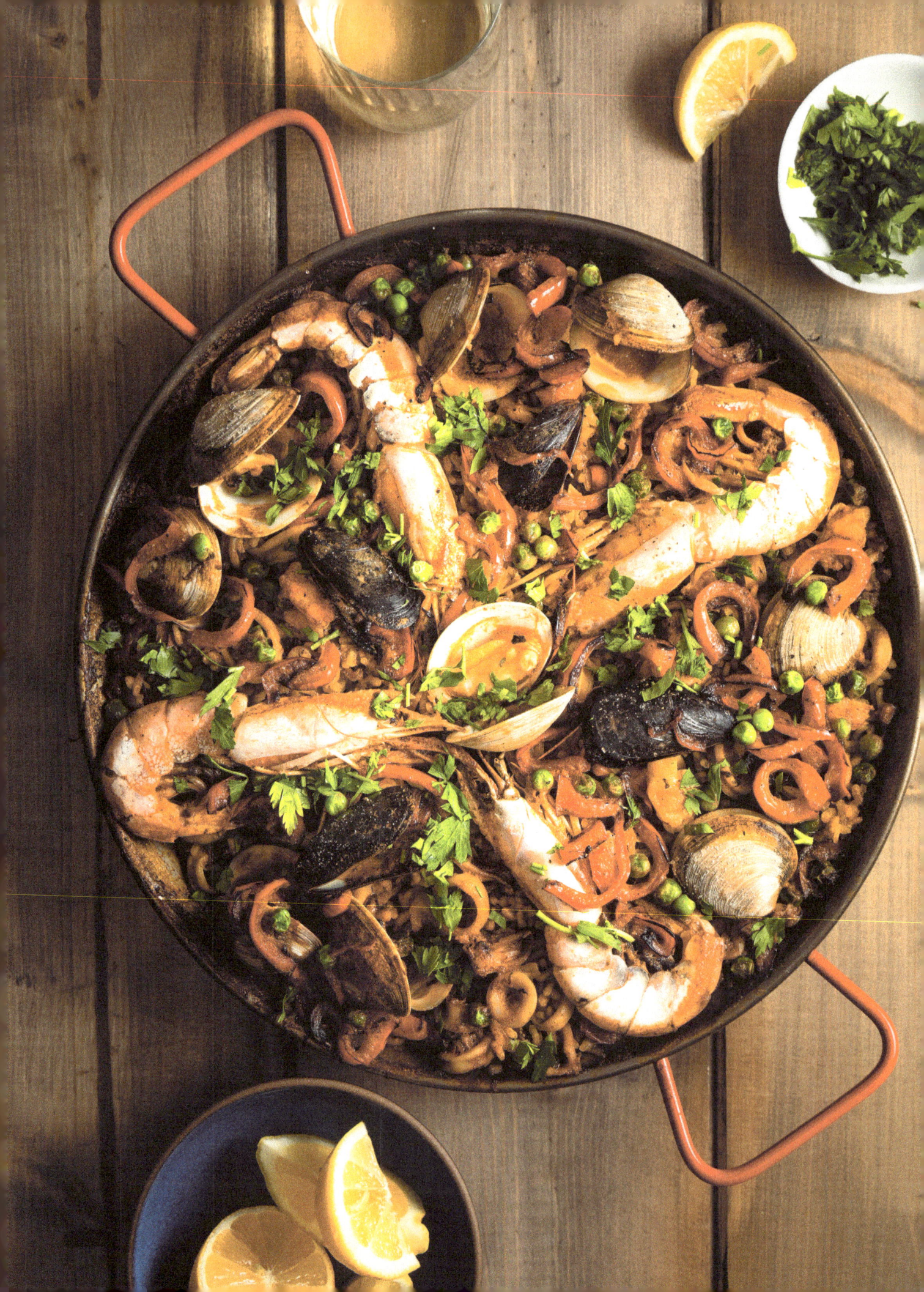

PAELLA DE MARISCOS (continuación)

8. Vierte el vino y cocina hasta que el líquido se evapore por completo.
9. En este punto, añade el arroz y revuelve hasta que esté bien cubierto con todos los ingredientes y se vea translúcido.
10. Vierte el *FUMET* caliente.
11. Agrega los calamares y las gambas peladas.
12. A partir de este punto agita la sartén pero no remuevas. Esto asegurará que el arroz quede agradable y suelto.
13. Sazona con sal y pimienta y extiende el pimiento rojo cocido y los guisantes sobre toda la superficie de la Paella.
14. Decora la *Paella* colocando los 4 langostinos enteros con las cáscaras y esparciendo los mejillones y las almejas por todo el plato.
15. Lleva a ebullición, reduce el fuego a medio y cocina durante 13 minutos.
16. Sube el fuego al máximo y cocina 2 minutos más (cocinarás la paella durante 15 minutos en total), esto creará el famoso '*socarrat*' (la costra de arroz crujiente que se forma en el fondo de la sartén) tan característico y popular de este plato.
17. Retira la paella del fuego y deja reposar durante 5 minutos tapada con un paño de cocina limpio. Tradicionalmente, la paella se cubre con periódicos.

Sirve con un poco de perejil fresco y un chorrito de limón.

No soy fanática de mezclar carne con mariscos o pescado, pero puedes añadir un poco de pollo y / o cerdo para hacer una '*Paella Mixta*'. Para esto, asegúrate de agregar algunos huesos de pollo al *FUMET*, sofreír la carne después del pimiento y añadirla a la sartén justo antes de verter el vino.

INGREDIENTES
CONTINUACIÓN

- 2 cucharaditas de comino molido
- 1 pizca colmada de hebras de azafrán
- ½ taza de vino blanco
- 2 - 3 Cucharadas de aceite de oliva
- 1 taza de guisantes (pueden ser congelados)
- 2 tazas de arroz '*Bomba*' (arroz especial para paella de España)
- 4 tazas (1 litro / 32 oz) de *FUMET caliente* (página 31) (manténlo a fuego lento durante la cocción)
- 1 limón cortado en 6 gajos
- Sal y pimienta negra al gusto
- Perejil fresco para decorar

PEROL

INGREDIENTS
PARA 4 - 6 PERSONAS

- 2 tazas de arroz de grano corto (o arroz '*Bomba*' para Paella)
- 6 tazas (1.5 litros / 48 oz) de *CALDO DE POLLO* caliente (página 28)

E l término *PEROL* proviene de la olla (cacerola) que se usa para cocinar este plato. No es solo una receta tradicional de mi ciudad natal en Córdoba, España, sino también es parte de la cultura de la ciudad y de su provincia. Se trata de un evento social en el que amigos y familias se reúnen en el campo y cocinan el *PEROL* al fuego de leña. He crecido asistiendo a estos eventos durante toda mi infancia y guardo muy buenos y entrañables recuerdos. Éste es mi plato de arroz favorito y una de las comidas favoritas de mi hija. Es un plato humilde y muy reconfortante a la vez.

1. Infusiona el azafrán con 1 Cucharada de agua hirviendo y reserva. A continuación, pon 1 Cucharada de aceite de oliva en una cacerola precalentada (un wok es perfecto para cocinar este plato).

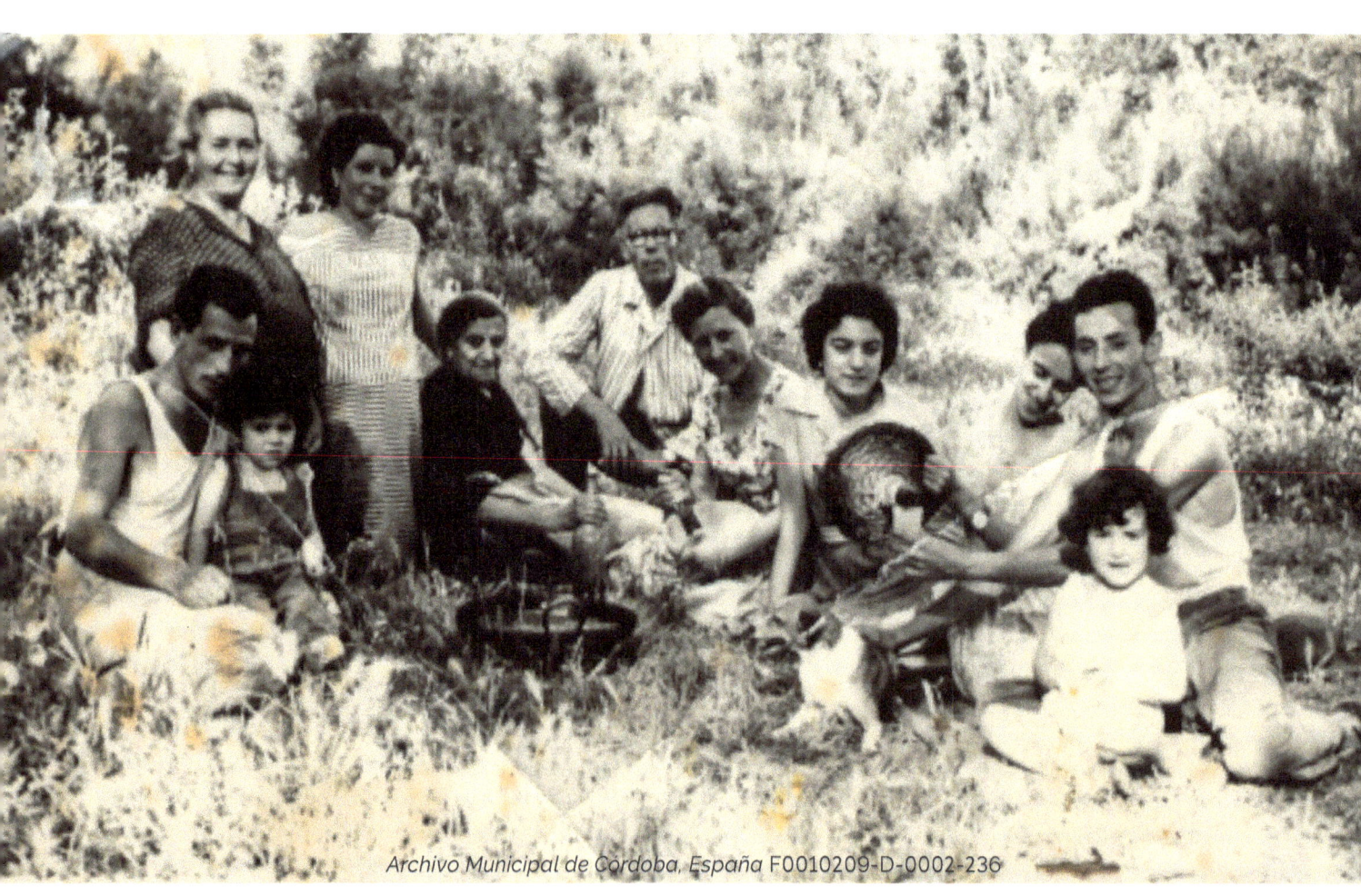

Archivo Municipal de Córdoba, España F0010209-D-0002-236

PEROL

1. Fríe el pollo hasta que esté dorado, teniendo cuidado de no sobrecocinarlo. Retira el pollo, ponlo en un plato y reserva.
2. Si es necesario, agrega el aceite restante a la olla y cocina la cebolla, la *MEZCLA DE AJO Y PEREJIL*, el ajo y el pimiento durante 3 - 5 minutos aproximadamente.
3. Añade el tomate rallado y revuelve durante 2 minutos o hasta que todo el líquido se haya evaporado. Éste es el '*sofrito*' y la base de este arroz.
4. Incorpora las especias de una en una, comenzando con el comino, revolviendo constantemente para evitar que se queme el pimentón.
5. Reincorpora el pollo a la olla, agrega el azafrán y su agua y mezcla bien con las verduras y las especias.
6. Vierte el vino y deja hervir hasta que todo el líquido se haya evaporado por completo.
7. En este punto, añade el arroz y revuelve hasta que esté bien cubierto con todos los ingredientes.
8. Vierte el caldo caliente y esparce los guisantes por todo el Perol.
9. Agita la olla un par de veces (¡no revuelvas! No estamos haciendo risotto), prueba de sal y ajusta el condimento a tu gusto.
10. Lleva a ebullición, reduce a fuego lento y cocina durante 15 minutos.
11. Retira el *PEROL* del fuego y déjalo reposar durante 5 minutos cubierto con un paño de cocina limpio o un periódico viejo (¡sí! Esa es la forma tradicional).
12. Sirve con un gajo de limón.

Este plato es perfecto para hacerlo *VEGANO / VEGETARIANO*, sustituyendo la carne por todo tipo de verduras de tu elección y utilizando caldo de verduras. Usa espárragos, alcachofas y habas en primavera; berenjena, calabacín, pimiento rojo y coliflor en invierno. Las combinaciones son infinitas y te encantará.

¡Que aproveche!

INGREDIENTES
CONTINUACIÓN

- 750 g (1.5 lb) de filetes de muslos de pollo cortados en trozos pequeños
- 1 taza de guisantes
- 1 tomate maduro grande rallado
- 1 pimiento verde finamente picado
- 1 cebolla marrón (española) mediana finamente picada
- 2 Cucharadas de *MEZCLA DE AJO Y PEREJIL* (página 32)
- 2 dientes de ajo machacados y finamente picados
- 1 ½ cucharaditas de pimentón ahumado
- 1 ½ cucharaditas de comino molido
- 1 pizca grande de hebras de azafrán
- ½ taza (125 ml / 4 oz) de vino blanco
- Aceite de oliva
- Sal y pimienta al gusto
- 1 limón cortado en 6 gajos

— Pasta & Arroz —

ARROZ AL HORNO CON CODORNIZ

El arroz al horno es un plato tradicional de la zona del Levante Español. Mi hermana Mayte, que vive en esta zona desde hace muchos años, me enseñó a cocinar este plato. La idea de esta receta me la dio mi tía Leo (Leonor) una vez que la observé mientras cocinaba arroz. Ella me explicó cómo podía hacer arroz con codornices poniendo una pieza por comensal. Mi tía es una persona muy especial para mí; es mi madrina. Espero que se enorgullezca y alegre de haberme inspirado a crear este plato.

1. Precalienta el horno a 200 °C (400 °F).
2. Abre las codornices cortando por la espina dorsal. Presiona el pecho para aplastarlas y límpialas bien con papel de cocina.

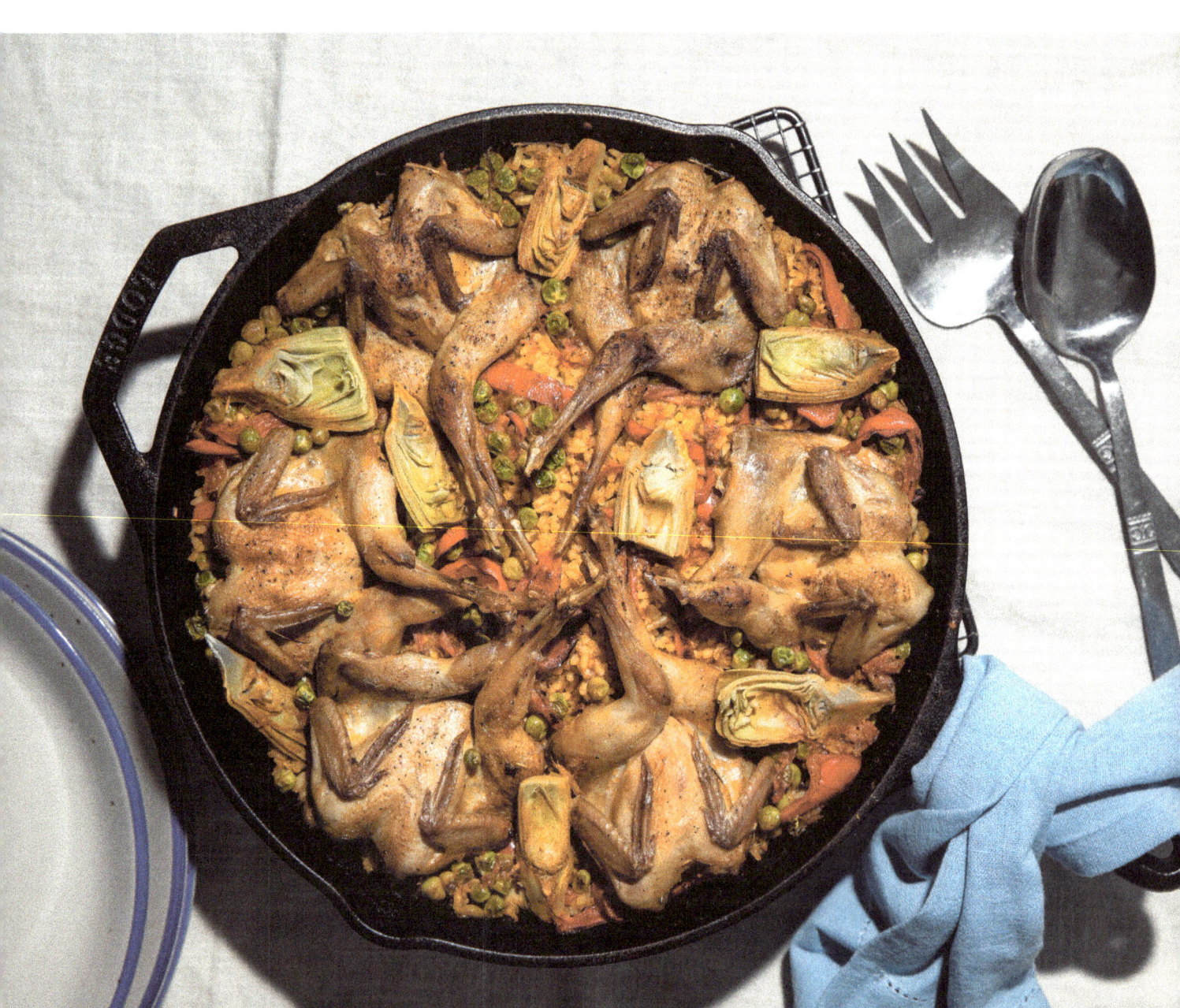

ARROZ AL HORNO CON CODORNIZ

3. Calienta tu sartén favorita para horno a fuego medio. Agrega 1 Cucharada de aceite de oliva y sella las codornices en tandas hasta que se doren por ambos lados (2 - 3 minutos por lado aproximadamente).
4. Reserva las codornices en una bandeja y sazona con sal y pimienta.
5. Si es necesario, añade otra Cucharada de aceite a la sartén y saltea el pimiento hasta que esté dorado y suave, pero no quemado. Ponlo en una bandeja y reserva.
6. Ahora es el momento de hacer el '*sofrito*'. Agrega más aceite a la sartén y reduce el fuego a medio-bajo para que el ajo y las especias no se quemen o tu arroz tendrá un sabor amargo.
7. Incorpora las 2 Cucharadas de MEZCLA DE AJO Y PEREJIL, mezcla y revuelve durante 1 minuto aproximadamente. Añade el ajo y los tomates rallados y cocina 1 - 2 minutos más.
8. Agrega las especias de una en una, revolviendo constantemente asegurándote de que no se quemen.
9. Vierte el vino sobre el '*sofrito*' y cocina hasta que el líquido se evapore por completo. Te quedará una pasta roja. En este punto, revuelve el arroz en la sartén hasta que esté bien mezclado con el resto de los ingredientes.
10. Ahora es el momento de añadir el caldo. A partir de este punto, agita la sartén, pero NO REMUEVAS. Esto asegurará que el arroz quede suelto.
11. Sazona con sal y pimienta y esparce el pimiento rojo y los guisantes.
12. Coloca las codornices uniformemente sobre el caldo y hornea el arroz durante 15 minutos.
13. Retira la sartén del horno, cubre con papel de periódico o con un paño de cocina y deja reposar durante 5 minutos.

Para servir, pon 2 Cucharones de arroz en cada plato y coloca media codorniz cortada por la mitad a través de la pechuga en el centro del plato sobre el arroz con un gajo de limón.

¡Espera a recibir elogios por una comida maravillosa!

INGREDIENTES
PARA 6 - 8 PERSONAS

- 6 codornices
- 1 pimiento rojo (morrón), cortado en tiras finas
- 2 Cucharadas de MEZCLA DE AJO Y PEREJIL (página 32)
- 2 dientes de ajo finamente picados
- 1 tomate maduro grande, rallado
- 2 cucharaditas de pimentón ahumado
- 2 cucharaditas de comino molido
- 1 pizca colmada de hebras de azafrán
- ½ taza (125 ml / 4 oz) de vino blanco
- 2 - 3 Cucharadas de aceite de oliva
- 1 taza de guisantes
- 2 tazas de arroz '*Bomba*' (arroz especial para paella de España)
- 4 tazas (1 litro / 32 oz) de CALDO DE POLLO caliente (página 28)
- 1 limón cortado en 6 gajos
- Sal y pimienta negra al gusto

RISOTTO DE HINOJO Y CHORIZO

INGREDIENTES
PARA 6 PERSONAS

- 2 tazas de arroz Arborio
- 1 salchicha de chorizo seco español, pelada y cortada en rodajas
- 1 hinojo pequeño, solo la parte blanca, finamente picado
- 1 puerro pequeño, cortado por la mitad y en rodajas finas (la parte blanca)
- **4 dientes de ajo** aplastados y ½ **cebolla marrón** (española) mediana, ambos finamente picados
- ¾ taza (187.5 ml / 6 oz) de vino blanco
- 6 tazas (1.5 litros / 48 oz) de *caldo de VERDURAS* (página 27) o de *POLLO* (página 28)
- 1 - 2 Cucharadas de aceite de oliva
- 1 cucharadita de sal
- Pimienta negra al gusto
- 2 Cucharadas de mantequilla
- Queso Parmesano

Debe de ser su sangre italiana, pero ¡Mi marido es el rey del risotto! Creamos esta receta en uno de nuestros viajes de ciclismo por Victoria, Australia. Mi hija y yo seguimos a mi marido en sus aventuras ciclistas. También queríamos tener unas vacaciones y así podíamos animarlo y compartir sus logros. En casa nos encanta la fusión de sabores y culturas de este plato. Se nos ocurrió reuniendo algunos ingredientes y caldo casero que teníamos en el congelador. Es nuestro risotto favorito con diferencia.

1. Pon el caldo a calentar y mantenlo a fuego lento.
2. Por otro lado pon una sartén de fondo grueso a fuego medio y agrega 1 Cucharada de aceite.
3. Fríe las rodajas de chorizo hasta que estén doradas y crujientes, dándoles la vuelta a la mitad; 1 minuto aproximadamente por cada lado y reserva.
4. Añade el hinojo, el puerro, la cebolla, el ajo y ½ cucharadita de sal y sofríe hasta que estén tiernos; 5 minutos. aprox. Puedes agregar 1 Cucharada extra de aceite si se ve demasiado seco.
5. Incorpora el arroz y cúbrelo bien con la mezcla de verduras hasta que se vuelva transparente unos 2 minutos.
6. Vierte el vino y remueve dejando que el alcohol se evapore (2 - 3 minutos).
7. Prepara un cazo (cucharón) y una cuchara de madera (siempre debes cocinar con cucharas de madera).
8. Vierte 4 - 5 cazos de caldo sobre el arroz y comienza a revolver con movimientos suaves, hasta que se absorba todo el líquido.
9. Sigue añadiendo 1 - 2 cazos de caldo por vez y mezcla bien, hasta que hayas usado todo el caldo. Buscamos un risotto suave y cremoso.
10. Retira la sartén del fuego e incorpora la mantequilla y el chorizo, mezcla suavemente y verifica el condimento.
11. ¡Sirve con queso parmesano rallado y disfruta!

Ésta es una receta *SIN GLUTEN*. Para una versión *VEGETARIANA*, usa caldo de verduras y sustituye el chorizo por 1 cucharadita de pimentón ahumado. Fríe el pimentón con las verduras, asegurándote de que no se queme o le dará un sabor amargo. También puedes hacerlo *VEGANO* y *SIN LÁCTEOS*, rociando con aceite de oliva virgen extra al final.

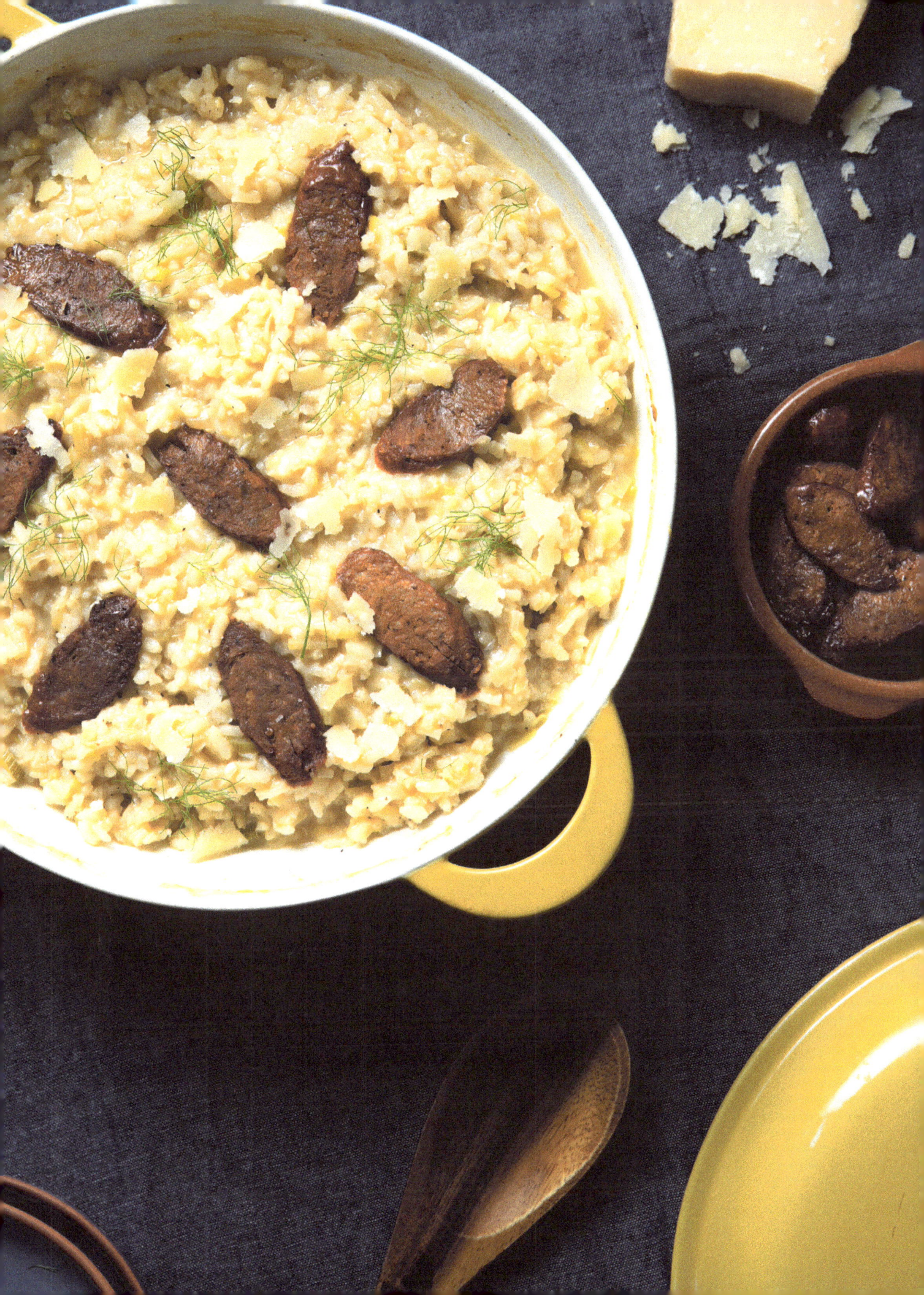

— Pasta & Arroz —

PILAF DE ATÚN Y ACEITUNAS KALAMATA

S oy una gran coleccionista de recetas. Este pilaf (o falso risotto, como lo llama mi esposo) lo descubrí en una colección de tarjetas de recetas de un supermercado local. Como siempre, la probé y experimenté varias veces hasta que le di mi 'toque personal'. Siempre tengo latas de atún en mi despensa y aceitunas Kalamata en la nevera (refrigerador), así que esta receta es una de esas que cocino cuando tengo pocos ingredientes o no sé qué preparar para comer. Al ser *SIN GLUTEN*, es una receta perfecta cuando tengo invitados con intolerancia al gluten.

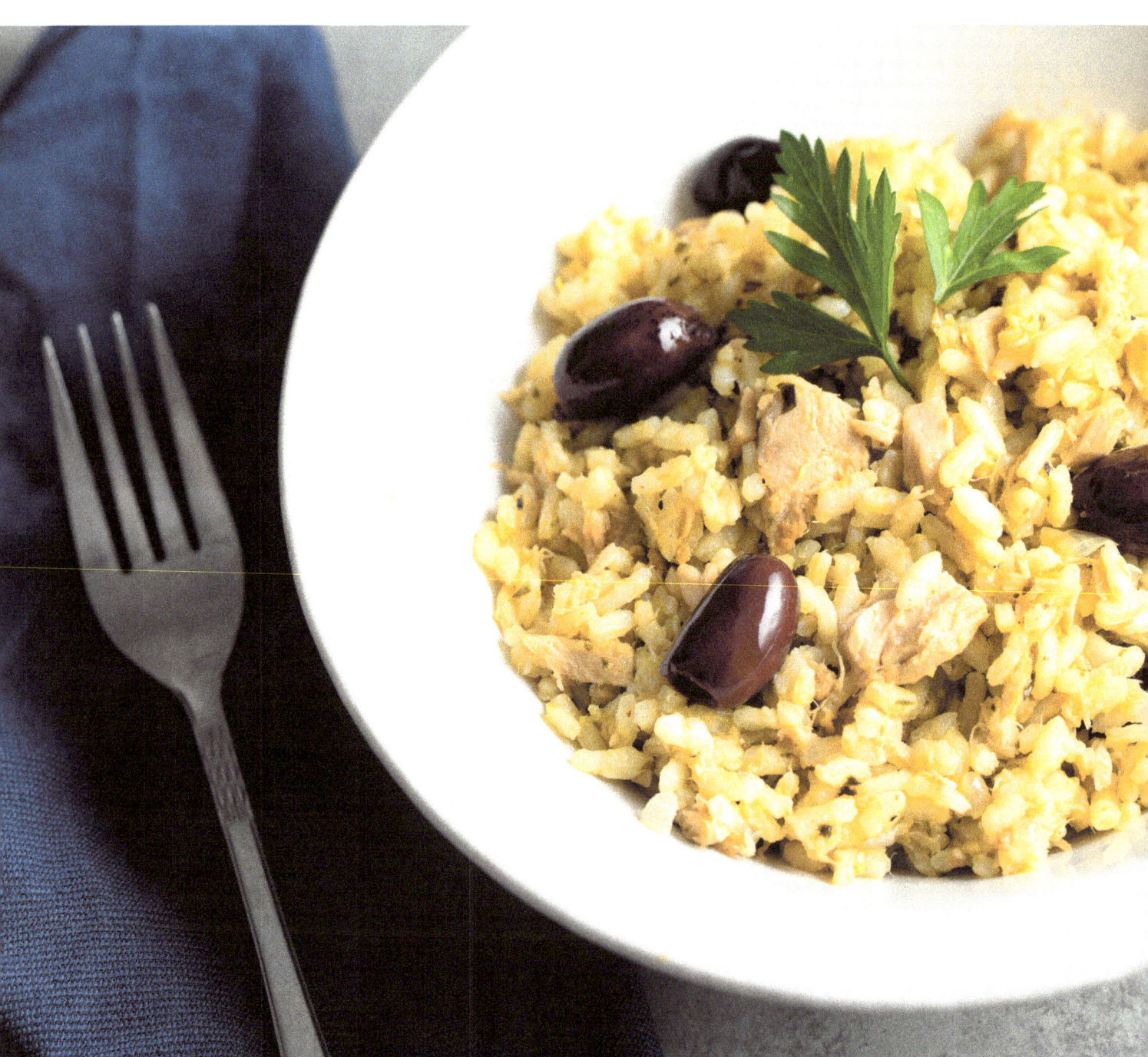

PILAF DE ATÚN Y ACEITUNAS KALAMATA

1. Cuela y desmenuza el atún y reserva el aceite.
2. Pela y pica la cebolla.
3. Pon una cacerola o sartén con fondo grueso a fuego medio.
4. Agrega 1 Cucharada del aceite del reservado del atún.
5. Sofríe la cebolla durante 3 minutos, hasta que se vuelva transparente.
6. Añade la MEZCLA DE AJO Y PEREJIL y cocina 2 minutos más.
7. Incorpora el arroz a la sartén y remueve durante unos 2 minutos.
8. Vierte el vino, mezcla y cocina hasta que todo el líquido se haya evaporado (¡me encanta este olor!).
9. Agrega el caldo, el atún y las aceitunas Kalamata.
10. Sazona con sal y pimienta.
11. Remueve suavemente para mezclar todos los ingredientes.
12. Cuando el pilaf empiece a hervir, reduce el fuego a medio-bajo.
13. Tapa la cacerola y cocina durante 15 minutos, revolviendo cada 5 minutos.
14. Deja reposar el pilaf durante 5 minutos antes de servir.

¡Por favor, no lo sirvas con queso parmesano rallado! Los italianos nunca mezclan queso con mariscos o pescado.

Rocía con aceite de oliva virgen extra y añade un poco de sal y pimienta recién molida para darle más sabor.

Sírvelo con una ENSALADA VERDE (página 94).

¡Te encantará!

INGREDIENTES
PARA 4 - 6 PERSONAS

- 1 cebolla marrón (española) mediana
- 2 tazas de arroz Arborio
- 4 tazas (1 litro / 32 oz) de CALDO DE VERDURAS (página 27)
- 400 g (14 oz aproximadamente) de atún enlatado en aceite de oliva (si es posible)
- ½ taza de aceitunas Kalamata sin hueso
- 2 Cucharadas de MEZCLA DE AJO Y PEREJIL (página 32)
- ½ taza (125 ml / 4 oz) de vino blanco
- Sal y pimienta al gusto

CUSCÚS BÁSICO

INGREDIENTES
PARA 4 PERSONAS
(COMO GUARNICIÓN)

- 1 taza de cuscús
- 1 ½ tazas de *CALDO DE VERDURAS* (página 27)
- Aceite de oliva
- Zumo (jugo) de limón
- Sal y pimienta

Descubrí el cuscús durante una temporada que estuve en el sur de Francia cuando tenía poco más de veinte años. ¡Sí, he viajado un poco! ¿Verdad? Tuve problemas con el francés en la universidad y mi madre contrató una tutora privada. Nos hicimos muy buenas amigas. Ella fue muy generosa al invitarme a vivir con ella y su familia hasta que mi francés mejorase. ¡Fue la primera vez que crucé la frontera! Hicimos el viaje en tren. ¡Me lo pasé tan bien! Una noche, cenamos con unos amigos y sirvieron una ensalada de cuscús. Pregunté qué era y me explicaron que es un plato con influencia de los inmigrantes Magrebíes en Francia. Curiosamente, aprendí a hacerlo en Australia. Mi cuñada Suzzana me enseñó lo fácil que es hacer cuscús. ¡Parece como si hubiera creado esta receta viajando alrededor del mundo!

1. Vierte el caldo de verduras en una olla.
2. Pon la olla a fuego alto hasta que el caldo empiece a hervir.
3. Retira la olla del fuego.
4. Agrega el cuscús, 1 Cucharada de aceite de oliva y un chorrito de zumo de limón fresco.
5. Remueve, cubre con una tapadera y deja reposar durante 10 minutos.
6. Destapa y separa los granos de cuscús con un tenedor.
7. Comprueba que el condimento esté a tu gusto y sirve.

Usa el cuscús para hacer *Tabouleh* o cualquier otra ensalada inspirada en Oriente Medio. Me gusta servirlo como acompañamiento de guisos, carnes o pescados.

Pescados & Carnes

"Para las cenas, me encanta preparar un cioppino fácil con gambas, mejillones, almejas y un pescado que no se deshaga fácilmente".

MEGHAN MARKLE

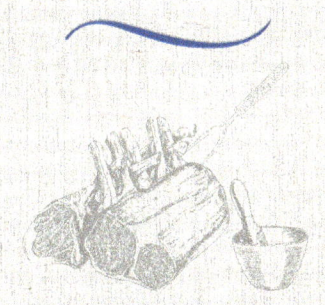

ALMEJAS CON SALSA DE VINO BLANCO, AJO Y AZAFRÁN

INGREDIENTES

PARA 4 PERSONAS

- 1 kg (2.2 lb) de almejas frescas
- 1 Cucharada de *MEZCLA DE AJO Y PEREJIL* (página 32)
- 1 diente de ajo finamente picado
- 1 pizca de hebras de azafrán
- ½ taza de vino blanco
- 1 Cucharada de aceite de oliva
- 1 puñado de perejil fresco
- Sal y pimienta al gusto

Me encantan las almejas. Las he comido desde que era muy pequeña. A veces las comprábamos frescas en la playa y las cocinábamos inmediatamente; fue entonces cuando aprendí lo importante que era limpiarlas bien. Créeme, no quieres encontrar arena en las almejas; te puede arruinar la comida. Tengo la suerte de que tanto a mi marido como a mi hija les gustan mucho. A nuestro querido amigo Raj también le encantan y siempre me esfuerzo por cocinarlas cuando viene a visitarnos. Aprendí pronto a no servir este plato hasta estar sentada a la mesa, de lo contrario, no quedará ni una almeja en el plato. Mi hermana Rosa y mi hija son expertas en comer almejas. Recuerdo que la primera vez que mi hija las comió, apenas quedaba una tapa antes de que yo llegara a la mesa. Mi primera reacción fue enfadarme, pero luego me dio risa ver cuánto le gustaban y me recordó a mi hermana cuando era niña compitiendo por quién podía comer más almejas y más rápido.

1. Introduce las almejas en un recipiente hondo y cúbrelas con agua. Agrega 2 Cucharadas de vinagre y 1 Cucharada de sal (esto ayudará a eliminar la arena). Retira las almejas con pinzas y enjuaga bien con agua corriente fría. Repite este proceso una vez más para asegurarte de que no quede arena.
2. Calienta una cacerola mediana con tapadera a fuego medio.
3. Añade 1 Cucharada de aceite de oliva.
4. Sofríe la *MEZCLA DE AJO Y PEREJIL* junto con el ajo y el azafrán, durante 1 minuto.
5. Incorpora las almejas limpias y enjuagadas a la sartén y vierte el vino.
6. Condimenta con sal y pimienta y agrega el perejil fresco.
7. Aumenta el fuego a medio-alto.
8. Cubre la cacerola con la tapa y cocina durante 5 minutos o hasta que todas las almejas estén abiertas.
9. Desecha las almejas sin abrir; no se pueden comer. Pero espera unos minutos más antes de hacer esto, a veces, tardan más en abrirse y no querrás desperdiciar ninguna ison deliciosas!

ALMEJAS CON SALSA DE VINO BLANCO, AJO Y AZAFRÁN

10. Sirve las almejas con sus jugos y salsa en un plato semi llano y colócalas en el centro de la mesa para que todos las disfruten.

11. Asegúrate de tener suficiente pan para mojar la salsa, ¡está tan buena que hay que aprovecharla!

Este plato también es una salsa perfecta para pasta. Guarda ½ taza del agua de hervir la pasta y añádela a las almejas antes de mezclar con la pasta cocida. Adorna con perejil fresco y rocía un aceite de oliva de buena calidad sobre las almejas y la pasta. Tendrás una exquisita 'pasta a la vongole' con un toque español.

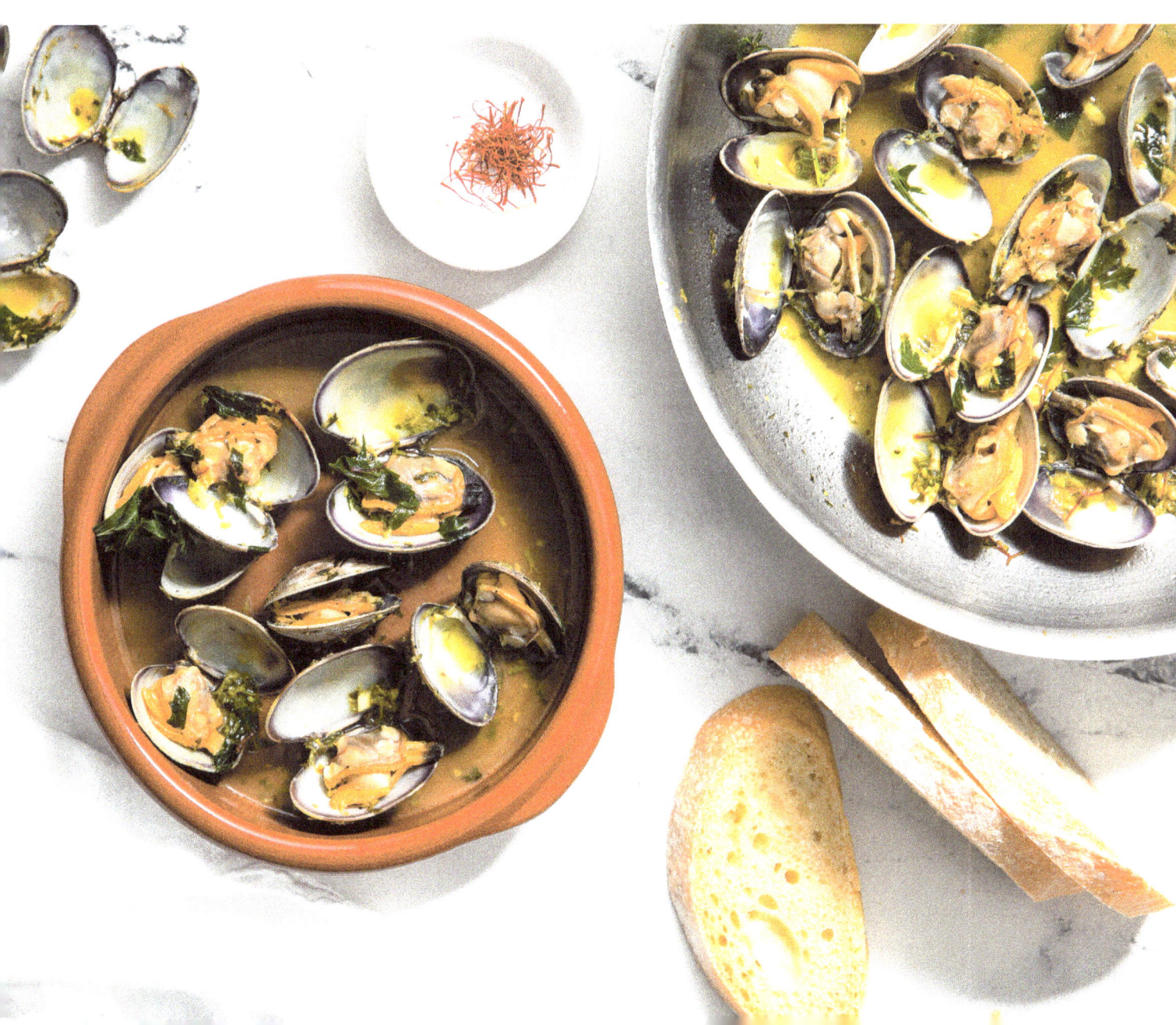

— *Pescados & Carnes* —

SALMÓN EN PAPILLOTE AL ESTILO ASIÁTICO

H ornear '*en papillote*' es una de las formas más fáciles y gratificantes de cocinar pescado. En mi casa nos encanta comer salmón. Cuando vivíamos en Melbourne, Australia, solíamos cenarlo los martes. Todas las semanas compraba salmón de Tasmania de cultivo sostenible mientras mi hija estaba en clases de natación. Desde que nos mudamos a California, tratamos de comer salmón '*Sockeye*' o salmón '*Coho*' del Pacífico Norte, no especialmente los martes sino principalmente cuando están en oferta. Esta receta es una de las favoritas de mi familia y mi primera receta con influencia asiática. El salmón se marina con el sabor salado de la salsa Tamari, el ligero sabor especiado, picante y penetrante del jengibre y las cebolletas. Nos gusta verter los jugos del papillote sobre *ARROZ BLANCO PERFECTO* (página 138).

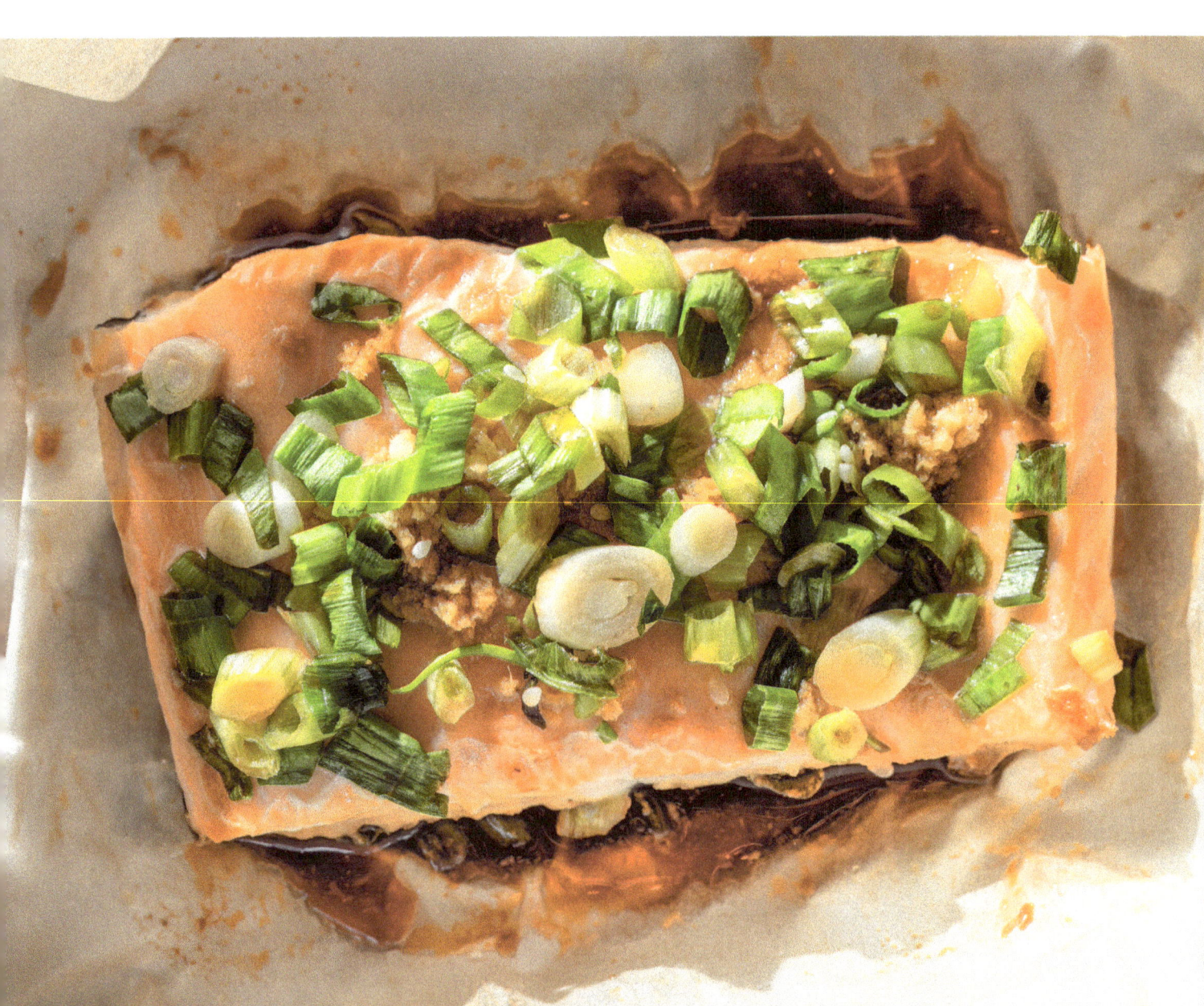

SALMÓN EN PAPILLOTE AL ESTILO ASIÁTICO

1. Prepara un trozo de papel de aluminio de 3 veces el tamaño del salmón a lo largo.
2. Pon un trozo de papel de horno lo suficientemente grande como para que quepa el filete de modo que no toque el papel de aluminio.
3. Con el filete de salmón sobre el papel de horno, dobla el papel de aluminio en las esquinas como si estuvieras haciendo un paquete.
4. Corta las cebolletas finamente.
5. Vierte 1 Cucharada de salsa Tamari sobre el salmón.
6. Incorpora las cebolletas en rodajas y el jengibre.
7. Sazona con pimienta negra molida.
8. Cierra el papel de aluminio herméticamente, asegurándote de que no haya escapes de aire.
9. Repite para cada filete de salmón.
10. Precalienta el horno a 200 °C (400 °F).
11. Hornea el salmón de 10 a 15 minutos, dependiendo del tipo de salmón o si te gusta un poco crudo. Revisa mis notas al final de la receta (*).
12. Retira del horno y deja reposar el salmón de 2 - 5 minutos.

Para servir, abre cada paquete, coloca el salmón sobre una cama de arroz blanco y vierte el jugo sobre el pescado. Saltea unas verduras asiáticas con un poco de ajo picado y jengibre y tendrás una comida perfecta y equilibrada.

(*) Esta receta está basada en salmón del Atlántico, que es más grueso y tiene más grasa que el salmón 'Sockeye' o 'Coho'. Si usas Salmón 'Sockeye', hornea solo durante 10 minutos y déjalo reposar durante 2 minutos como máximo. Para el 'Coho', hornea durante 12 - 15 minutos, dependiendo de lo crudo que te guste el salmón.

INGREDIENTES
PARA 4 PERSONAS

- 4 x 250g (0.55 lb) de filetes de salmón frescos
- 4 Cucharadas de salsa Tamari (o soja)
- 4 cebolletas (cebollas de verdeo) (una por filete) incluida la parte verde
- 4 cucharaditas de jengibre fresco rallado o en pasta
- Pimienta negra recién molida al gusto
- Papel de aluminio
- Papel de horno

EMPANADA GALLEGA

INGREDIENTES

PARA 4 - 6 PERSONAS

PARA LA MASA

- 500 g (3 ⅓ tazas / 1.1 lb) de harina para todo uso
- ½ taza (125 ml / 4 oz) de agua
- 2 Cucharadas de vino blanco
- 1 taza de aceite de oliva (250 ml / 8 oz)
- 1 cucharadita de sal
- 1 huevo

Comencé a hacer esta empanada después de escuchar a mi amigo Salvador hablar sobre cómo su madre solía prepararla para él cuando vivía en Argentina. Encontré una receta adecuada y empecé a practicar y experimentar con ella hasta que la hice mía. Cuando se acercaba su cumpleaños me puse a pensar en lo que podríamos regalarle. ¡Entonces me acordé! Le hice una empanada gallega intentando igualar la que describió de su madre. Se la presenté en una caja de regalo y se la di para que la abriera en su casa. Carla, su mujer y mi amiga querida (*ENSALADA DE PEPINO Y MENTA FRESCA*, página 95), me dijo que realmente lo había sorprendido, lo que me hizo muy feliz. Este es un claro ejemplo del poder de la comida.

PARA HACER LA MASA:

1. Pon la harina y la sal en un procesador de alimentos (robot de cocina) y pulsa un par de veces o mezcla a mano en un bol grande.
2. Agrega el huevo, el aceite, el agua y el vino y sigue pulsando hasta que se forme una masa; o sigue mezclando a mano.
3. Coloca la masa en la encimera (mesada) de tu cocina, previamente enharinada y amasa hasta que quede suave y homogénea (también puedes usar una batidora de pie para hacer la masa).
4. Divide la masa en 2 bolas, envuelve con un paño de cocina y déjala reposar hasta que el relleno esté listo.

PARA HACER EL RELLENO:

1. Pica finamente la cebolla, el pimiento verde y el ajo.
2. Calienta 1 Cucharada del aceite reservado del atún en una cazuela a fuego medio.
3. Saltea la cebolla hasta que se vea transparente, unos 2 - 3 minutos aproximadamente.
4. Agrega el pimiento, el ajo y la *MEZCLA DE AJO Y PEREJIL* y cocina durante 5 minutos o hasta que estén tiernos.
5. Incorpora el tomate y el pimentón, sazona con sal y pimienta y cocina unos 15 minutos hasta reducir todo el líquido del tomate.

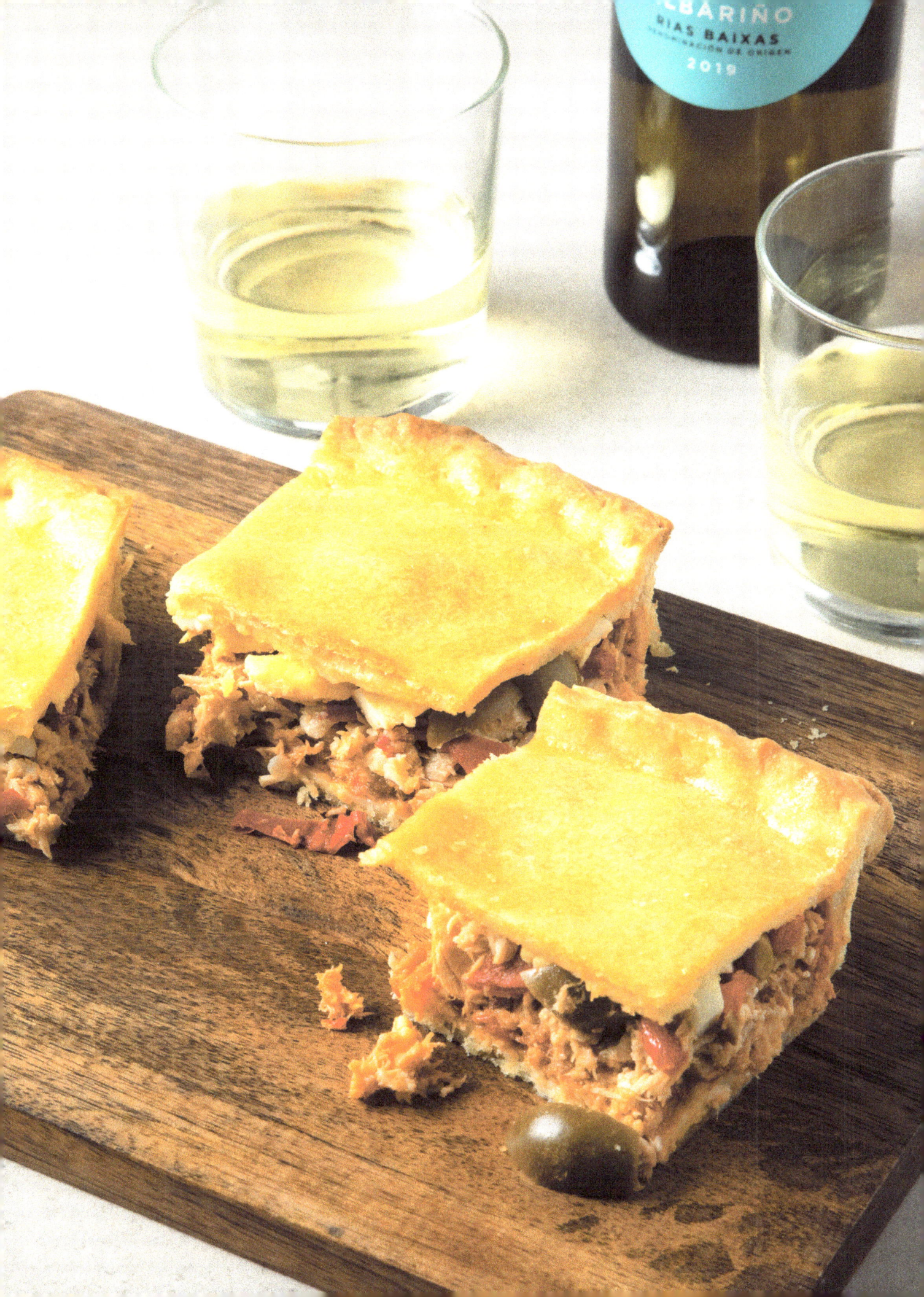

EMPANADA GALLEGA (continuación)

INGREDIENTES

PARA EL RELLENO

- 480 g (1 lb / 16 oz) de atún o bonito en lata, bien escurrido (guarda el aceite para freir)
- 1 cebolla marrón (española)
- ½ pimiento verde
- 1 Cucharada de MEZCLA DE AJO Y PEREJIL (página 32)
- 1 diente de ajo
- 1 lata de 400 g (11 oz) de tomates picados
- 12 aceitunas verdes rellenas de pimiento rojo, cortadas por la mitad
- 4 pimientos rojos pequeños asados al fuego de bote (frasco), cortados en tiras finas (morrones / del piquillo)
- 2 huevos duros
- Sal y pimienta al gusto
- 1 cucharadita de pimentón ahumado español

6. Retira del fuego, deja enfriar y reserva.
7. Pica los huevos duros.
8. Desmenuza el atún.

PARA MONTAR LA EMPANADA:

1. Prepara un molde para tartas desmontable.
2. Precalienta el horno a 200 °C (400 °F).
3. Estira la masa en 2 discos planos, asegurándote de que el superior cubra de sobra el molde, para que puedas sellar bien la empanada.
4. Pon 1 disco de masa en el molde y pincha con un tenedor.
5. Rellena la empanada en capas en este orden: salsa de tomate, atún desmenuzado, pimientos morrones en tiras finas, aceitunas y huevos picados.
6. Cubre con el segundo disco de masa, doblando los bordes con cuidado para cerrar la masa.
7. Pinta la parte superior de la masa con un huevo batido.
8. Hornea la empanada durante 45 minutos aproximadamente o hasta que esté bien dorada.
9. Retira del horno y sirve en frío o caliente.

Sirve cortada en trozos con una ENSALADA VERDE (página 94) o ESPÁRRAGOS ASADOS (página 105), cuando estén en temporada.

Aunque esta empanada se prepara tradicionalmente con pescado, puedes sustituir el atún por corazones de alcachofas en conserva cortados en rodajas finas y así tendrás una empanada VEGETARIANA. Te va a encantar la combinación de sabores y texturas.

La empanada gallega tradicional tiene forma de empanada grande.

MEJILLONES CON SALSA DE TOMATE PICANTE

Mi único problema con los mejillones es limpiarlos. Admito que ésta es la razón por la que no los cocino con frecuencia. Déjame contarte una historia sobre limpiar mejillones: en mi primer camping en Australia fui al Parque Nacional de Wilsons Promontory ¡uno de los lugares más bonitos del mundo! Mi amigo Rinaldo, un experto en acampar, fue a pescar mejillones locales y trajo una cubeta (balde) llena. Estos mejillones eran más pequeños de lo habitual y recién salidos de las rocas, por lo que estaban muy sucios. ¡Perdí la cuenta de cuántos mejillones limpié ese día! Todos los que estábamos en el campamento lo hicimos y seguimos limpiando con la promesa de que íbamos a tener una cena épica. ¡Y así fue! Rinaldo cocinó la salsa para pasta con mejillones de su padre. Recuerdo que comimos alrededor del fuego al aire libre, todo lo que se podía escuchar eran los animales nocturnos, el mar y a todos nosotros (Cristian, Raj, Daria y Bryan) disfrutando la comida. Esta humilde receta es un plato más sencillo y menos elaborado, pero tiene mucho sabor y es muy fresca. Espero que estés de acuerdo conmigo.

1. Frota los mejillones, quítales la barba y límpialos bien con abundante agua.
2. Pon una olla de fondo grueso a fuego medio y agrega el aceite de oliva.
3. Pica el chile (si es fresco) y saltea la MEZCLA DE AJO Y PEREJIL, el chile (ají) y el azafrán durante 2 minutos.
4. Incorpora los mejillones, los tomates y el vino (en este orden) y condimenta con sal y pimienta.
5. Agita la olla y cúbrela con una tapadera. Aumenta el fuego a medio-alto y cocina los mejillones durante 10 - 12 minutos, o hasta que la mayoría de ellos estén abiertos.
6. Sirve los mejillones con su salsa en un tazón o fuente honda.
7. Desecha los mejillones sin abrir. Verifica el condimento y ¡Disfruta!

Me gusta servir este plato sobre una cama de ARROZ BLANCO PERFECTO (página 138) para que absorba todos los jugos de la salsa. Asegúrate de tener suficiente pan para mojar y una ENSALADA VERDE (página 94) para el contraste de color y textura crujiente.

INGREDIENTES
PARA 4 PERSONAS

- 1 kg (2.2 lb / 35.2 oz) de mejillones frescos
- 2 Cucharadas de MEZCLA DE AJO Y PEREJIL (página 32)
- 1 guindilla pequeña (o ¼ de cucharadita de chiles secos picados)
- 1 Cucharada de aceite de oliva virgen extra
- 1 pizca de hebras de azafrán
- ½ taza de vino blanco
- 1 lata de tomates triturados (400 g / 14.5 oz)
- Sal y pimienta al gusto

TRUCHA AL HORNO CON JAMÓN SERRANO

INGREDIENTES

PARA 4 PERSONAS

- 4 truchas medianas completamente limpias
- 8 lonchas finas de Jamón Serrano (o Prosciutto)
- 2 limones
- Sal y pimienta al gusto

Ésta es una de las recetas favoritas de mi madre y la única de ella que incluyo en este libro. De hecho, nunca consideré a mi madre una gran cocinera, pero siempre se esforzaba mucho y compraba los mejores ingredientes. Ahora ya sabes de dónde me viene la pasión por los productos de primera calidad, ¿verdad? Mi madre decía que la grasa del Jamón Serrano infusiona el interior de la trucha, haciéndola más jugosa y dándole un toque salado perfecto. Es cierto, los sabores se combinan a la perfección. Las truchas se pueden encontrar fácilmente y tienen un precio razonable; hasta se pueden pescar en algunas piscifactorías. Mi familia fue a uno de esos lugares en una de nuestras escapadas y pescamos nuestras propias truchas, aunque debo de admitir que prefiero comprarlas en la pescadería. No solo charlo con los pescaderos, sino que también ellos son mejores limpiando y preparando el pescado. Las truchas son bastante resbaladizas; te recomiendo que uses papel de cocina o un paño mientras las manipulas.

1. Lava bien las truchas y sécalas con papel de cocina o con un paño e introduce 2 lonchas de Jamón Serrano en cada trucha, cubriendo toda la cavidad abdominal.

2. Sazona libremente con sal y pimienta recién molida (la piel de la trucha es bastante gruesa, no tengas miedo de salarla demasiado).

3. Corta los limones por la mitad.

4. Precalienta el horno a 200 °C (400 °F).

5. Pon las truchas en una bandeja de horno forrada con papel para hornear y coloca los limones con la pulpa hacia abajo.

6. Hornea las truchas y los limones durante 10 minutos.

7. Cuando los ojos del pescado estén de un color blanco opaco, el pescado está cocinado (esto vale para cualquier tipo de pescado). Otra forma de comprobarlo es si la carne de la parte más gruesa se despega de la espina.

8. Si las truchas no están completamente cocidas, hornea 2 minutos más. El pescado siempre debe de quedar jugoso. Recuerda que se seguirá cocinando con su calor interno.

TRUCHA AL HORNO CON JAMÓN SERRANO

9. Para servir, retira el jamón serrano del interior de las truchas y colócalo en cada plato.
10. Prepara las truchas quitando la piel y filetéalas con cuidado asegurándote de quitarle todas las espinas (tantas como puedas). Ahora tira de toda la espina y limpia el resto de la carne. La parte inferior de la trucha es más fácil de preparar.
11. Sirve la carne de la trucha en cada plato, junto con el jamón serrano y un trozo de limón horneado.
12. Para comer, exprime el limón sobre el pescado y pon un trozo de trucha con un trozo de jamón serrano en tu boca. ¡Delicioso!

Puedes servir este pescado con cualquiera de las ensaladas y / o verduras de este libro.

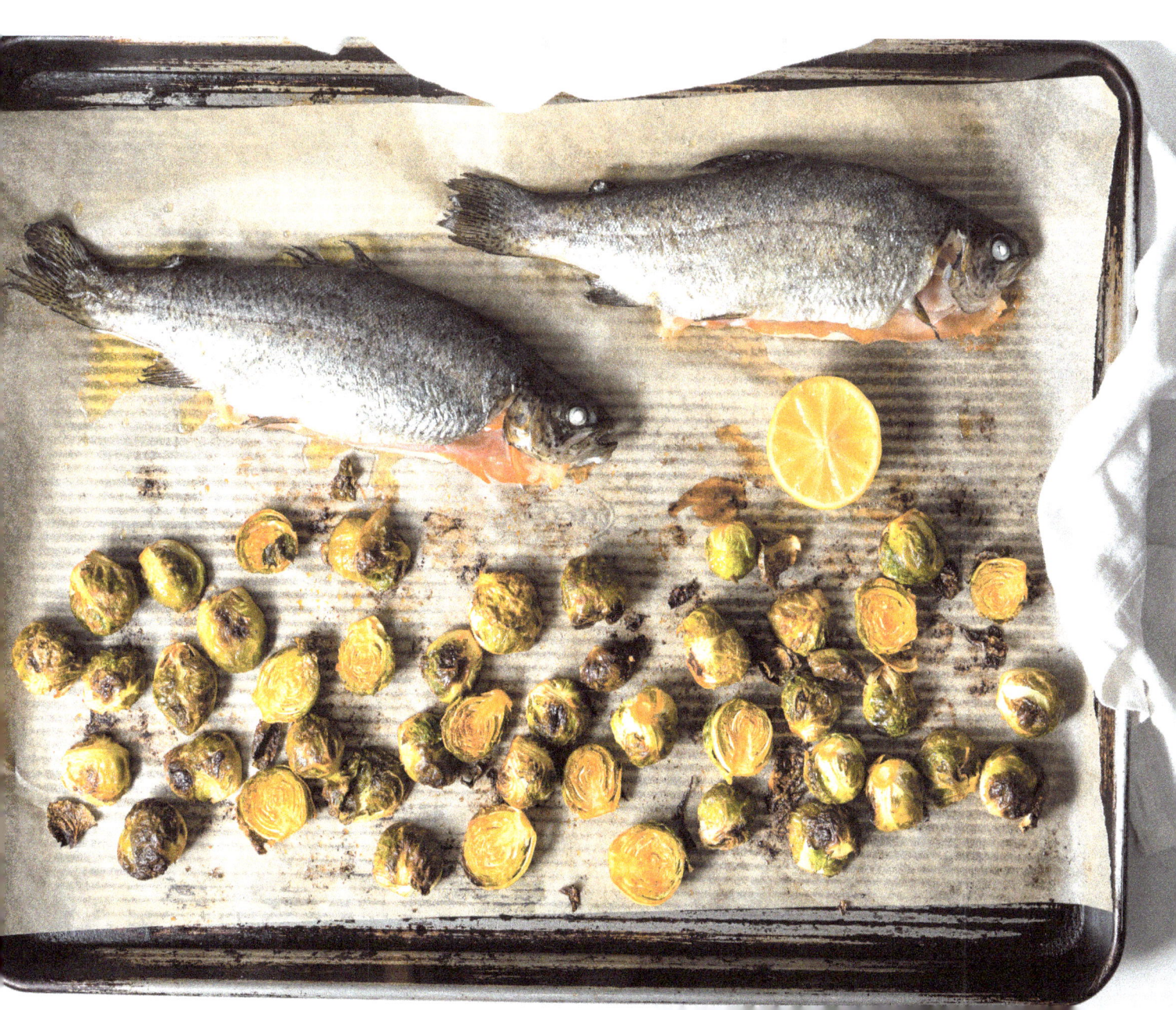

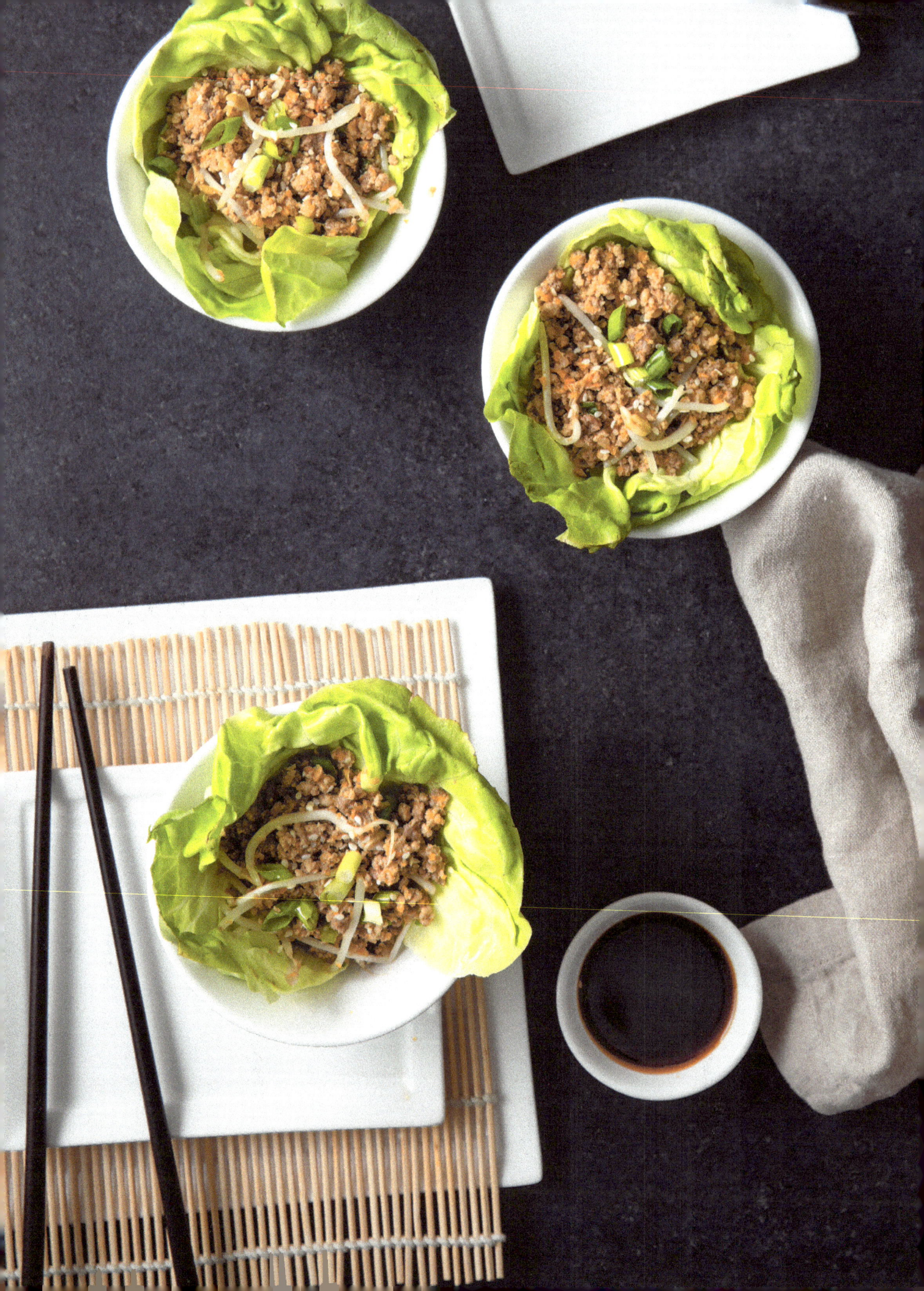

SUNG CHOI BAO

También conocido como '*rollos de lechuga*', este plato de la cocina china es habitual en mi cocina ecológica (orgánica). Haber vivido en Australia me ha abierto los horizontes culinarios y la cocina china se ha convertido en una de mis favoritas. Esta receta es un plato fácil y rápido de preparar, tiene mucho sabor y es muy divertido de comer. A mi hija le encanta comerlo con *ARROZ BLANCO PERFECTO* (página 138). Tradicionalmente se sirve con lechuga iceberg pero a mí me gusta más con lechuga mantequilla, encuentro que su textura y sabor complementa muy bien la mezcla de las carnes haciéndola más sabrosa y fácil de comer.

INGREDIENTES
PARA 4 - 6 PERSONAS

- ½ kg (1.1 lb) de carne picada de **ternera** (res) y ½ kg (1.1 lb) de muslo de **pavo** picado (o pollo)
- 2 Cucharadas de aceite de oliva
- 4 dientes de ajo, machacados y pelados
- 8 cm (3") de jengibre fresco (o 1 Cucharada de pasta de jengibre)
- 1 zanahoria grande
- ½ manojo de cebolletas (cebollas de verdeo), cortadas en rodajas finas en diagonal, incluida la parte verde
- 2 Cucharadas de **salsa de ostras**, 2 Cucharadas de **salsa Tamari** (o soja), 1 cucharadita de **aceite de sésamo** y 1 Cucharada de **semillas de sésamo**
- 1 taza (250 ml / 8 oz) de caldo de pollo o verduras
- 2 puñados de **brotes de soja** y 1 puñado de **cilantro** fresco, picado
- 1 lechuga mantequilla
- Sal y pimienta al gusto

1. Corta el corazón de la lechuga y remoja las hojas en agua fría hasta que esté lista para servir.
2. Pica finamente el ajo, el jengibre y la zanahoria en un procesador de alimentos o robot de cocina.
3. Mezcla las salsas de ostras y Tamari y el aceite de sésamo con el caldo.
4. Calienta un wok o cacerola profunda con 1 Cucharada de aceite a fuego medio-alto.
5. Desmenuza la mitad de la carne picada y cocina hasta que todo el líquido se haya evaporado y esté bien dorada.
6. Retira la primera tanda, vuelve a calentar el wok, cocina el resto de la carne, retira y reserva.
7. Vuelve a calentar el wok o cacerola a fuego medio y agrega 1 Cucharada de aceite y sofríe el ajo, el jengibre y las zanahorias durante 1 minuto.
8. Regresa la carne picada al wok o cacerola y mezcla durante 1 minuto más.
9. Haz un hueco en el centro de la carne, vierte la mezcla de salsas y caldo y revuelve hasta que esté todo bien combinado.
10. Añade los brotes de soja, las cebolletas y el cilantro y mezcla para combinar. espolvorea con semillas de sésamo.
11. Seca las hojas de lechuga y sirve el salteado de carne en cada hoja y enrolla para hacer un pequeño paquete. ¡Come con las manos y disfruta!

Crea tu propia versión *VEGANA / VEGETARIANA* salteando verduras varias cortadas en tiras finas.

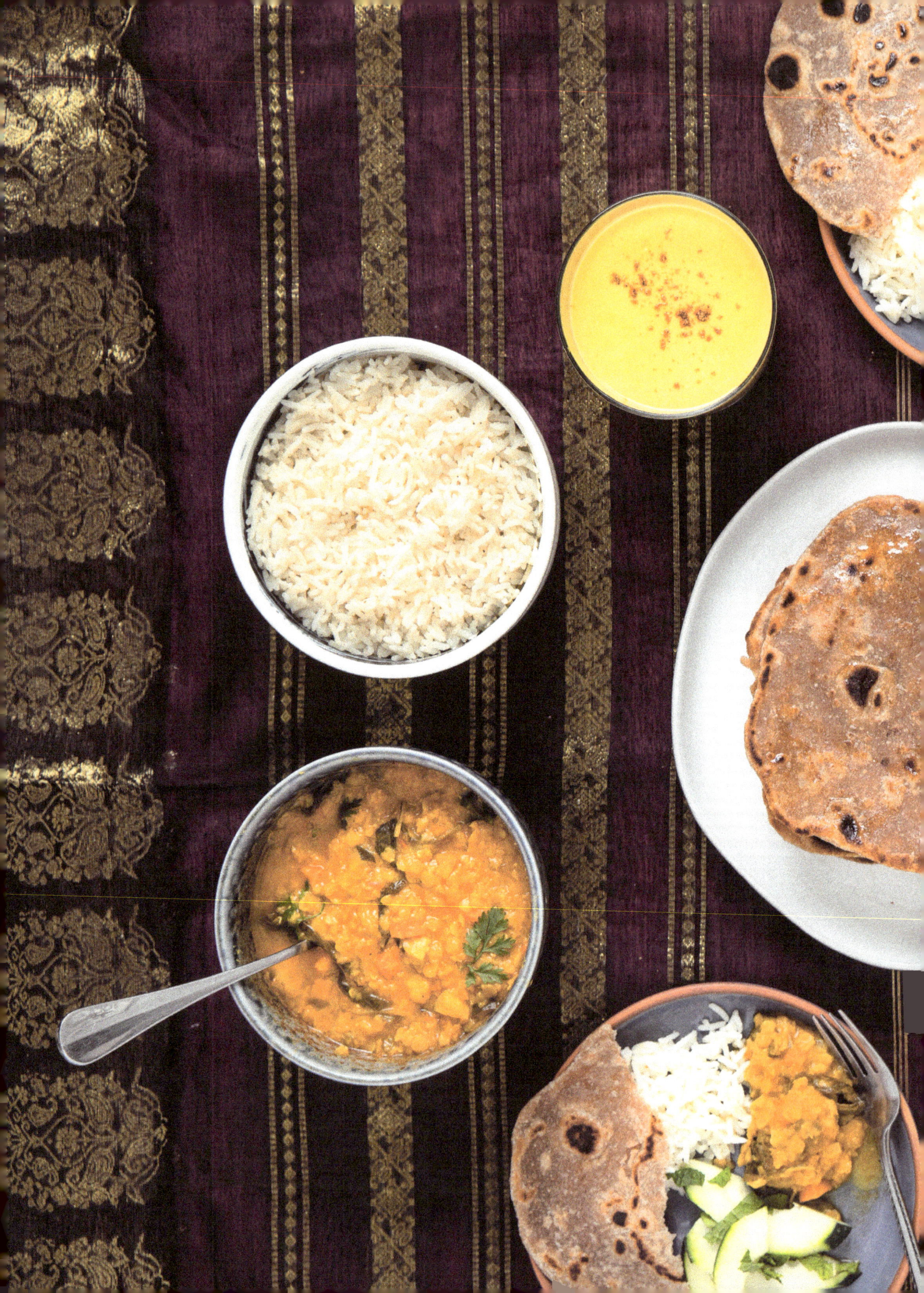

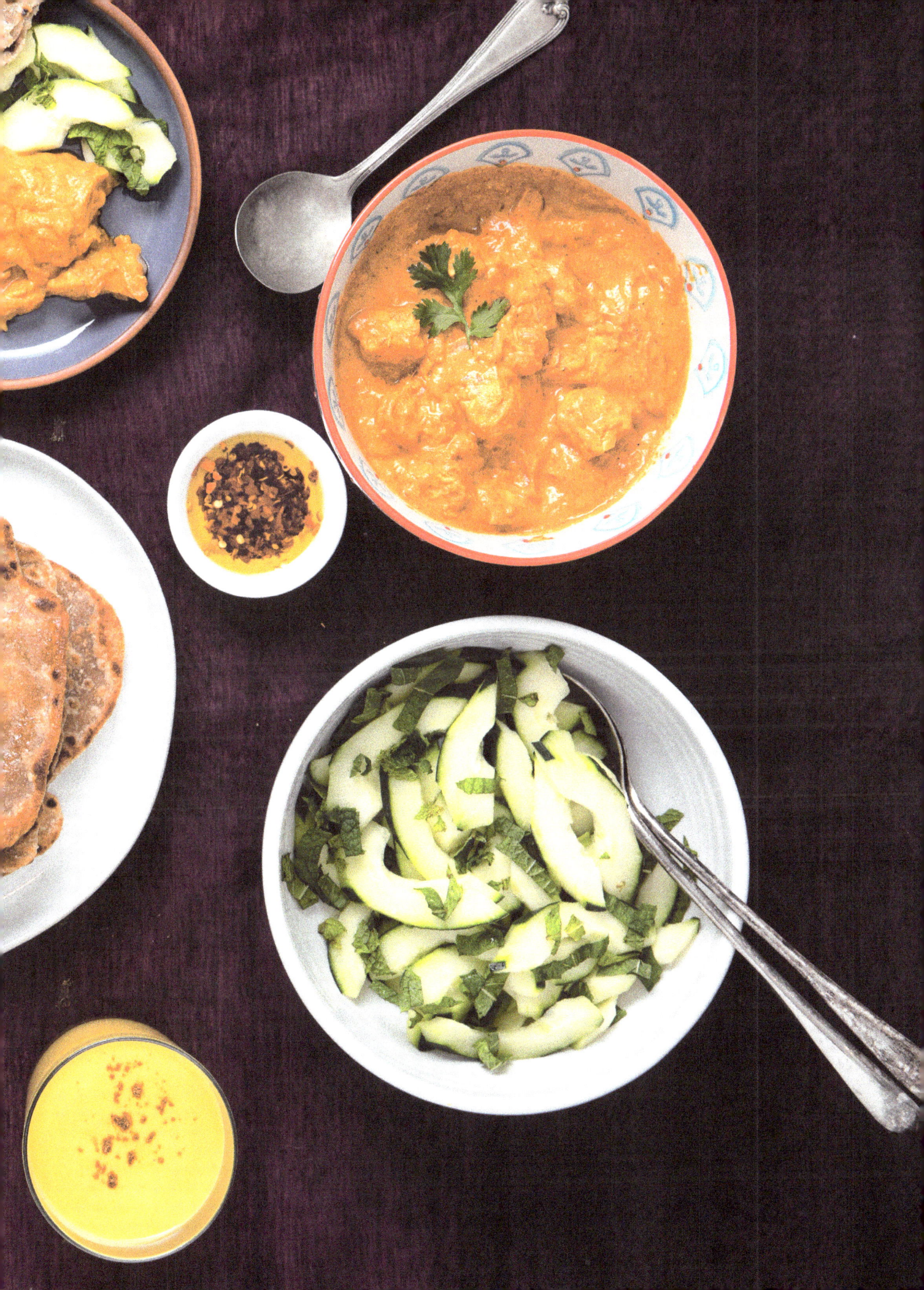

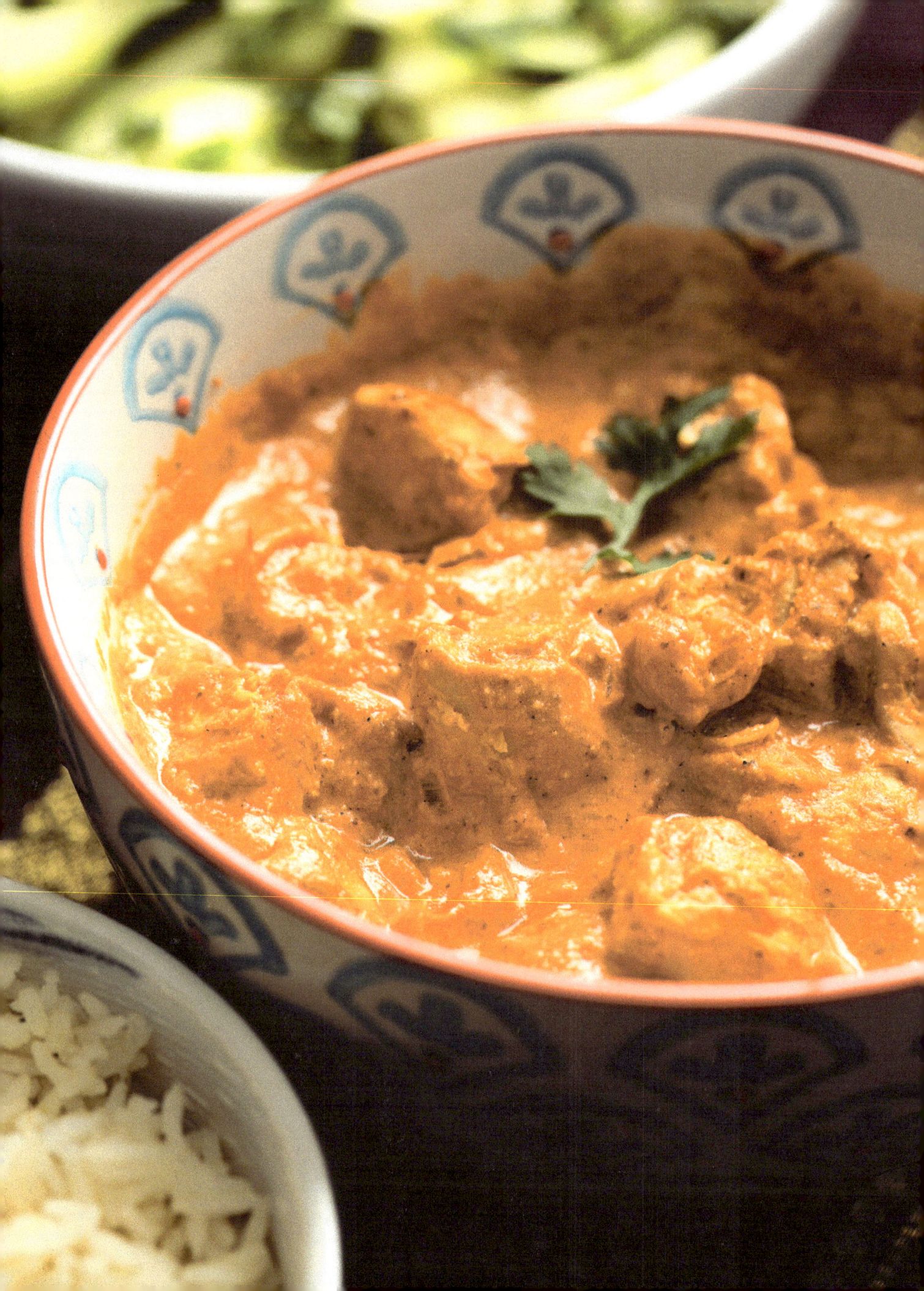

BUTTER CHICKEN

E l pollo con mantequilla es un tipo de curry típico de la cocina India. Esta receta llegó a mi cocina ecológica (orgánica) cuando nos mudamos al norte de California. Tuve tiempo para explorar y desarrollar nuevas recetas, además, ¡ME ENCANTABA COCINAR en la maravillosa cocina de nuestra primera casa! Después de varios intentos, siento que he creado una receta bastante agradable con un sabor estilo Balti bastante auténtico. Era el plato preferido de la amiga de mi hija, Lila, lo probó cuando se quedó a dormir por primera vez en nuestra casa. Ella fue la primera amiga de mi hija en California y todavía lo siguen siendo; como yo lo soy de su madre, incluso antes de aterrizar en los Estados Unidos. Me gusta llamar a este plato *Butter Chicken de Lila*.

1. Prepara el marinado mezclando todos los ingredientes hasta que estén bien combinados.
2. Limpia los trozos de pollo de grasa y ponlos en una olla grande o tazón (bol) con tapadera.
3. Vierte el marinado sobre el pollo, tápalo y ponlo en la nevera durante toda la noche, o al menos ½ día.
4. Antes de comenzar a cocinar, saca el pollo del frigorífico (refrigerador) entre 30 minutos y 1 hora antes, para que se esté a temperatura ambiente.

PARA HACER LA SALSA Y RECETA FINAL:

1. En una sartén a fuego suave tuesta las semillas de hinojo y cilantro ligeramente.
2. Pon las semillas tostadas, los dientes de ajo, el jengibre fresco, las almendras, los tomates, la sal y los granos de pimienta en un procesador de alimentos o batidora y licúa hasta obtener una consistencia suave.
3. Calienta tu olla o wok favorito a fuego medio.
4. Agrega 1 Cucharada de aceite y sella los filetes de contramuslo de pollo, 2 minutos por cada lado, hasta que se doren. Haz esto en tandas y mantenlos calientes.

INGREDIENTES
PARA 4 - 6 PERSONAS

- 1 kg (2.2 lb) de filetes de contramuslo de pollo

MARINADO

- ⅔ taza (160 ml / 5 oz) de yogur natural
- Zumo (jugo) de 1 limón
- ½ cucharadita de pimienta de cayena o chile en polvo
- 1 cucharadita de comino molido
- 1 cucharadita de cilantro molido
- 1 cucharadita de garam masala
- 1 cucharadita de cúrcuma molida
- 1 cucharadita de sal
- Pimienta negra

BUTTER CHICKEN (continuación)

INGREDIENTES

SALSA Y RECETA FINAL

- 2 Cucharadas de aceite de oliva virgen extra (también puedes usar mantequilla o ghee; o una combinación)
- 2 cebollas marrones (españolas) medianas
- 1 Cucharada de semillas de cilantro
- 1 Cucharada de semillas de hinojo
- 2 dientes de ajo
- 2 cm (0.75") de jengibre fresco
- 50 g (1.75 oz / ¼ taza) de almendras
- 1 lata de puré de tomate (400 g / 14.5 oz)
- 1 cucharadita de sal
- ¼ de cucharadita de granos de pimienta negra
- 4 Cucharadas de mantequilla
- Cilantro fresco para decorar

5. Corta las cebollas en cuartos y luego en rodajas finas.
6. Añade 1 Cucharada más de aceite a la olla o wok y fríe (pocha) las cebollas durante unos 3 minutos a fuego medio.
7. Corta los filetes de pollo en trozos pequeños, incorpóralos a la olla y revuelve con la cebolla.
8. Vierte la salsa sobre el pollo y mezcla bien.
9. Tapa la olla y cocina a fuego medio durante 10 minutos.
10. Para terminar el plato, agrega 4 Cucharadas de mantequilla, déjalas derretirse y mezcla hasta que estén bien combinadas.
11. Sirve con cilantro fresco picado.

Aunque parece complicado, créeme, ¡es muy fácil de preparar y está super rico!

Sirve con *ARROZ BLANCO PERFECTO* (página 138), *PARATHA* (página 194) y *ENSALADA DE PEPINO Y MENTA FRESCA* (página 95).

Prepara una receta de *DHAL* (página 125) y tendrás un plato principal *VEGANO*. Este banquete llevará a tus comensales a las calles de Delhi en la India.

Para hacer esta receta *SIN LÁCTEOS*, sustituye el yogur por crema de coco y la mantequilla por aceite de coco. El sabor a coco le va muy bien a este plato.

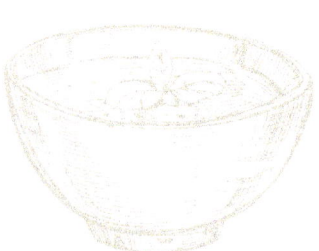

ESTOFADO DE OSOBUCO CON CALABAZA Y CALABACÍN

O*sobuco* u *osso buco* en italiano significa 'hueso con un agujero' (*osso* 'hueso', *buco* 'agujero'), una referencia a la médula ósea en este corte de carne. Por lo general, es un corte de carne barato, sin embargo, me sorprendió mucho que en el norte de California es bastante caro. Esta receta la conocí como una sopa contundente y la he desarrollado para que sea un guiso reconfortante. ¿A quién no le gusta un estofado caliente en un día de frío? Este plato tiene mucho sabor, me encanta la salsa que se forma con la calabaza y el tuétano del hueso. Recuerdo un lunes por la noche que hacía mucho frío y preparé este maravilloso guiso para mi marido y sus amigos después de su sesión de guitarra. Les calentó el alma después de andar en el clima invernal de Melbourne ¡El frío te atraviesa los huesos!

1. Separa la carne de los huesos y córtala en trozos pequeños.
2. Calienta una olla de fondo grueso a fuego medio-alto.
3. Agrega 1 Cucharada de aceite de oliva.
4. Sella el osobuco y sus huesos y reserva; puedes hacer esto en tandas para que se dore bien (añade un poco más de aceite si es necesario) y reserva.
5. Lava las zanahorias y el apio.
6. Pela y pica la cebolla y las zanahorias.
7. Corta el apio en rodajas finas.
8. Calienta otra Cucharada de aceite en la olla.
9. Agrega la cebolla, las zanahorias y el apio y sofríe durante 3 minutos.
10. Reduce el fuego a medio.
11. Aplasta, pela y pica los ajos y saltéalos con las verduras durante 1 minuto.
12. Incorpora el orégano seco, revuelve y fríe por 1 minuto más.
13. Regresa la carne a la olla.
14. Pela y corta la calabaza en dados pequeños.
15. Agrega la calabaza a la olla y mezcla bien.
16. Lava y corta el calabacín en 4 tiras largas y después en rodajas.

INGREDIENTES
PARA 6 PERSONAS

- 1 kg (2.2 lb) de osobuco
- 1 cebolla morada (roja) mediana
- 2 dientes de ajo
- 2 zanahorias medianas
- 2 ramas de apio
- 340 g (0.75 lb / 12 oz) de calabaza
- 2 calabacines (zucchinis) medianos
- 1 lata de tomates triturados o picados (400 g / 14.5 oz)
- 1 taza de *CALDO DE POLLO* (página 28)
- 2 cucharaditas de orégano seco
- Aceite de oliva
- Sal y pimienta al gusto

ESTOFADO DE OSOBUCO CON CALABAZA Y CALABACÍN (continuación)

17. Añade el calabacín y los tomates a la olla.
18. Condimenta con sal y pimienta.
19. Vierte el caldo y agita la olla.
20. Cuando el estofado empiece a hervir reduce el fuego, tapa la olla y cocina a fuego lento durante 30 minutos.
21. Prueba el punto de sal y si el estofado se ha quedado un poco seco, agrega ¼ - ½ taza de caldo (o agua).
22. Cocina 15 - 30 minutos más, dependiendo de lo tierna que prefieras la carne (cuánto más la cocines, más sabor tendrá y más tierna estará).
23. Retira el estofado del fuego y deja reposar durante 10 minutos.
24. Saca el tuétano de los huesos (si no se ha salido durante el cocinado) y mézclalo en el estofado. Esto ayudará a romper la calabaza y crear un plato más cremoso.
25. Ahora puedes descartar los huesos.

Sirve sobre una capa de *ARROZ BLANCO PERFECTO* (página 138), *CUSCÚS BÁSICO* (página 150) o *QUINOA* (página 36) y una *ENSALADA DE PEPINO Y MENTA FRESCA* (página 95).

¡Tus seres queridos te van a pedir que les cocines este guiso todo el tiempo!

Esta receta es perfecta para cocinar en la *OLLA A PRESIÓN* o la *INSTANT POT*. Una vez que hierva el estofado, cierra la olla y cocina a presión alta durante 30 minutos, con una liberación rápida del vapor. Deja reposar durante 15 minutos antes de servir. Sigue las instrucciones de la *INSTANT POT* para cocinar guisos.

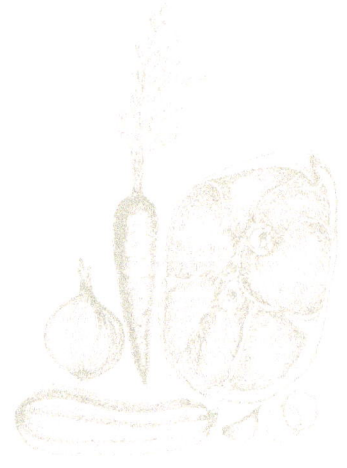

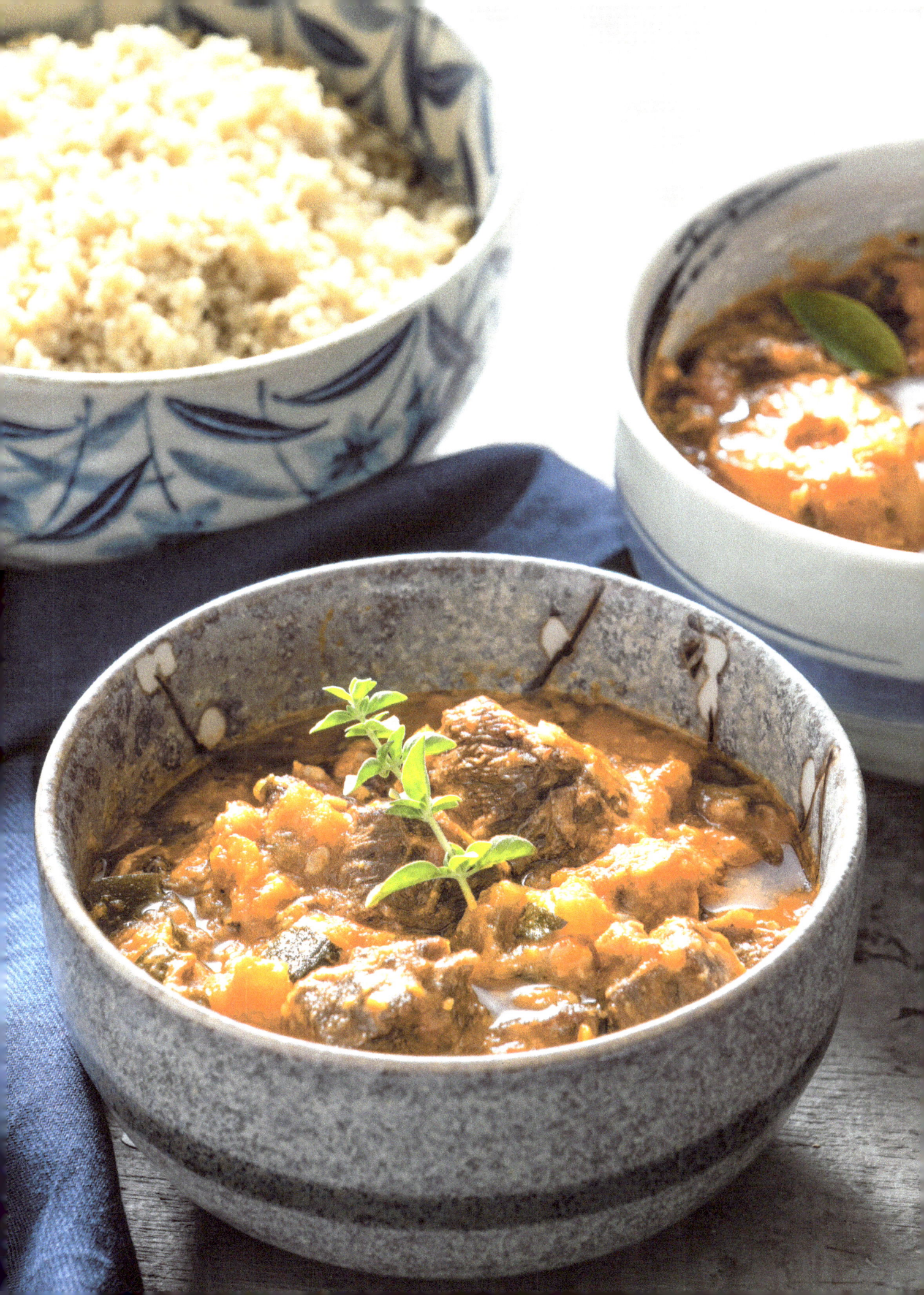

POLLO ASADO CON AJO, LIMÓN Y ROMERO

Como dijo Julia Child: "*El pollo asado siempre ha sido uno de los grandes placeres de la vida*". Me parece que el limón va muy bien con el pollo y la adición del ajo y el romero hacen una combinación perfecta. Esta receta es mi interpretación del pollo a la parrilla de uno de los mejores asadores que conozco, mi querido suegro Salvador. Él se enorgullece de sus raíces argentinas y es el rey de la barbacoa (del asado) donde quiera que vaya. Lo he visto innumerables veces hacer este pollo y estoy muy agradecida de haber creado esta receta. Bueno, he de admitir que mi marido fue el primero que lo cocinó en casa, aunque él lo preparaba debajo de la parrilla (asador) del horno. Me gusta mucho abrir el pollo en mariposa, encuentro que se cocina de manera más uniforme que un pollo entero y tarda menos tiempo en asarse. Aunque suelo utilizar hierbas secas en la mayoría de las recetas de este libro, te animo a que utilices romero fresco en esta receta, la diferencia en el sabor merece la pena tener una planta.

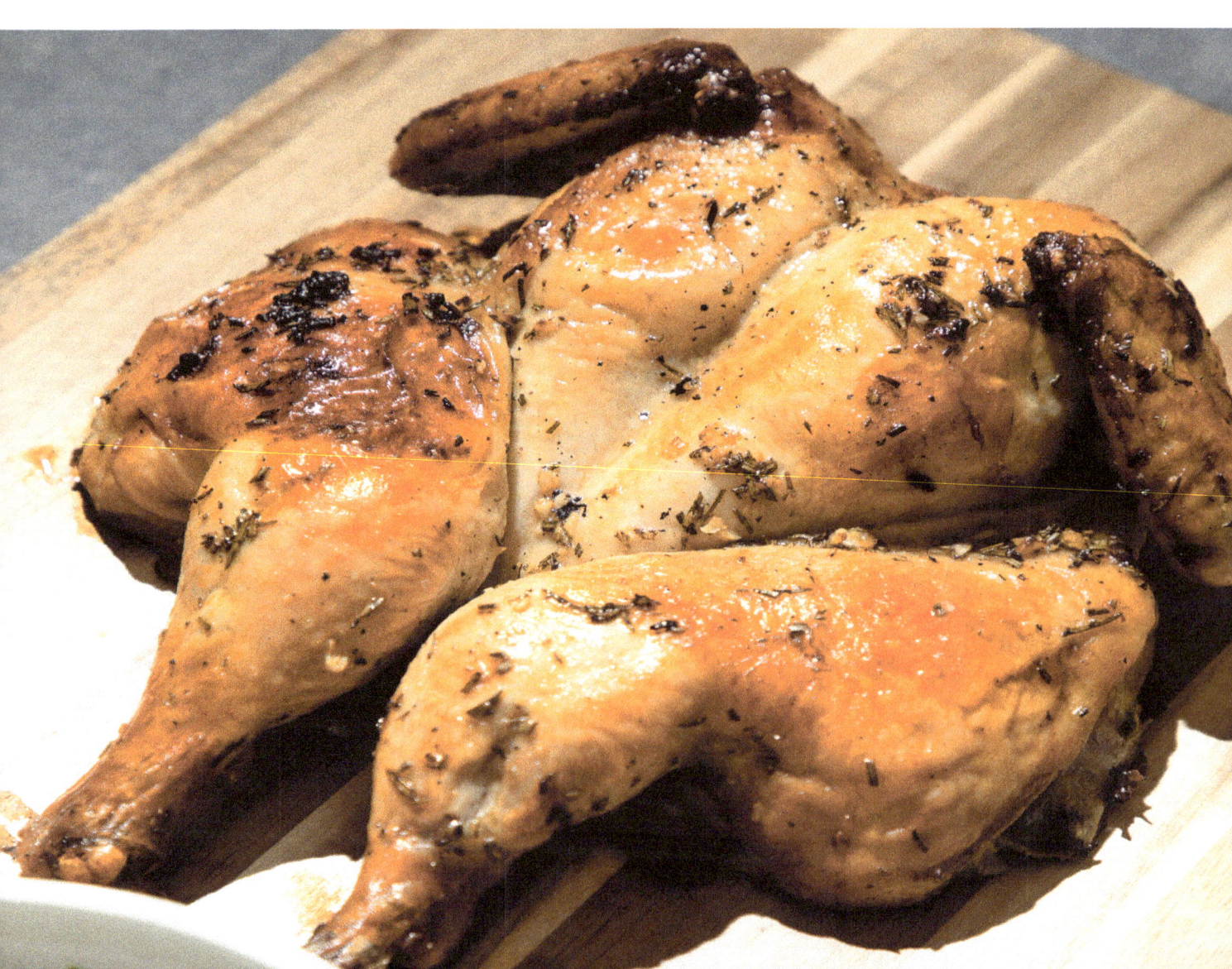

POLLO ASADO CON AJO, LIMÓN Y ROMERO

1. Derrite la mantequilla a fuego lento.
2. Machaca, pela y pica finamente los ajos y pica el romero.
3. Exprime el zumo (jugo) del limón.
4. Prepara el marinado mezclando la mantequilla derretida con el ajo, el limón y el romero.
5. Limpia el pollo a fondo, principalmente la cavidad interior, y sécalo con papel de cocina.
6. Pon el pollo sobre una tabla de cortar con la pechuga hacia abajo, corta a lo largo de la columna y ábrelo usando tijeras de cocina o especiales para cortar pollo.
7. Seca el interior del pollo y pinta con un poco del marinado; condimenta con sal y pimienta.
8. Prepara una bandeja de horno forrada con papel para hornear.
9. Coloca el pollo en la bandeja con la pechuga hacia arriba y presiona firmemente sobre el hueso de la pechuga para aplanar el pollo. Pinta el pollo entero con el marinado y sazona con sal y pimienta.
10. Precalienta el horno a 200 °C (400 °F). Cuando el horno esté listo, hornea el pollo entre 45 minutos y 1 hora (esto dependerá del tamaño del pollo).
11. Comprueba después de 45 minutos insertando un cuchillo afilado entre el muslo y la pechuga. Si sale líquido transparente, el pollo está cocinado.
12. Una vez asado, saca el pollo del horno y déjalo reposar durante 15 minutos antes de cortarlo y servirlo.

Esta es una comida muy reconfortante, la puedes servir con cualquier ensalada o guarnición de este libro.

Me gusta preparar este pollo como una comida completa, poniendo verduras alrededor del ave (zanahorias, cebolla, hinojo, remolacha dorada). Los jugos del pollo y el marinado hacen que las verduras sean un manjar. Preparo esta receta cuando sé que voy a llegar tarde a casa y quiero tener la comida lista: programo el horno para que el pollo esté listo cuando entro por la puerta. ¡El olor alimenta!

INGREDIENTES

PARA 4 - 6 PERSONAS

- 1 pollo entero (1.5 kg - 2 kg / 3.3 - 4.4 lb) preferiblemente ecológico (orgánico) y de corral (campero)
- 1 limón
- 4 dientes de ajo
- 4 Cucharadas de mantequilla salada (50 g aproximadamente)
- 1 Cucharada de romero fresco (o 1 cucharadita de seco)
- 1 cucharadita de sal (o al gusto)
- Pimienta negra recién molida

CHILI CON 'CARMEN'

INGREDIENTES
PARA 4 - 6 PERSONAS

- 1 kg (2.2 lb) de carne picada de ternera
- 1 cebolla morada (roja) mediana, finamente picada
- 1 **chile poblano** o pimiento verde y 1 **chile jalapeño** o chile fresco, ambos finamente picados
- 2 ajos, finamente picados
- 1 lata de 400 g (11 oz) de tomates picados (o triturados)
- 1 lata de 400 g (11 oz) de frijoles pintos o frijoles negros (judías pintas o negras)
- 2 tazas (500 ml / 16 oz) de caldo de pollo o de verduras
- 1 cucharadita de **chile en polvo** o ½ cuharadita de cayena
- 1 cucharadita de **comino** molido, otra de **pimentón** y otra de **orégano** seco
- 1 hoja de laurel seca
- 2 Cucharadas de harina de maíz (harina masa o polenta)
- 1 - 2 Cucharadas de aceite de oliva
- Sal y pimienta al gusto

A mi amigo Remko le encanta la comida mexicana. Parece que cuando venía de visita siempre le cocinaba chili con carne. Por eso 'bautizó' esta receta "*chili con Carmen*", para dejar claro que yo siempre cocinaba la misma comida para él. ¡Te imaginas la vergüenza que sentí! pero vi el humor en la situación y hoy me alegro mucho de llamar esta receta con mi nombre de pila. Conocí a Remko a través de mi querida amiga Nikkie. Son una pareja encantadora con un gran sentido del humor y unos músicos fantásticos. Su precioso hijo Ruben ha heredado el talento musical y el ingenio de sus padres.

1. Calienta 1 Cucharada de aceite en una olla o cacerola grande con fondo grueso y cocina la carne hasta que se dore, reserva y ve haciéndolo por tandas.
2. Agrega más aceite, si es necesario, y saltea la cebolla y el pimiento hasta que estén tiernos, 3 minutos aproximadamente.
3. Incorpora el ajo y el jalapeño, o el chili, y sofríe por 2 minutos más.
4. Vierte los tomates, revuelve hasta que estén bien combinados y añade las especias, de una en una, mezclando constantemente para distribuir uniformemente los sabores.
5. Regresa la carne a la olla y mezcla con la harina de maíz (o polenta). Agrega los frijoles, el caldo y la hoja de laurel. Verifica el condimento y déjalo hervir.
6. Reduce el fuego y cocina a fuego lento durante 1 hora.
7. Antes de servir, retira la hoja de laurel y prueba el punto de sal.

Sirve con *ARROZ BLANCO PERFECTO* (página 138), *GUACAMOLE SIMPLE* (página 72) y totopos (chips de tortilla mexicana).

Esta receta es perfecta para cocinar en la *OLLA A PRESIÓN* y en la *INSTANT POT*. Añade solo ½ **taza** de caldo y cocina a presión alta durante 15 minutos. Para obtener mejores resultados, libera el vapor lentamente y deja reposar durante 15 minutos antes de servir.

El CHILI DE CALABAZA es un plato *VEGANO* delicioso. Sustituye la carne por calabaza cortada en dados, incorpórala a la olla con los frijoles y 1 **TAZA** de caldo de verduras y reduce el tiempo de cocción a ½ hora. (Consulta la receta en mi blog usando el código QR al final de este libro).

ASADO ARGENTINO AL HORNO CON CHIMICHURRI

Al estar casada con un argentino, he comido muchos asados. Cocinar asado es un arte. El asado se cocina tradicionalmente en una parrilla sobre carbón. Mi suegro y mi marido son grandes asadores. Esta receta se me ocurrió cuando celebré la primera Nochebuena en California en la que invitamos a nuestros nuevos amigos daneses. Conocimos a Ole, Carina y sus hermosos hijos en nuestra primera Cena de Acción de Gracias en los EE. UU. en casa de mi querida amiga Daria. Quería compartir nuestras raíces a través de la comida: preparé TAPAS como entrante, asado con chimichurri como plato principal y PAVLOVA (página 219) como postre. ¡Mi marido no estaba muy contento con mi primer intento de asado al horno! Desde entonces ha estado muy implicado en el desarrollo de esta receta. Te aseguro que es lo más parecido a un auténtico asado argentino.

1. Pinta las costillas con aceite de oliva.
2. Pon mucha sal y pimienta por todos lados.
3. Coloca las costillas por el lado del hueso en una bandeja o sartén apta para horno y sella a fuego medio-alto durante 5 minutos, hasta que la médula ósea se ponga negra (esto asegura que el hueso está bien cocido).
4. Precalienta el horno a 180 °C (350 °F).
5. Hornea las costillas durante 45 minutos.
6. Aumenta la temperatura del horno a 200 °C (400 °F) y hornea las costillas 15 minutos más.
7. Transfiere la carne a una bandeja limpia fuera del horno y déjala reposar durante 10 - 15 minutos antes de servir.
8. Sirve un trozo de costilla por comensal con 1 Cucharada de CHIMICHURRI (página 178) y prepárate para el silencio...

INGREDIENTES
PARA 4 PERSONAS

- 1 kg (2.2 lb) de costillas de ternera (res) (o 4 piezas de 1 porción)
- 2 Cucharadas de aceite de oliva
- Sal
- Pimienta negra recién molida

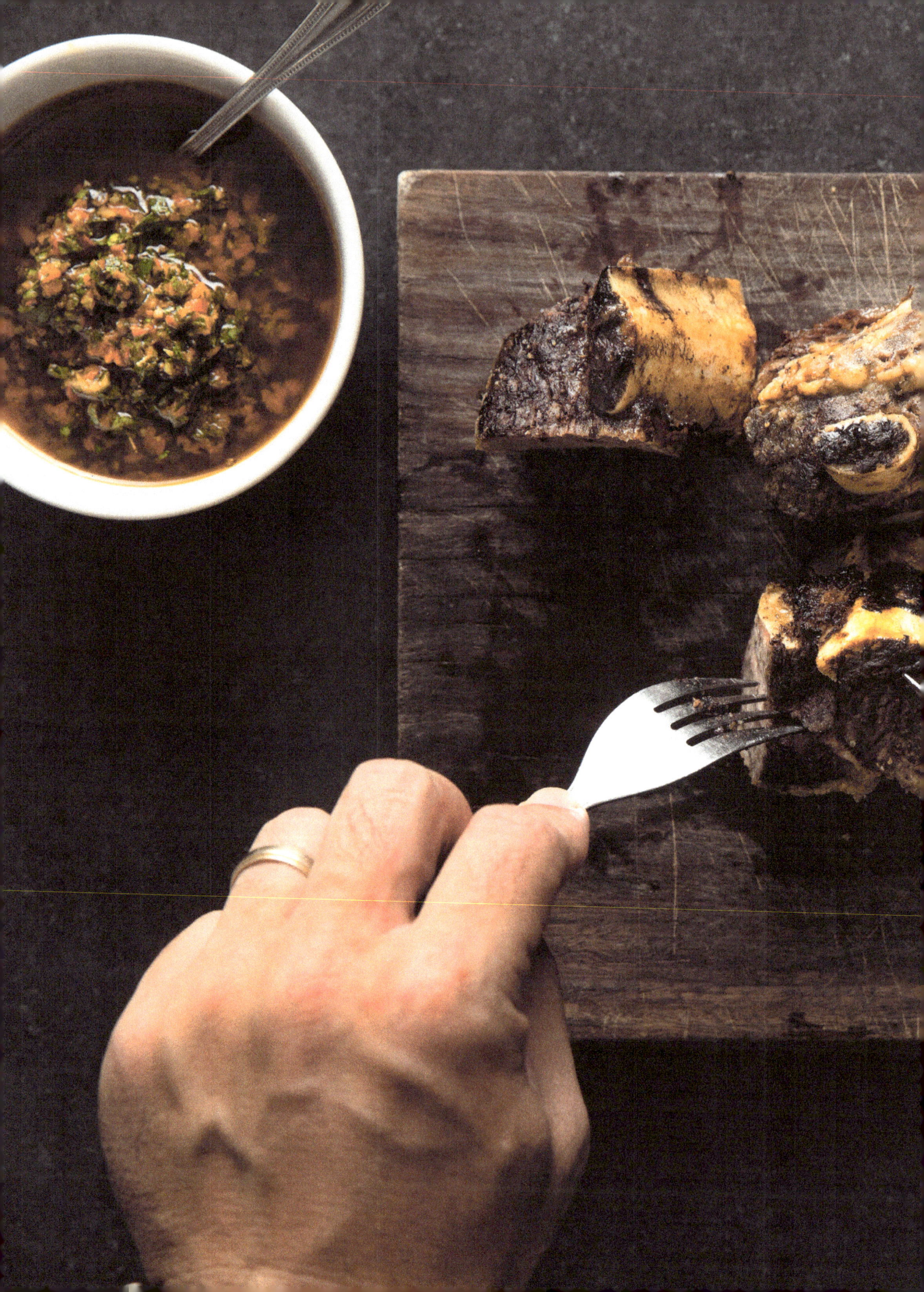

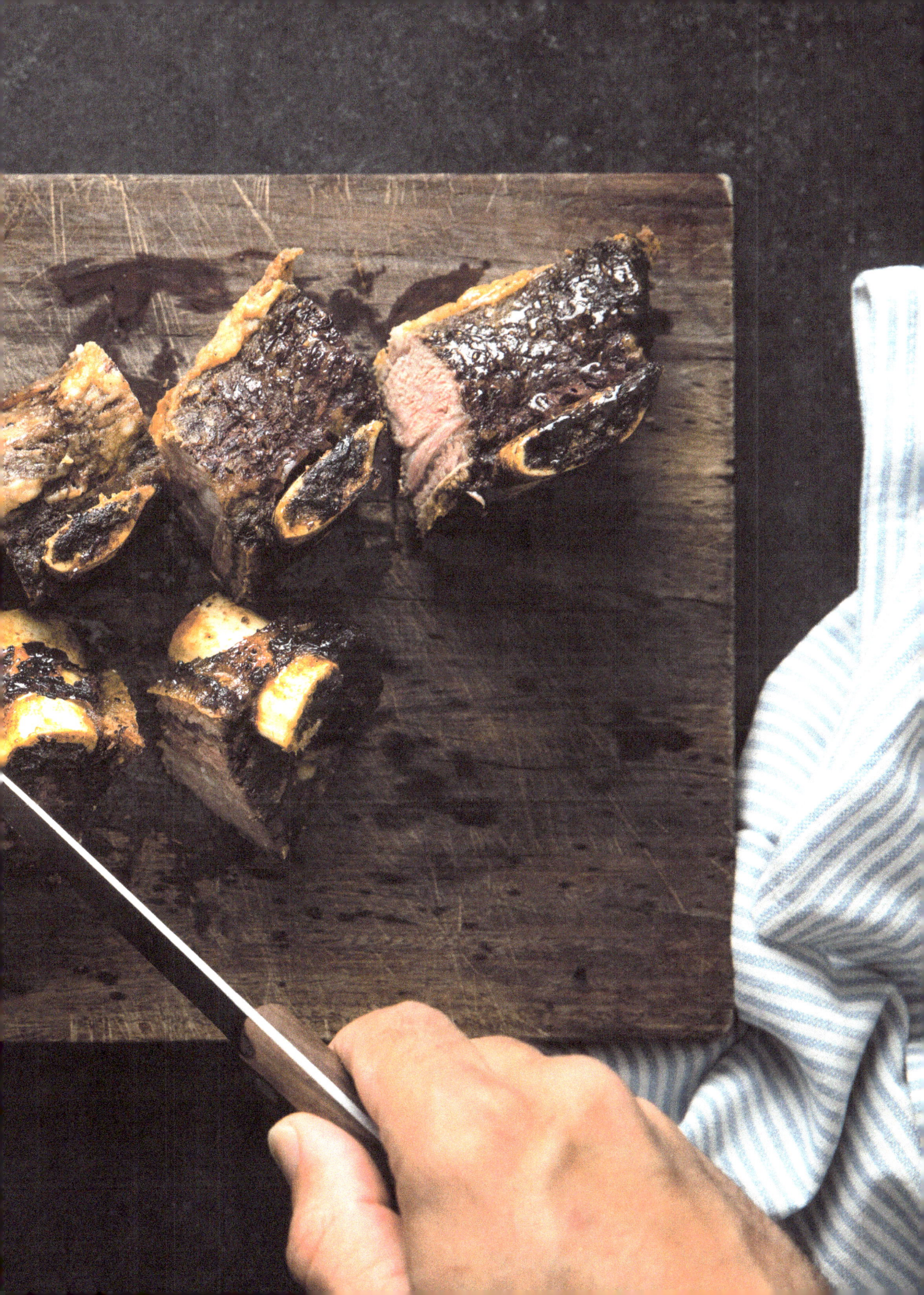

ASADO ARGENTINO AL HORNO CON CHIMICHURRI
(continuación)

INGREDIENTES
CONTINUACIÓN

CHIMICHURRI

PARA 1 ¼ TAZA

- 1 pimiento rojo mediano (morrón)
- 2 dientes de ajo
- ½ cucharadita de sal
- 6 granos de pimienta negra
- ½ manojo de perejil fresco
- 2 cucharaditas de vinagre de sidra de manzana
- ⅔ taza (160 ml / 5 oz) de aceite de oliva extra virgen
- ½ cucharadita de comino molido
- ½ cucharadita de pimentón ahumado español
- ¼ de cucharadita de cayena
- 2 cucharaditas de orégano seco

PARA HACER EL CHIMICHURRI:

1. Machaca los ajos sobre la sal y los granos de pimienta en un mortero hasta formar una pasta.
2. Corta el pimiento en tiras finas y pica en trozos muy pequeños.
3. Pica finamente el perejil incluyendo los tallos; puedes hacer esto usando un procesador de alimentos (o robot de cocina).
4. En un bol, agrega todos los ingredientes secos (el comino, el pimentón, la cayena y el orégano) y mezcla bien.
5. Incorpora el perejil, el pimiento y la pasta de ajo y revuelve bien.
6. Vierte el aceite de oliva y el vinagre y mezcla hasta que todos los ingredientes estén bien combinados.
7. Prueba con un trozo de pan (esta es la mejor forma de hacerlo) y sazona a tu gusto.
8. El sabor del *CHIMICHURRI* mejora con el tiempo. Guárdalo en el frigorífico en un recipiente hermético o en un tarro de cristal.

El *CHIMICHURRI* es una salsa fresca estupenda para acompañar cualquier carne. Va genial con hot dogs, salchichas y choripan. En toda Argentina puedes encontrar diferentes formas de hacerlo. Esta receta es mi favorita, me encanta la frescura del pimiento rojo.

Si tienes invitados *VEGETARIANOS* o *VEGANOS*, marina tofu firme con chimichurri y déjalo en el frigorífico unas horas. Cocina el tofu a fuego medio por ambos lados. Te aseguro que vas a tener un plato ganador. Se lo preparé a mi amiga Lesley en un asado y dijo que era el tofu más sabroso que había comido.

Siempre que comas carne roja, asegúrate de preparar muchas verduras como guarnición. Los argentinos comen el asado con ensalada rusa, patatas fritas y una ensalada verde simple.

Pan & Pizza

"No importa la receta, ¡cualquier panadero puede hacer maravillas en la cocina con buenos ingredientes y una actitud optimista!".

BUDDY VALASTRO

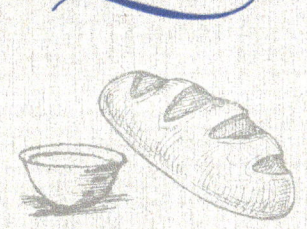

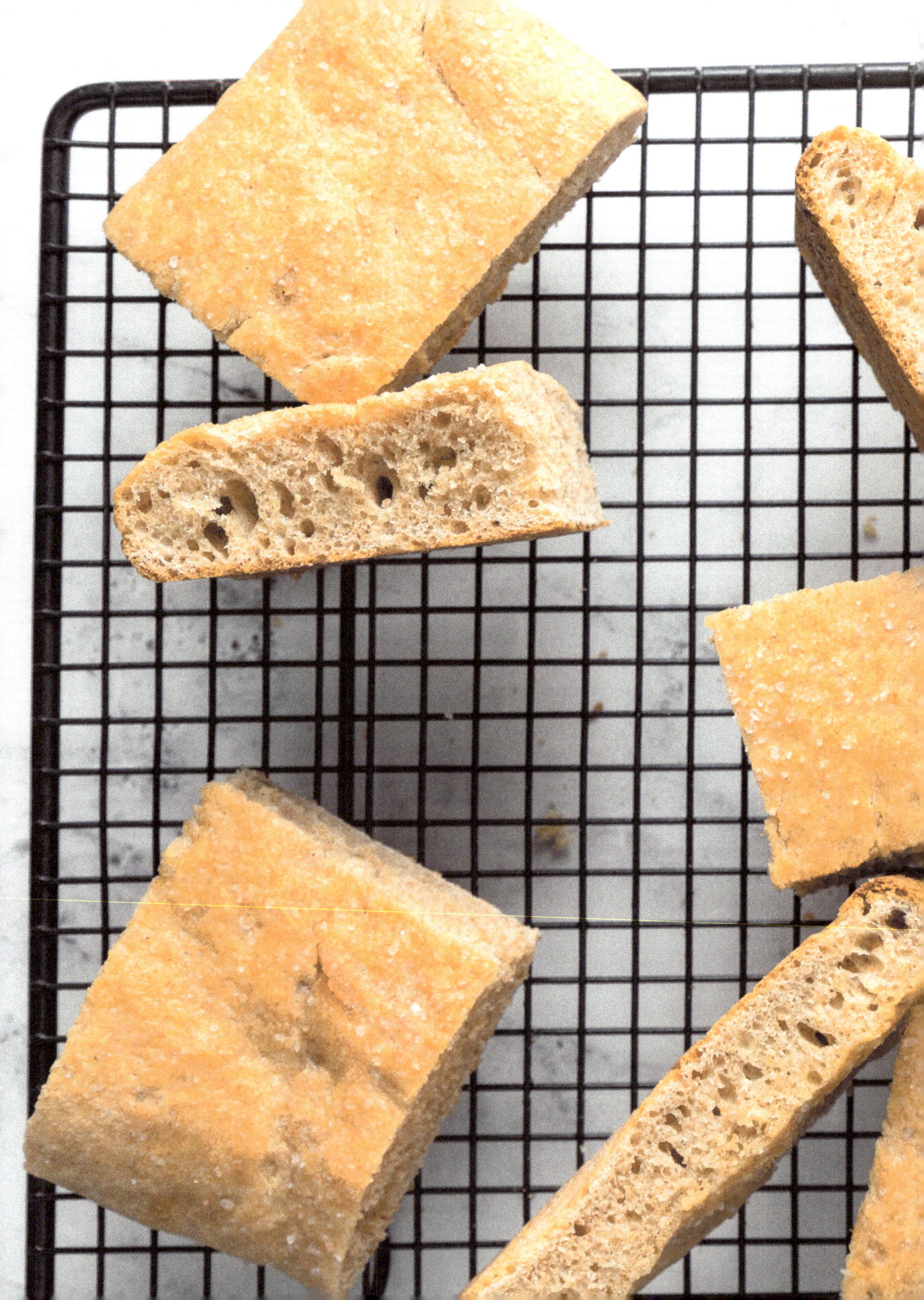

PAN PLANO FÁCIL DE ESPELTA

Aprendí a hacer pan en un curso en la panadería del Convent Bakery en Melbourne, Australia, que mi marido y mi hija me regalaron para el día de la madre. Me encantó la experiencia. Aunque ya había hecho pan antes, quería aprender de los expertos para hacerlo mejor y más al estilo panadería. Desde entonces, he practicado con distintos tipos de pan y de harina. Este pan plano es mi receta básica cuando quiero tener pan caliente recién salido del horno para servir con sopas o cuando tengo invitados. Es muy rápido de preparar y se hornea mientras pones la mesa. A todo el mundo le gusta y siempre me piden que lo haga.

1. Vierte la leche, el agua y la levadura en una cacerola pequeña a fuego lento, revuelve hasta que esté tibia y reserva.

2. Mezcla las harinas y la sal en un bol grande, forma un 'cráter' en el centro, vierte la mezcla de la levadura y el aceite de oliva y mezcla hasta formar una masa suave.

3. Amasa sobre una superficie ligeramente enharinada durante 5 minutos y añade un poco más de harina si la masa está demasiado pegajosa. Puedes hacer todo este proceso usando una máquina amasadora con el accesorio de gancho (así es como lo hago).

4. Engrasa un bol con un poco de aceite, espolvorea con semolina, coloca la masa, cúbrela con un paño de cocina y déjala reposar durante 30 minutos o hasta que la masa haya doblado su tamaño.

5. Precalienta el horno a 200 ºC (400 ºF), engrasa la bandeja de horno con aceite y espolvorea con semolina.

6. Deja caer la masa de pan sobre la bandeja, pon un poco de aceite en tus manos y aplástala suavemente con las palmas de las manos hasta que llegue a los bordes de la bandeja y tenga el mismo grosor en toda la superficie.

7. Unta la masa con aceite de oliva extra y espolvorea con romero o tomillo y mucha sal.

8. Hornea durante 20 minutos.

9. Deja reposar el pan en la bandeja durante 5 minutos, corta en pedazos y sirve en una tabla de madera.

INGREDIENTES

PARA UNA BANDEJA DE 32 x 22 cm (13" x 9")

- 1 ⅓ taza de harina de espelta (200 g / 0.44 lb / 7 oz)
- 1 taza de harina de sémola (semolina) 150 g / 0.33 lb / 5.3 oz)
- ⅓ taza de harina para todo uso (50 g / 0.11 lb / 1.7 oz)
- 2 cucharaditas de levadura seca (o una bolsita de 7 g / ¼ oz)
- ¾ taza de leche (180 ml / 6 oz)
- ½ taza de agua (125 ml / 4 oz)
- 1 Cucharada de aceite de oliva
- 1 cucharadita de sal

NOTA:

Te invito a que experimentes con diferentes tipos de harinas y condimentos, pero recuerda que esto no es una focaccia.

PAN INTEGRAL BÁSICO

INGREDIENTES
PARA 1 PAN

- 1 taza (250 ml / 8 oz) de suero de leche casero a temperatura ambiente (*CONSEJOS Y TRUCOS*; página 19)
- ⅔ taza (160 ml / 5 oz) de agua tibia
- 2 cucharaditas de levadura seca o 1 paquete (7 g / ¼ oz)
- 1 ½ tazas (225 g / 0.5 lb) de harina integral
- ⅔ taza (100 g / 0.22 lb) de harina todo uso (o de fuerza)
- 1 taza (150 g / 0.33 lb) de harina de sémola (semolina)
- 1 Cucharada de aceite de oliva
- 1 cucharadita de sal

Este pan es perfecto para bocadillos, sándwiches y tostadas. Puedes usar cualquier harina (excepto sin gluten) e incluso agregar semillas, aceitunas y / o frutos secos. Me gusta mucho la textura de la harina de trigo integral y el hecho de que tiene mucha fibra. Siempre tengo una barra de este pan en casa. A veces hago el doble y guardo uno en el congelador. Suelo prepararlo usando mi máquina amasadora, es más suave para mis manos, más limpia y más rápida. Sin embargo, siempre amaso un poco a mano al final, lo encuentro muy terapéutico, además de aportar más elasticidad al pan. Las instrucciones en esta receta son para una experiencia práctica a mano completa en la elaboración de pan, que te recomiendo pruebes al menos una vez. A los niños les encanta manipular la masa; ellos disfrutarán mucho de la experiencia y te ayudarán cuando el gluten comience a activarse y la masa empiece a endurecerse. Asegúrate de que no trabajen demasiado la masa o terminarás con un pan muy duro. Estoy segura de que vas a hacer tu propio pan casero con más frecuencia de lo que pensabas.

1. Mezcla el suero de leche y el agua en un tazón. Incorpora la levadura y revuelve hasta que esté bien disuelta.
2. Mezcla las harinas con la sal en otro bol, haz un hueco en el centro y vierte la mezcla de levadura.
3. Añade lentamente el aceite de oliva y mezcla hasta que se forme una masa suave y pegajosa.
4. Aceita un poco tus manos y pon la masa sobre una superficie ligeramente engrasada con aceite y amasa durante 5 minutos.
5. Deja reposar la masa 5 minutos (este es un paso muy importante, permite que la masa se relaje) y vuelve a amasar por 5 minutos más.
6. Engrasa ligeramente un bol grande y esparce con semolina. Pon la masa en el bol, cúbrela con un paño de cocina y déjala reposar de 30 minutos a 1 hora, hasta que duplique su tamaño.
7. Unta un molde para hornear pan con aceite y espolvorea una pizca de semolina.
8. Vuelve a engrasar tus manos y coloca la masa sobre una superficie ligeramente engrasada con aceite, saca el aire

PAN INTEGRAL BÁSICO

apretando suavemente la masa mientras le das forma rectangular y enrolla la masa desde el extremo corto para crear el pan.

9. Introduce la masa en el molde con el pliegue hacia abajo y dobla los extremos por debajo.
10. Rocía el pan con agua y espolvorea un poco de harina para darle un aspecto rústico y de panadería.
11. Introduce en un horno frío y ajusta la temperatura a 220 °C (425 °F). Hornea durante 30 minutos (lee mi nota a continuación).
12. Reduce la temperatura a 200 °C (400 °F) y hornea durante 20 - 25 minutos más, hasta que el pan suene hueco al golpearlo cuando lo saques del molde.
13. Deja reposar durante 5 minutos dentro del molde.
14. Déjalo enfriar completamente sobre una rejilla.

NOTA: he compartido el truco de ahorrar la segunda fermentación del pan empezando con el horno frío. Me gusta este truco porque acelera el tiempo de horneado. Sin embargo, si tienes tiempo y para obtener mejores resultados, fermenta el pan una vez más después de haberlo colocado en el molde, durante 30 minutos adicionales, o haya duplicado su tamaño. Precalienta el horno a 200 °C (400 °F) y hornea el pan durante 40 - 45 minutos y si suena a hueco cuando se golpea en la parte inferior está listo.

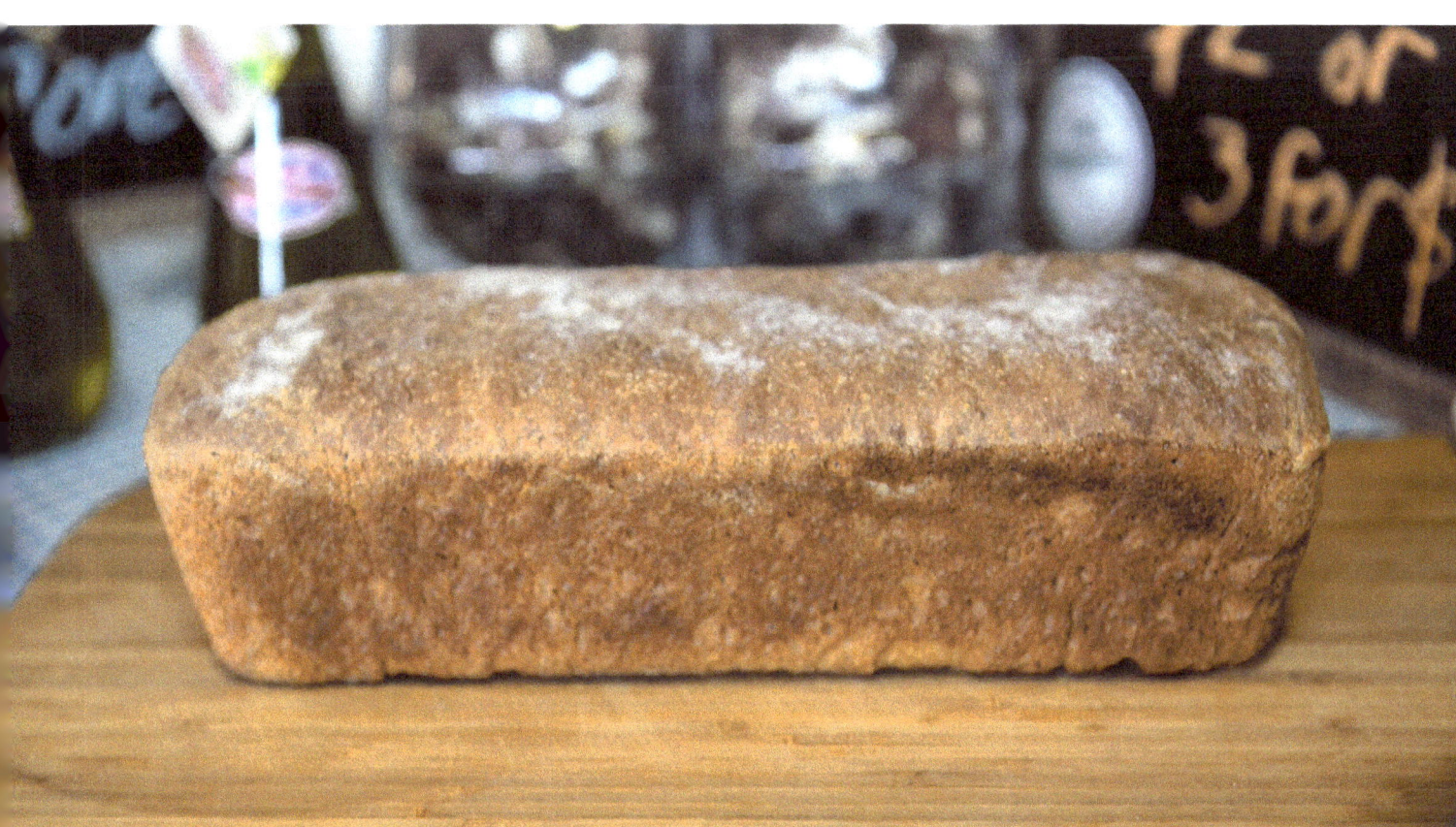

CHALLAH

La palabra *Challah* es de origen bíblico. Este pan especial de la cocina judía generalmente se trenza y se come tradicionalmente en ocasiones ceremoniales. Pronunciado *Jallah* (Jaa · lah), este pan es ideal para hacer tostadas francesas, mejor que el brioche en mi humilde opinión sin intención de ofender a nadie. Esta receta es el resultado de haber probado una receta tradicional que me pasó mi amiga Romina. Ella ha asistido a algunas de mis clases de cocina en español. Ambas compartimos nuestra conexión con Argentina y el cariño por nuestra querida amiga Aurora. A ellas les une el fútbol, sus hijos y su gran actitud ante la vida; son dos mujeres estupendas y muy divertidas.

1. En un bol grande (o en el bol de la amasadora de pan), disuelve la levadura con el agua tibia y el azúcar. Deja reposar 5 - 10 minutos hasta que espume.
2. Incorpora 1 taza de harina (150 g) y comienza a mezclar.

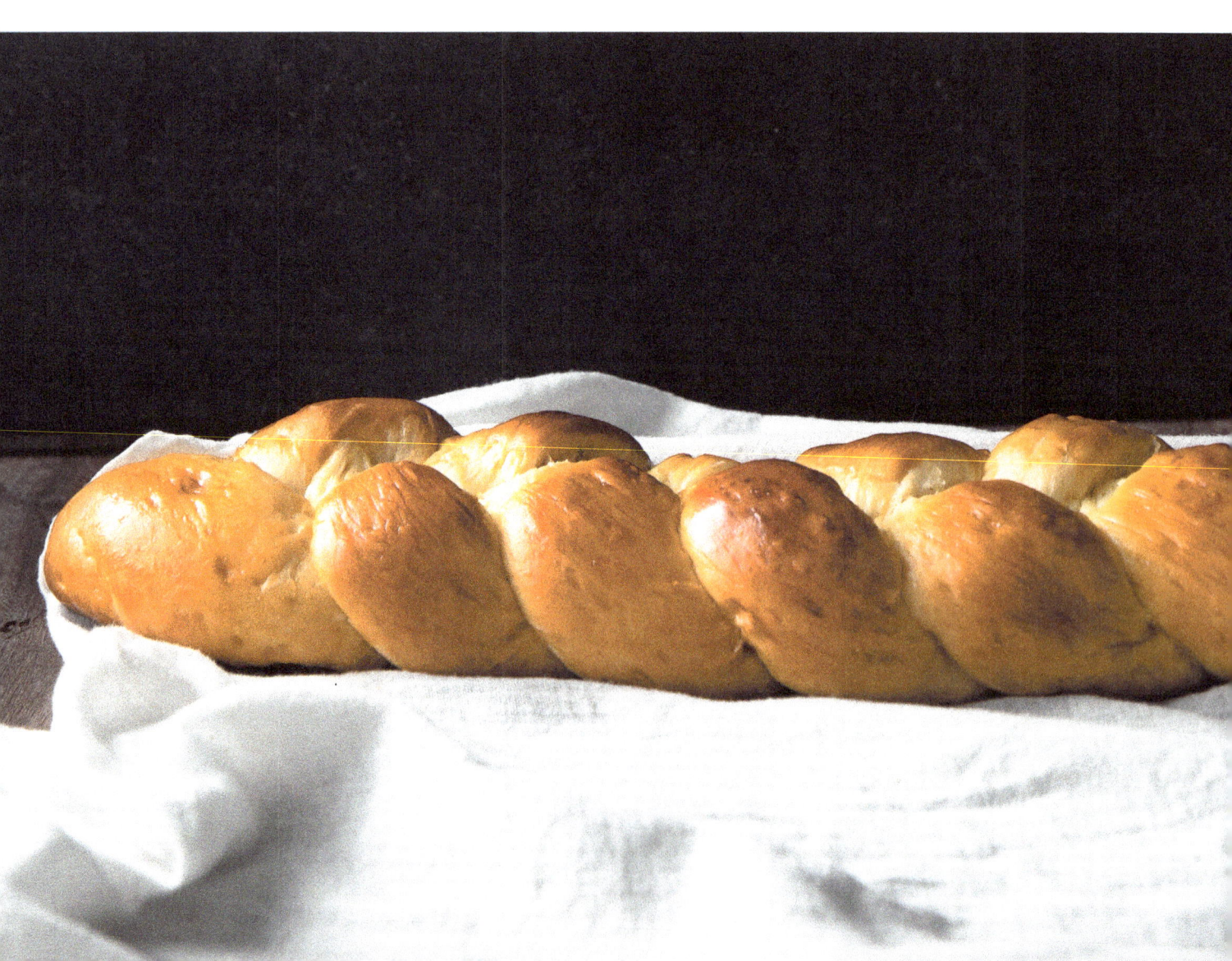

CHALLAH

3. Bate el huevo con el aceite y la sal. Vierte la mezcla en el bol y sigue mezclando.
4. Agrega la harina restante y mezcla hasta que obtengas una masa de textura suave.
5. Vuelca la masa sobre una superficie ligeramente enharinada y amasa durante 5 minutos (o usa la máquina amasadora).
6. Engrasa ligeramente un bol grande con un poco de aceite y esparce un poco de semolina.
7. Introduce la masa en el bol, cubre bien con un paño de cocina y deja reposar 1 - 2 horas (hasta que doble en tamaño).
8. Precalienta el horno a 180 °C (350 °F).
9. Remueve el aire de la masa con cuidado y ponla sobre una encimera (mesada) ligeramente enharinada.
10. Divide la masa en 3 partes iguales y enrolla en tiras de unos 3.8 cm (1.5") de espesor y 40 cm (16") de largo.
11. Junta y pega los extremos de las tres tiras con firmeza y empieza a trenzar por la tira del medio hasta completar una trenza de pan.
12. Prepara una bandeja de horno con papel para hornear y esparce un poco de semolina.
13. Coloca la trenza de *Challah* en la bandeja y pinta con el huevo batido.
14. Hornea 25 - 30 minutos, hasta que esté dorada.
15. Deja reposar el pan durante 5 minutos en la bandeja de horno y déjalo enfriar completamente sobre una rejilla.

Para obtener mejores resultados, fermenta el *Challah* por segunda vez, hasta que duplique su tamaño (de 30 minutos a 1 hora aproximadamente) y luego hornea siguiendo la receta.

Usa este pan *Challah* para hacer TOSTADAS FRANCESAS (página 61), como pan dulce para el desayuno o para compartir en las celebraciones. Como dice Marnie Winston-Macauley: *"El Challah es único y debe dosificarse directamente, con amor y respeto"*.

INGREDIENTES
PARA 1 PAN

- ⅓ + ¼ taza (140 ml / 4.7 oz) de agua tibia
- 1.5 cucharaditas de levadura seca
- ⅓ taza (70 g / 2.5 oz) de azúcar morena (sin refinar)
- 1 huevo
- 300 g (2 tazas / 0.66 lb / 10.58 oz) de harina para todo uso
- 2 Cucharadas de aceite de oliva
- 1 cucharadita de sal
- 1 yema de huevo mezclada con 1 Cucharada de agua para pintar el pan (usa la clara del huevo para hacer SORBETE DE FRESA Y ALBAHACA; página 216)

PANE DI CASA

INGREDIENTES
PARA 1 PAN

- 300 ml (1 ¼ taza aproximadamente / 10.15 oz) de agua fría filtrada
- 0.5 cucharadita de levadura seca
- 250 g (1 ⅔ taza / 0.55 lb) de harina para todo uso (o de fuerza)
- 250 g (1 ⅔ taza / 0.55 lb) de harina de sémola (semolina)
- 1 Cucharada de aceite de oliva
- 1 cucharadita de sal

Pane di casa se traduce como *pan casero*. Me siento muy afortunada de tener esta receta. Este es el tipo de pan que solía comprar en la panadería local en Melbourne, Australia. El panadero que dirigió el curso de hacer pan al que asistí había sido gerente de esa panadería y compartió esta receta al final de la clase. Este pan es muy rústico y saludable. Me encanta el hecho de que utiliza muy poca levadura, debido a que se deja reposar durante la noche y así el sabor se intensifica y resulta un pan delicioso. Este es el pan perfecto para hornear el fin de semana. Siempre preparaba *Pane di Casa* de espelta para vender en los mercados. Solían venderse muy rápido. Recuerdo como enseñé a hacer este pan a mi querida amiga Mariana. ¡Cómo amasa esa mujer! ¡No necesita ninguna máquina! Nos conocimos a través de una amiga en común antes de ser madres, y nuestras hijas nos unieron. Agradezco mucho su amistad y la de nuestras familias.

1. Por la tarde, mezcla todos los ingredientes hasta que obtengas una masa suave (puedes usar la máquina amasadora).

2. Coloca la masa sobre una superficie ligeramente enharinada, amasa durante 10 minutos y moldéala en una bola (o deja que la máquina haga el trabajo).

3. Engrasa ligeramente un bol grande con aceite, espolvorea con un poco de semolina e inserta la masa en el bol, cúbrela bien con un paño de cocina y ponla dentro del microondas durante toda la noche (esto asegura que el aire no seque la masa).

4. Por la mañana, vuelca la masa sobre una superficie ligeramente enharinada y golpea suavemente con las palmas de las manos.

5. Moldea la masa en un rectángulo y dóblala en tres desde un borde corto, como si estuvieras haciendo un sobre.

6. Enrolla y estira suavemente hasta que obtengas una forma de pan de Viena (una baguette grande de aspecto rústico).

7. Cubre una bandeja de horno con papel para hornear y esparce un poco de semolina.

8. Pon la masa moldeada con el pliegue hacia abajo sobre la bandeja preparada.

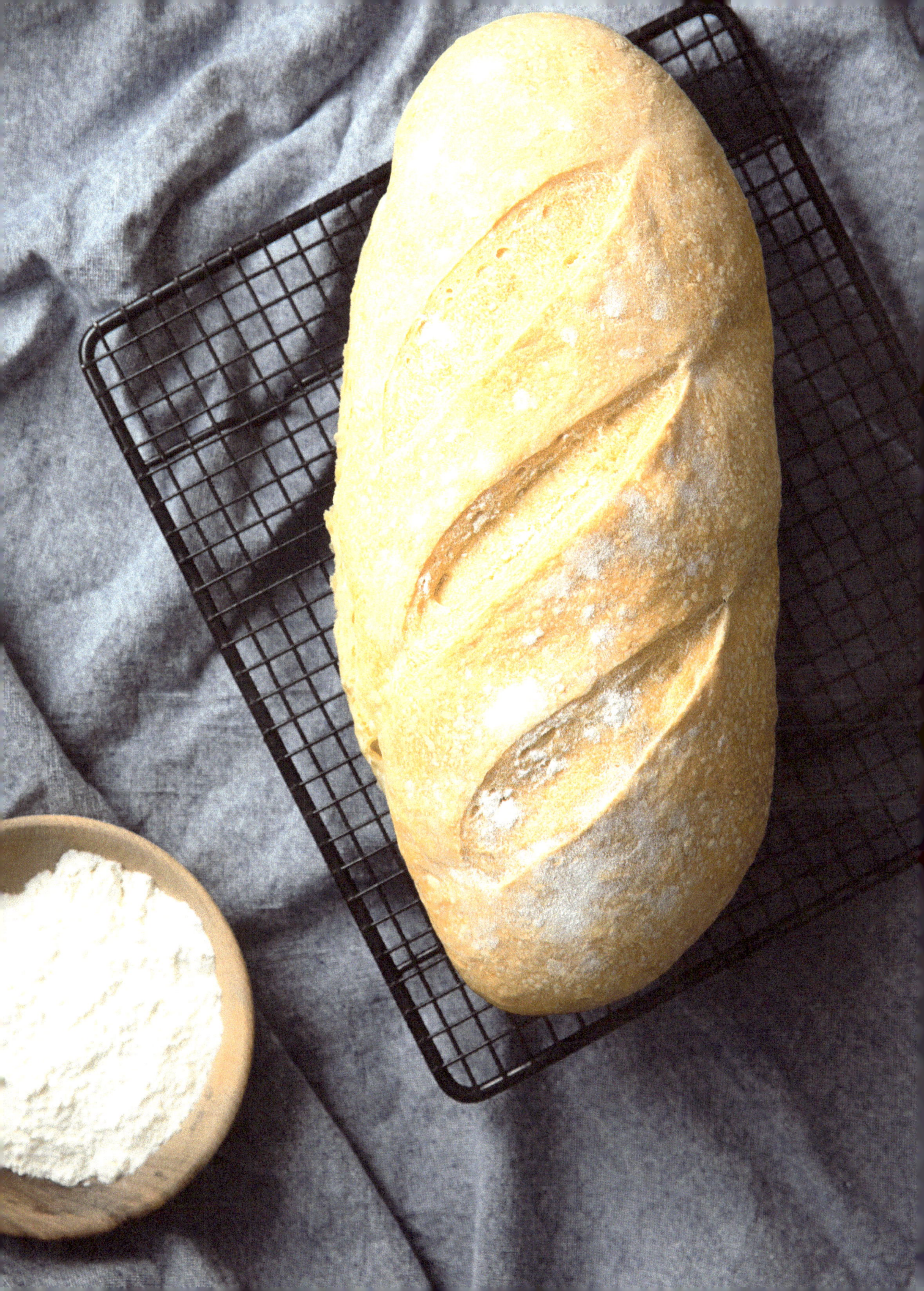

PANE DI CASA (continuación)

9. Cubre el pan con un paño de cocina, vuelve a ponerlo en el microondas y déjalo fermentar 1 hora más.
10. Precalienta el horno a 220 °C (425 °F).
11. Marca el pan haciendo 3 - 4 cortes diagonales con un cuchillo muy afilado o una cuchilla (marcador) de pan, rocíalo con agua y espolvorea un poco de harina para darle un aspecto rústico y de panadería.
12. Hornea durante 20 minutos. A continuación, reduce la temperatura del horno a 200 °C (400 °F) y hornea 20 - 25 minutos adicionales, hasta que el pan suene a hueco cuando se golpee en la base.
13. Deja reposar el pan durante 5 minutos en la bandeja de horno y déjalo enfriar completamente sobre una rejilla.

Te va a encantar la textura y el sabor de este pan. Te recomiendo que experimentes con otras harinas. El *Pane di Casa* de centeno está muy rico. No tengas miedo de no conseguir darle la forma perfecta de pan de Viena, cuanto más rústico se vea mejor. Además, mejorarás a medida que sigas practicando.

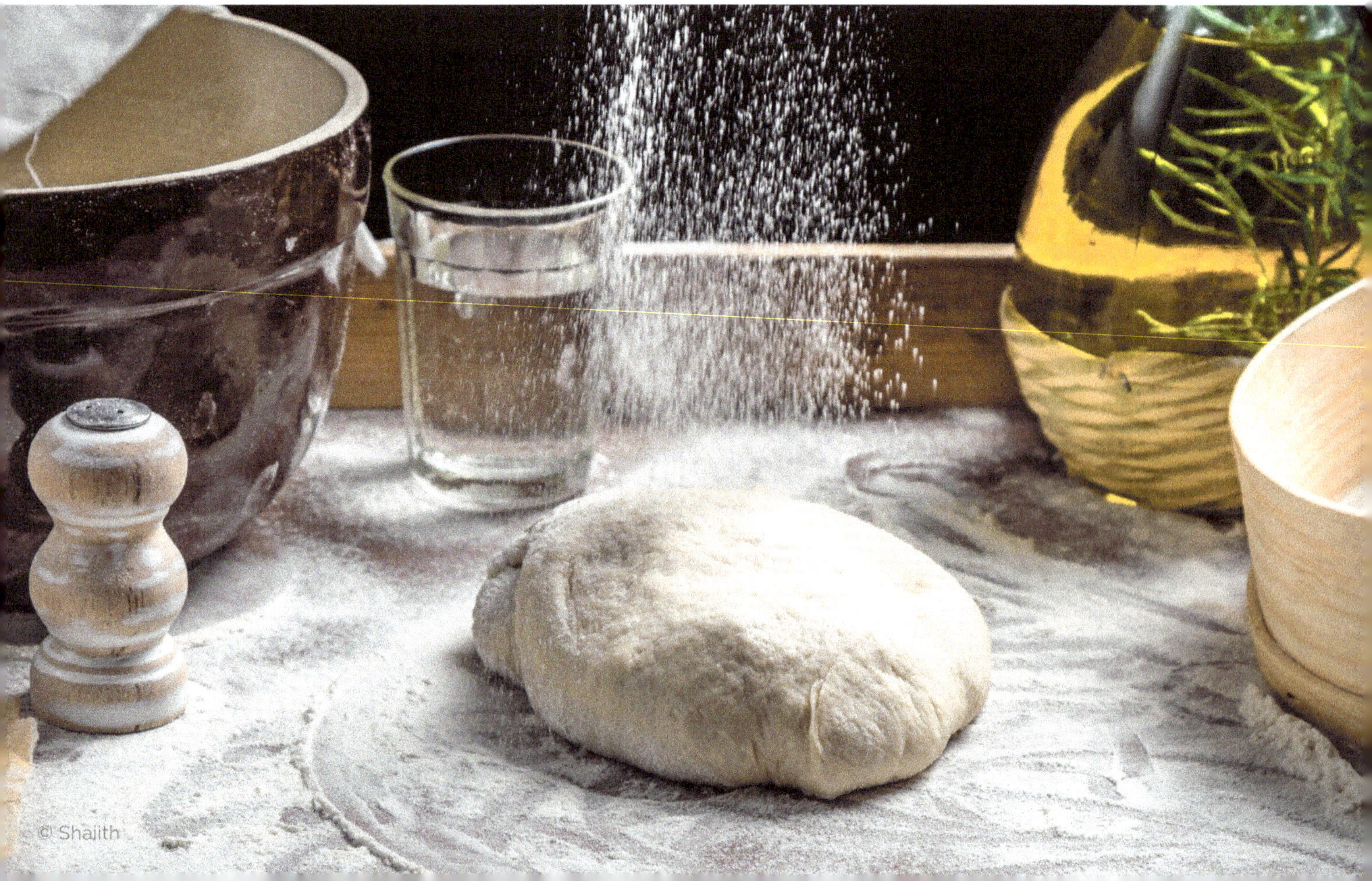

PIZZA DE ESPELTA

Descubrí la harina de espelta mientras me recuperaba de una enfermedad que padecí durante dos años. Mi doctora me recomendó que evitara las harinas refinadas y los alimentos fermentados. Mi pasión por la cocina me llevó a investigar harinas alternativas para poder seguir disfrutando de algunas comidas. La espelta es un grano antiguo y una excelente fuente de proteínas, fibra, vitaminas del grupo B y algunos minerales, además funciona tan bien como la harina común (para todo uso) en la mayoría de las recetas, pero es una opción más saludable. La adición de sémola de trigo (semolina) le da a esta masa una textura especial y crujiente.

1. Activa la levadura seca con el agua tibia mezclando bien en un bol y reserva. El agua tibia debe estar a 37 - 40 °C (90 - 105 °F).
2. Pon las harinas y la sal en la máquina amasadora y mezcla durante unos segundos (también puedes hacer esto a mano). Incorpora la levadura activada con el agua y el aceite de oliva, y mezcla a velocidad media hasta formar una masa compacta, amasando durante 5 minutos.
3. Pon la masa en un recipiente engrasado con aceite, cubre con un paño de cocina limpio y deja reposar 30 minutos, o hasta que duplique su tamaño. El mejor lugar para fermentar la masa es dentro del microondas.
4. Engrasa tus manos y forma cuatro bolas iguales con la masa.
5. Corta papel para hornear del mismo tamaño que la bandeja o piedra para horno, rocía con aceite de oliva y espolvorea un poco de semolina.
6. Precalienta el horno a la temperatura más alta (250 - 280 °C / 450 - 500 °F) y mete las bandejas o piedras para la pizza a precalentar; esto asegura una base crujiente.
7. Estira las bolas de masa usando un rodillo, o con las manos engrasadas, sobre el papel preparado. Prepara las pizzas con tus ingredientes favoritos y con la ayuda del papel y teniendo mucho cuidado, colócalas sobre la bandeja o piedra caliente y hornea 10 - 15 minutos.

A mi familia le gustan las pizzas de masa fina, pero si prefieres una base de pizza más gruesa divide esta receta en 3 partes iguales. ¡Nunca volverás a comprar pizza, Buon Appetito!

INGREDIENTES

PARA 4 PIZZAS MEDIANAS

- 2 tazas de harina de espelta (300 g / 0.66 lb / 10.6 oz)
- 1 taza de harina de sémola trigo / semolina (150 g / 0.33 lb / 5.3 oz)
- ⅓ taza (50 g / 0.11 lb / 1.8 oz) de harina para todo uso o de fuerza
- 2 cucharaditas de levadura seca
- 310 ml de agua tibia (1 ¼ taza / 10 oz)
- 1 Cucharada de aceite de oliva
- 1 cucharadita de sal

PIZZA BLANCA DE CALABACÍN, SALCHICHA Y PROVOLONE

INGREDIENTES
PARA 1 PIZZA MEDIANA

- ¼ o ⅓ de *MASA DE PIZZA DE ESPELTA* (página 189)
- 1 calabacín pequeño (zucchini)
- 1 salchicha italiana pequeña (o cualquier otra que te guste)
- 125 g (¼ lb aproximadamente) de queso provolone
- ½ cucharadita de tomillo seco
- Aceite de oliva virgen extra
- Sal y pimienta al gusto

Me gusta mucho experimentar con diferentes ingredientes para pizzas. Encontré esta pizza en una sección gourmet de un famoso centro comercial en Madrid, España. Mi prima Tere y su encantador marido Pedro me llevaron con nuestras hijas durante la última Navidad que pasamos con ellos. El lugar había abierto recientemente y querían enseñarmelo. Me conocen muy bien ¡Qué paraíso para los amantes de la comida! Cuando vi la combinación de la pizza, le dije a mi prima que la iba a preparar. Y así lo hice tan pronto como regresé a Australia. A veces uso diferentes quesos si no encuentro provolone, pero la combinación de sabores es muy agradable. Mi prima es como una hermana menor para mí. Nuestra conexión desde la infancia es muy fuerte. Aunque llevo muchos años viviendo en el extranjero, hemos logrado mantenernos muy unidas y transmitir nuestro fuerte vínculo a nuestras hijas y maridos.

1. Lava, seca y ralla el calabacín con un rallador mediano (más grueso que para rallar queso).
2. Pon el calabacín rallado sobre un colador y echa un poco de sal por encima.
3. Extiende la masa de pizza según mi receta y pinta con aceite de oliva.
4. Retira la carne de la tripa de la salchicha haciendo pequeñas bolas y colócalas sobre la masa de pizza.
5. Exprime el exceso de agua del calabacín y esparce sobre la pizza, alrededor de los trozos de salchicha.
6. Ralla el queso provolone y distribuye sobre la pizza.
7. Espolvorea el tomillo, rocía con aceite de oliva y condimenta con sal y pimienta.
8. Hornea durante 10 - 15 minutos en un horno precalentado muy caliente (250 - 280 °C / 450 - 500 °F).

Esta pizza es perfecta para hacerla *VEGETARIANA*, omite la salchicha. ¡Te sorprenderá lo bien que sabe!

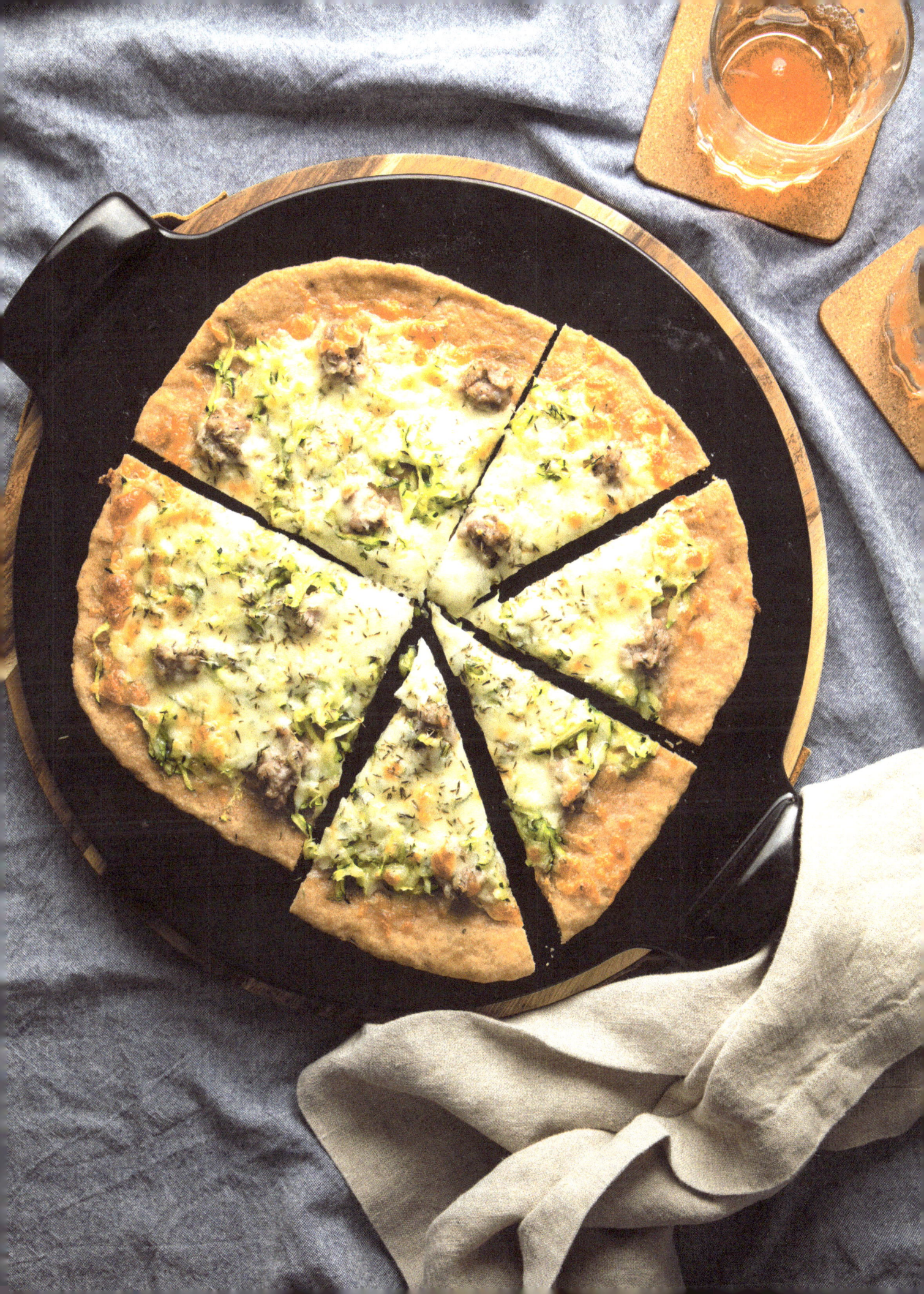

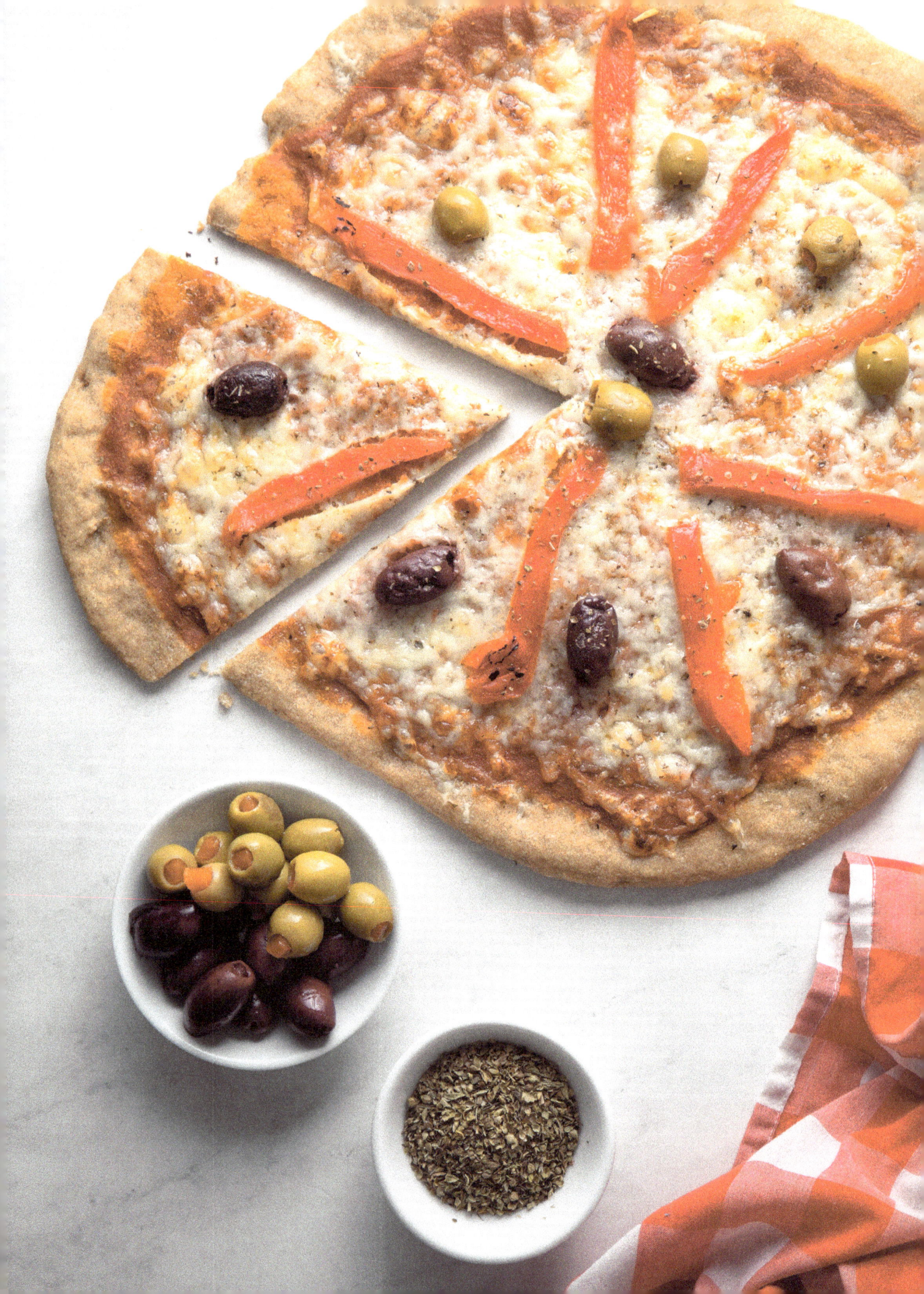

PIZZA CON MANCHEGO, PIMIENTO MORRÓN Y ACEITUNAS

Esta pizza fue creada por suerte. Nos llevamos a casa a la hija de nuestra amiga Kristeena, Brooklyn, mientras ella trabajaba. Cuando vino a buscarla a casa, la invitamos a cenar. Yo ya había preparado tres pizzas y estaba buscando hacer otra diferente. Kristeena sugirió buscar y ver que tenía en la despensa y en la nevera. Originalmente pusimos chorizo cuando creamos esta pizza, pero encuentro que esta versión *VEGETARIANA* es más agradable y ligera. Kristeena ha sido la barbera y peluquera oficial de mi marido. La conocimos en nuestra primera escuela en California y apreciamos mucho su amistad.

1. Extiende la masa de pizza según mi receta.
2. Cubre la masa extendida con la *Passata*.
3. Ralla el queso Manchego y distribuye sobre la pizza.
4. Rompe el pimiento en tiras finas y colócalas por toda la pizza.
5. Coloca las aceitunas.
6. Rocía con un poco de aceite de oliva.
7. Añade el orégano.
8. Condimenta con sal y pimienta.
9. Hornea durante 10 - 15 minutos en un horno precalentado muy caliente (250 °C + / 450 - 500 °F).

Esta es una de mis pizzas favoritas. El queso manchego da una profundidad de sabor que va muy bien con el pimiento asado y las aceitunas.

Llévala a otro nivel y agrega anchoas españolas o italianas en aceite de oliva directamente de la lata o tarro una vez que la pizza esté fuera del horno. ¡Te va a encantar!

INGREDIENTES
PARA 1 PIZZA MEDIANA

- ¼ o ⅓ de *MASA DE PIZZA DE ESPELTA* (página 189)
- 1 taza de *PASSATA* (salsa de tomate; página 37)
- 1 pimiento asado (morrón en conserva)
- 125 g (¼ lb aproximadamente) de queso Manchego
- 12 aceitunas
- ½ cucharadita de orégano seco
- Aceite de oliva virgen extra
- Sal y pimienta al gusto

PARATHA

INGREDIENTES
PARA 4 - 6 PERSONAS

- 300 g (2 tazas / 0.66 lb / 10.5 oz) de harina de trigo integral o *atta*
- 200 ml (6.8 oz / ½ + ⅓ taza) de agua fría
- 1 Cucharada de aceite de oliva, más extra para estirar y cocinar
- 1 cucharadita de sal

Paratha es un pan plano original de la India que se hace tradicionalmente con harina *ATTA*, harina de trigo integral molida a la piedra. He visto a mi querido amigo Rajesh estirar *Paratha* hecha por su madre en multitud de ocasiones. Esta receta es mi homenaje a él y a nuestras muchas comidas indias cocinadas por sus padres. Raj es el mejor amigo de mi marido desde hace muchos años. Ha sido una parte muy importante de nuestra vida como pareja. Firmó como testigo para obtener mi residencia permanente en Australia, fue el padrino de nuestra boda y ha sido el tío de nuestra hija desde su nacimiento. Para mí, es mi hermano en Australia, ha hecho cosas por mí que solo un hermano haría. Él me inspiró a tomar la cocina como mi expresión artística y por tanto, a escribir este libro. Le estaré por siempre agradecida.

1. Para hacer la masa, mezcla la harina y la sal en un bol grande. Haz un hueco en el centro, vierte el agua lentamente y luego el aceite y mezcla todos los ingredientes hasta que empiece a formarse una masa pegajosa.

2. Engrasa tus manos con aceite y amasa el pan durante 5 minutos. Este proceso lo puedes hacer usando la máquina amasadora, es más rápido y fácil.

3. Cubre el bol con un paño de cocina y deja reposar la masa durante 15 minutos (esto es muy importante, para que la masa sea más elástica y fácil de estirar).

4. Coloca la masa sobre la encimera (mesada) de tu cocina, previamente enharinada y divídela en 12 trozos iguales.

5. Estira cada pedazo de masa con un rodillo hasta que quede fino, unta con un poco de aceite sobre la masa estirada y dobla en tres partes, como si estuvieras doblando una carta antes de meterla en un sobre.

6. Dobla nuevamente en tres hasta que obtengas un pequeño cuadrado de masa; estamos construyendo las capas.

7. Estruja cada trozo de masa hasta formar una bola; esto mantiene el aceite adentro y estira cada bola con el rodillo hasta que hagas panes de *Paratha* finos, asegúrate de mantenerlos cubiertos con un paño de cocina en todo momento para que no se sequen.

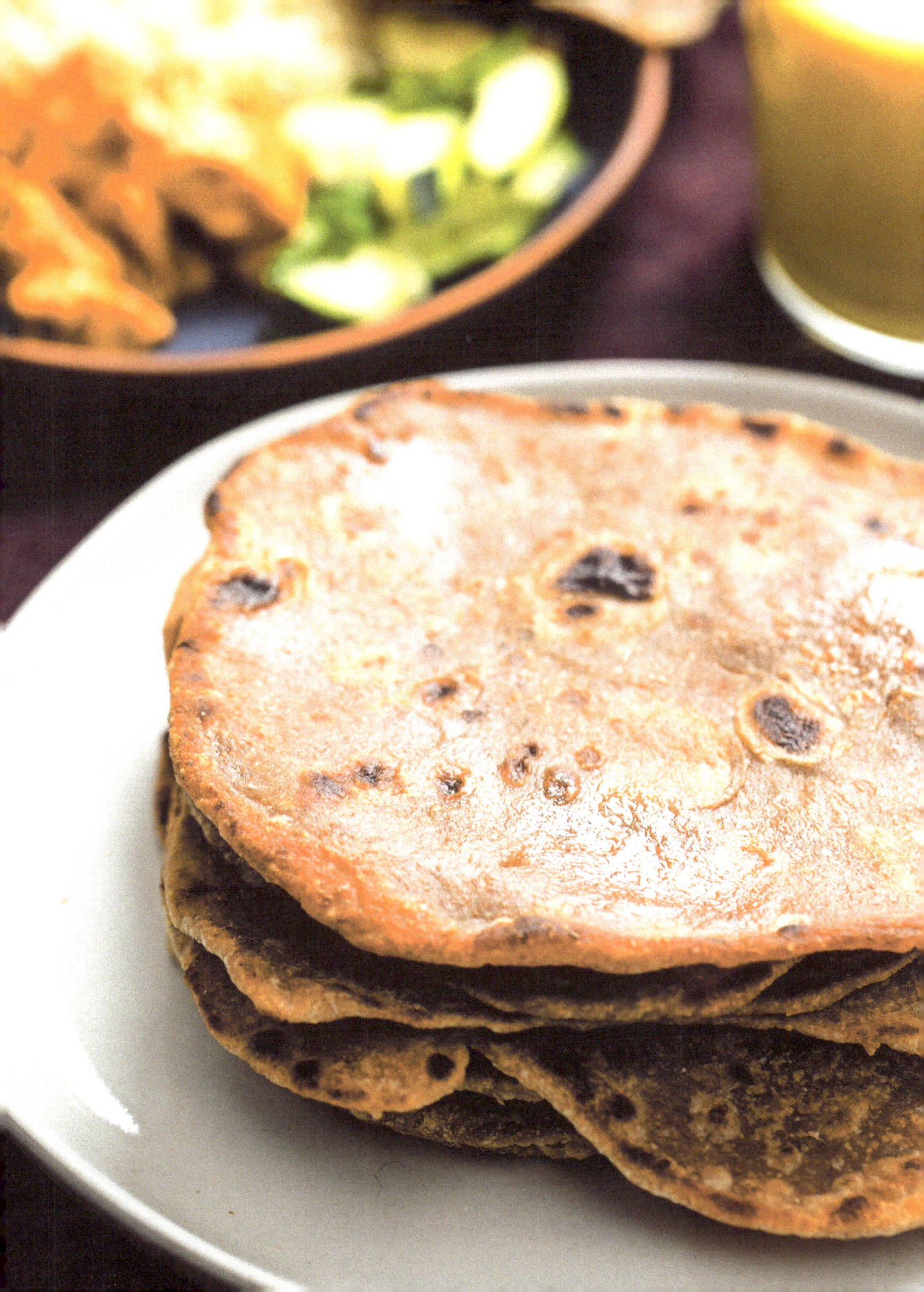

PARATHA (continuación)

8. Para cocinarla, calienta una sartén antiadherente a fuego medio y añade un poco de aceite. Cocina la *Paratha* por ambos lados hasta que comience a hincharse y se ponga dorada.

9. Guarda las *Parathas* cocinadas dentro de un paño de cocina limpio hasta que estén listas para comer.

El pan de *Paratha* es ideal para cualquier comida india pero también funciona muy bien para acompañar guisos. Es un pan rápido y fácil de preparar. A los niños les encanta extenderlo. ¡Invítalos a participar! En mi cocina ecológica (orgánica) hacemos una línea de producción en familia y nos divertimos mucho preparando este pan.

Usa cualquier harina de tu elección. La harina de espelta funciona bien, aunque es posible que tengas que añadir un poco más de agua. Como te digo, experimenta, practica, crea tu propia receta y sobre todo ¡disfruta!

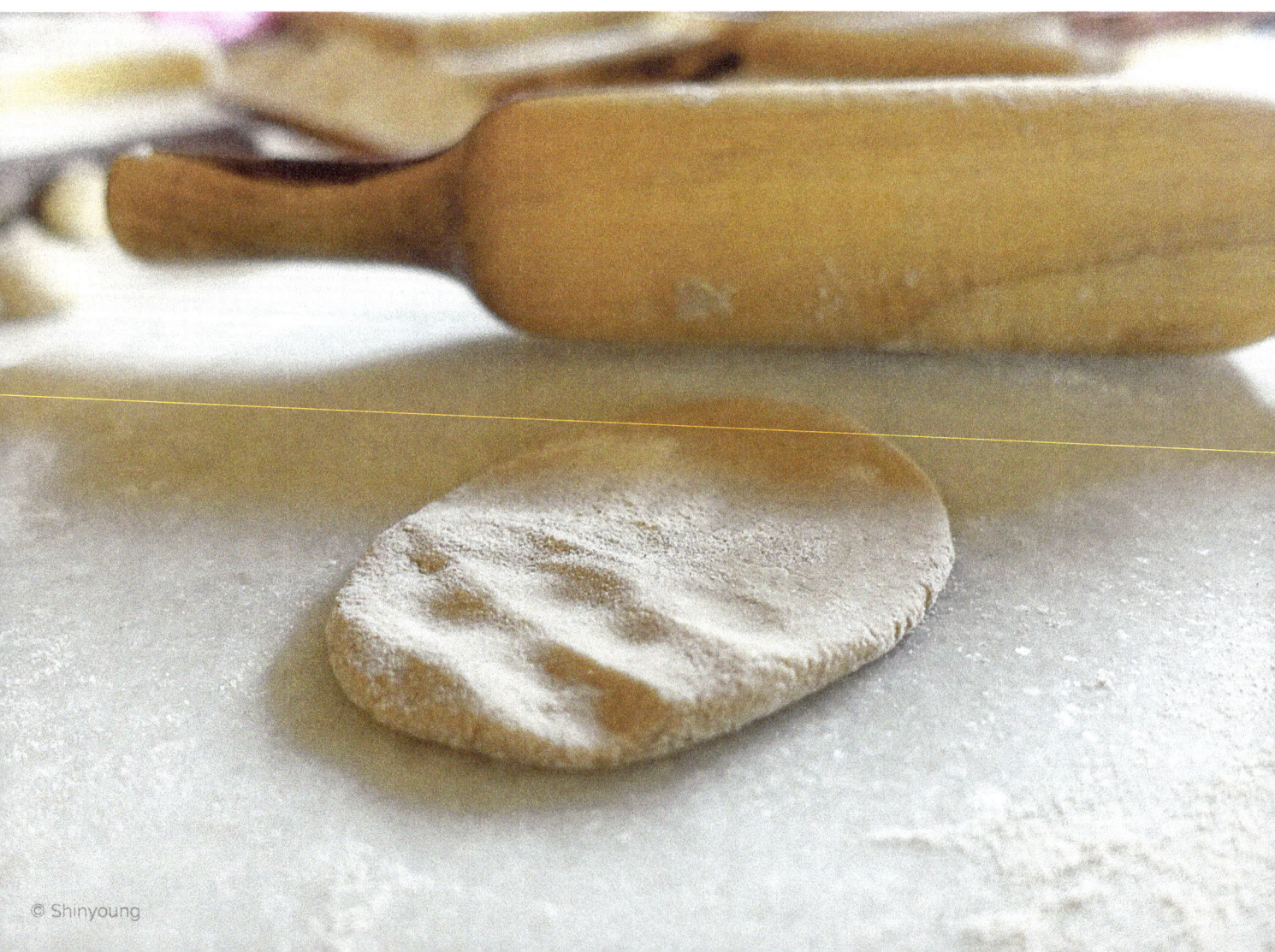

Dulces & Postres

"Solo hay una diferencia entre una larga vida y una buena cena: que, en la cena, los dulces son lo último".

ROBERT LOUIS STEVENS

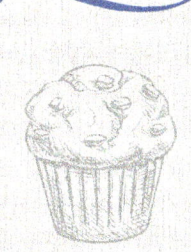

— *Dulces & Postres* —

BIZCOCHO DE VAINILLA Y YOGUR

Tradicionalmente este bizcocho se hace con sabor a limón, pero lo he sustituido por vainilla ya que es el sabor favorito de mi hija y así lo puedo utilizar para hacer tartas de cumpleaños y celebraciones. Este bizcocho era el dulce favorito de mi padre para tomar con el café de la tarde. Cuando mi madre aprendió a hacerlo, se convirtió en una tradición hornearlo todos los sábados. Solíamos sentarnos alrededor de la mesa y disfrutar de una porción (o dos) con una taza de café. Era la manera perfecta de empezar la tarde después de despertarnos de nuestra querida siesta. Este es un recuerdo muy especial para mí y me siento muy afortunada de compartirlo contigo.

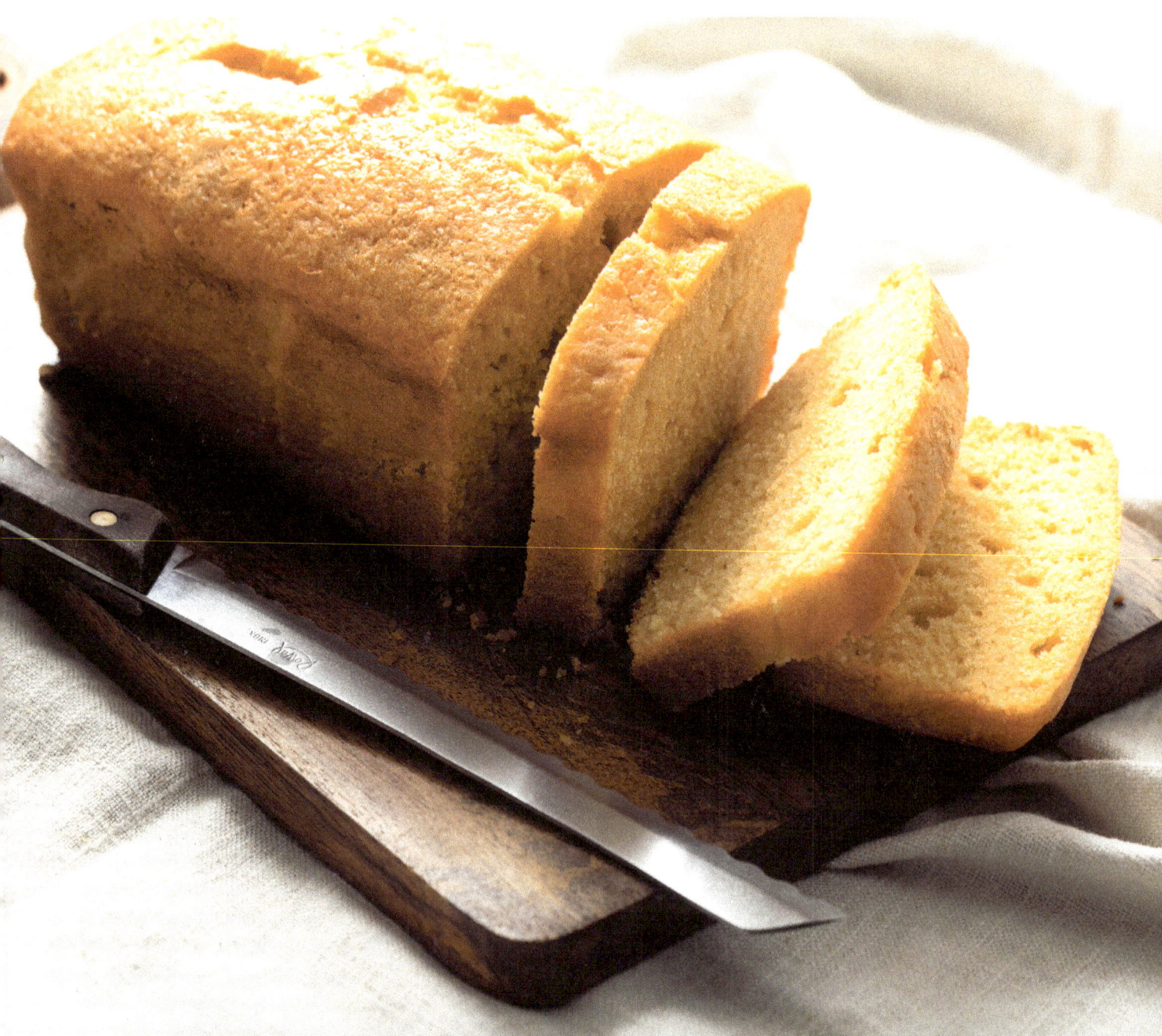

BIZCOCHO DE VAINILLA Y YOGUR

INGREDIENTES

PARA 1 MOLDE DE BIZCOCHO DE 23 cm (9") O UN MOLDE REDONDO CON AGUJERO (BUNDT CAKE)

- 3 huevos a temperatura ambiente
- ½ taza de azúcar moreno (sin refinar); o al gusto (100 g / 0.22 lb)
- 1 + ½ tazas de harina para hornear (*CONSEJOS Y TRUCOS*; página 19)
- 3 cucharaditas de levadura en polvo para repostería
- ½ taza de yogur natural
- ½ taza de aceite de oliva ligero
- 2 cucharaditas de esencia de vainilla (extracto)

1. Usando una batidora de pie o manual (o a mano), bate los huevos con el azúcar y una pizca de sal en un bol hasta que estén pálidos y esponjosos, durante 2 - 3 minutos. Este es el secreto de este pastel.
2. Añade los ingredientes húmedos (el yogur, el aceite y la vainilla) y mezcla hasta que estén bien combinados.
3. Tamiza la harina con la levadura sobre la masa y revuelve hasta que se mezcle bien.
4. Precalienta el horno a 160 °C (320 °F).
5. Cubre el molde con papel para hornear o engrasa con aceite y espolvorea un poco de harina para evitar que se pegue.
6. Vierte la mezcla sobre el molde y agita para eliminar las burbujas.
7. Hornea el bizcocho durante 25 - 35 minutos. A los 20 minutos inserta un probador de pasteles o un palillo de dientes, cuando el probador de pasteles salga limpio, saca el pastel del horno y déjalo reposar en el molde durante 5 minutos.
8. Prepara una rejilla para enfriar y deja reposar el bizcocho fuera del molde hasta que esté a temperatura ambiente.

Este bizcocho es perfecto como base para tartas, ya que es húmedo y esponjoso. También funciona bien para cupcakes o magdalenas; simplemente disminuye el tiempo de horneado a 20 minutos, comprobando a los 15 minutos.

Me gusta hacer este bizcocho en un molde para pan, es más fácil de cortar y es perfecto para poner en la comida para llevar. Aumenta el tiempo de horneado 40 - 45 minutos, empezando a controlar la cocción a los 35 minutos.

Puedes prepararlo *SIN LÁCTEOS* sustituyendo el yogur por una variedad no láctea.

CUPCAKES DE CHOCOLATE

INGREDIENTES

PARA 12 CUPCAKES

- 1 ½ tazas de harina para todo uso (225 g / 0.50 lb)
- 50 g (1.75 oz) de chocolate negro finamente rallado a mano o con el robot de cocina
- 1 cucharadita de bicarbonato de sodio
- Una pizca de sal
- ½ taza (100 g / 0.22 lb) de azúcar de panela, de coco o azúcar morena oscura
- 113.40 g (4 oz / ½ taza) o 8 Cucharadas de mantequilla a temperatura ambiente
- 2 huevos a temperatura ambiente
- ½ taza de yogur natural
- ¾ taza (180 ml / 6 oz) de suero de leche (*CONSEJOS Y TRUCOS*; página 19)
- 1 cucharadita de esencia de vainilla (extracto)
- 1 Cucharada de cacao en polvo

Aprendí a hacer estos cupcakes de chocolate hace muchos años. A lo largo del camino, he probado la receta muchas veces hasta que la he hecho mía. ¡Y ahora también es tuya! Estos cupcakes son perfectos para congelar y para fiestas de cumpleaños. Mi hija y yo terminamos esta receta cuando la hicimos como cupcakes de sombrero seleccionador para su fiesta de 12 cumpleaños inspirada en Harry Potter. Ella hizo los sombreros con fondant de chocolate casero y los rellenamos con chocolates de colores de las casas de Hogwarts. El yogur y el suero de leche hacen que estos cupcakes sean esponjosos y húmedos, una auténtica delicia para comer.

1. Con una batidora de pie o de mano (o a mano), bate la mantequilla y el azúcar hasta que obtengas una crema pálida y esponjosa.
2. Incorpora los huevos, de uno en uno, batiendo bien y limpiando los bordes con una espátula. Añade el yogur y la vainilla y sigue batiendo.
3. En un bol mediano, mezcla la harina, el bicarbonato de sodio, la sal, el chocolate y el cacao.
4. Con la batidora a baja velocidad, agrega los ingredientes secos en dos veces, alternando con el suero de leche, hasta que la masa esté bien mezclada.
5. Precalienta el horno a 160 °C (320 °F).
6. Prepara una bandeja para magdalenas con moldes de papel y vierte ¼ de taza de la masa en cada molde.
7. Hornea por 20 - 25 minutos. Verifica a los 20 minutos si está firme al tacto y también insertando un probador de bizcocho o un palillo de dientes.
8. Cuando el palillo de dientes salga limpio, retira las magdalenas del horno, déjalas reposar en el molde durante 5 minutos y enfríalas sobre una rejilla.

Los cupcakes de chocolate se congelan muy bien. Esto es muy conveniente como comida para llevar o para un '*snack*'. Saca la magdalena del congelador, se descongelará y estará a temperatura ambiente para cuando te la vayas a comer.

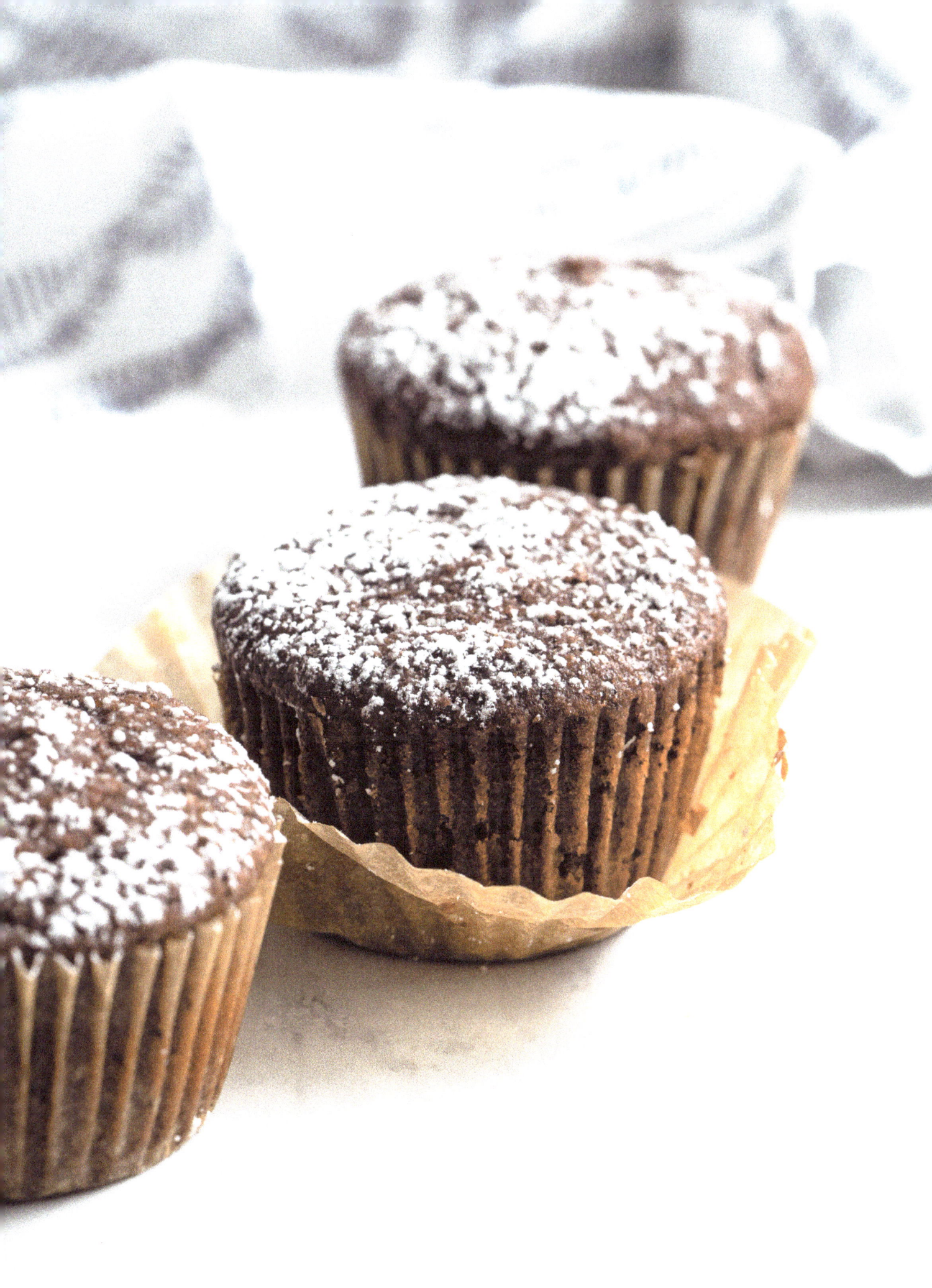

— *Dulces & Postres* —

MUFFINS BÁSICOS

E stos muffins son muy rápidos y fáciles de hacer, además ¿A quién no le gusta una magdalena recién salida del horno? Hornear y decorar magdalenas fue la primera clase de cocina a la que asistí. Quería aprender a hacer pasteles para los cumpleaños de mi hija. Este tipo de muffins fue la primera receta que horneamos y cocinamos juntas cuando ella tenía 3 años. Mi hija ahora prepara sus propias '*cupcakes*' (como ella las llama). Esta receta básica es muy versátil y puedes hacer muchas variaciones deliciosas, como las magdalenas saladas, que son ideales para picnics y comidas para llevar.

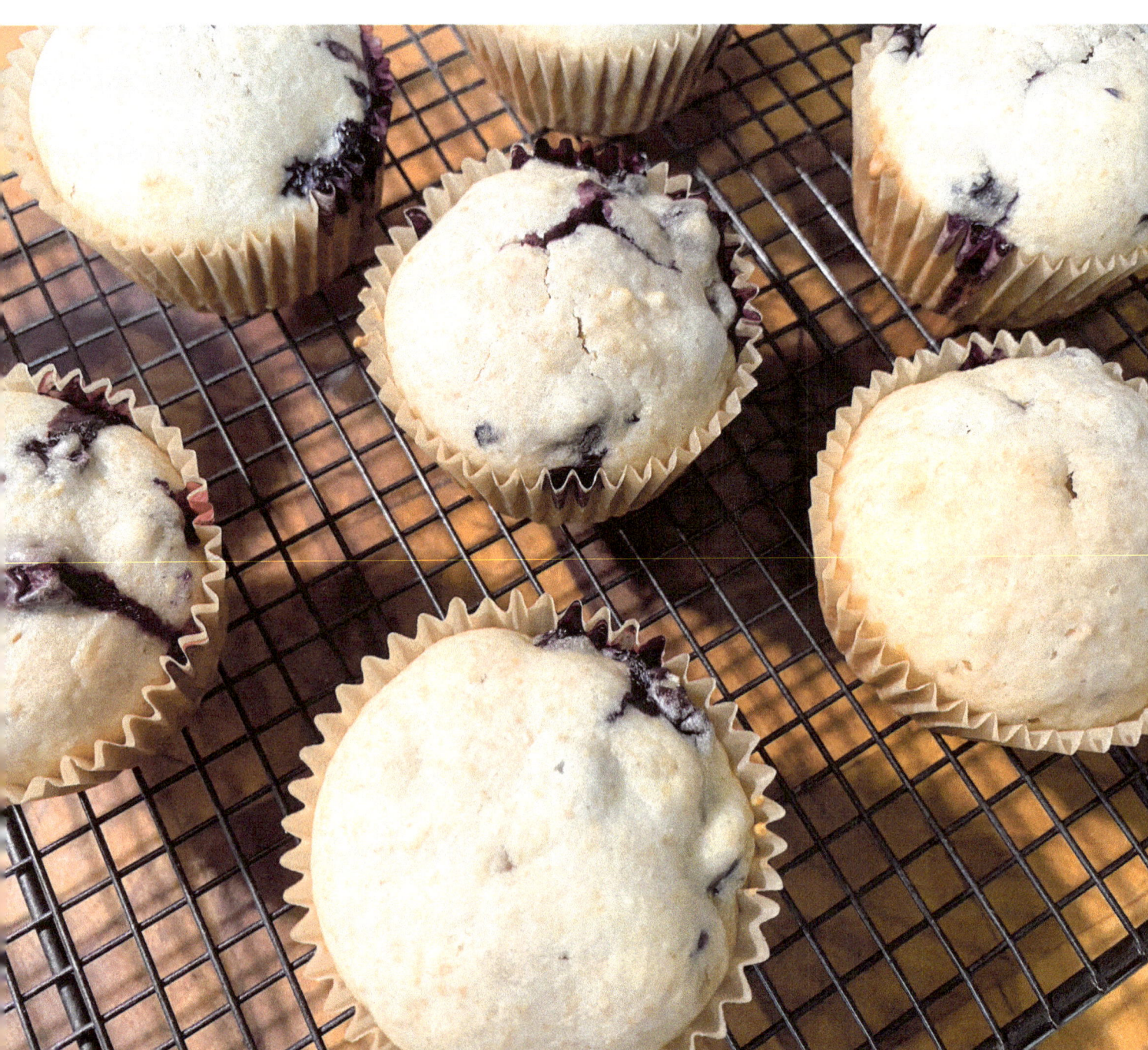

MUFFINS BÁSICOS

1. Tamiza las harinas con la levadura y la sal en un bol (no deseches el germen de trigo de la harina integral) y mezcla el azúcar.
2. Bate ligeramente los huevos en otro bol grande y mezcla con la leche, el aceite y la vainilla.
3. Haz un hueco en el centro de los ingredientes secos y vierte los ingredientes húmedos revolviendo suavemente hasta que esté todo combinado.
4. También puedes preparar la masa con una batidora de pie o de mano. Comienza con los ingredientes secos, agrega los ingredientes húmedos lentamente mientras la batidora está funcionando a la velocidad más baja, asegúrate de no mezclar en exceso.
5. Precalienta el horno a 160 °C (320 °F).
6. Prepara una bandeja para magdalenas con moldes de papel.
7. Vierte ¼ de taza de la mezcla en cada molde (yo uso un servidor de helado con gatillo y funciona muy bien).
8. Hornea durante 20 - 25 minutos. Comprueba la cocción después de 20 minutos insertando un probador de pasteles o un palillo de dientes.
9. Cuando el probador de pasteles salga limpio, saca las magdalenas del horno y déjalas reposar en la bandeja durante 5 minutos. Sirve los muffins calientes o déjalos enfriar sobre una rejilla.

Puedes hacer estas magdalenas *SIN GLUTEN* usando harina sin gluten, lee atentamente el paquete, es posible que tengas que ajustar los ingredientes húmedos ya que tiende a absorber más líquido.

Prepara los muffins con fruta fresca, como arándanos, manzana y canela o plátano. Añade 1 taza de fruta a la masa para muffins, mezcla suavemente y hornea durante 25 - 30 minutos.

También puedes preparar muffins de frutos secos, nueces o chispas de chocolate, agrega 1 taza de relleno en total a la masa de muffins y hornea 20 - 25 minutos.

INGREDIENTES
PARA 12 MUFFINS

- 1 taza de harina común (para todo uso) (150 g / 0.33 lb)
- 1 taza de harina integral (150 g / 0.33 lb)
- 3 cucharaditas de levadura en polvo para repostería
- 1 pizca de sal
- ½ taza de azúcar moreno (sin refinar) (100 g / 0.22 libras)
- 1 taza de leche (250 ml / 8 oz)
- ¼ taza de aceite de oliva ligero (60 ml / 2 oz)
- 1 cucharadita de esencia de vainilla (extracto)
- 2 huevos a temperatura ambiente

— *Dulces & Postres* —

FALSO HELADO

INGREDIENTES
PARA 6 - 8 PERSONAS

- 1 lata de leche condensada (397 g / 14 oz)
- 2 tazas de nata (crema) para montar (500 ml / 16 oz)
- 2 cucharaditas de esencia de vainilla (extracto)

La primera vez que hice este *falso helado* fue como postre el día de San Patricio cuando mi hija era pequeña. Le prometí que iba a hacer helado verde. Mi intención inicial era hacer helado de té verde, pero luego pensé que tal vez a ella no le gustara el sabor, la cafeína no sería buena para ella, además de que no tenía una máquina de hacer helados. Puede que sea una trampa, pero la idea es hacer un helado fácil en casa sabiendo qué ingredientes contiene, ¿verdad? Esta receta te permite agregar cualquier sabor o color que desees. Este helado es un postre muy popular en mi casa y uno que a los niños les encanta cuando vienen a cenar o a una fiesta. Apuesto a que desde ahora siempre tendrás un recipiente de falso helado en el congelador.

1. Refrigera la leche condensada y la nata en la parte trasera de la nevera durante 12 - 24 horas.
2. Con una batidora de pie o de mano, bate la nata fría hasta que tenga picos rígidos. Para comprobarlo, voltea el bol boca abajo. Si la crema se queda, está lista. ¡Ten cuidado de no mancharte cuando hagas esta prueba!
3. Incorpora suavemente la leche condensada fría y la vainilla a la crema batida.
4. Vierte la mezcla en un recipiente de vidrio con tapa hermética y ponla en el congelador durante al menos 12 horas.
5. Saca del congelador 5 minutos antes de servir. Ahora puedes preparar helados todo el tiempo sin necesidad de aparatos sofisticados o de hacer *'crema inglesa'*.

Añade chispas de chocolate, nueces, semillas, galletas rotas (o bizcochos), frutos rojos (del bosque), café... para hacer tu helado favorito.

También puedes usar ½ lata de leche condensada y ½ de dulce de leche para hacer *helado falso* de caramelo.

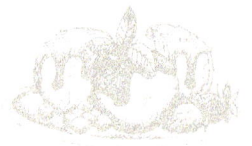

BIZCOCHO DE CHOCOLATE BLANCO

C omencé a hacer esta receta con chocolate negro sin azúcar, siguiendo la receta original de ©Thermomix Australia. Siempre fue un éxito dondequiera que lo llevé. Este bizcocho solía ser imprescindible en los puestos de los mercados y en las fiestas. Como soy alérgica al cacao, nunca lo he probado. Un día decidí experimentar preparándolo con chocolate blanco y así poder disfrutarlo. Después de algunas pruebas, estoy muy contenta de compartir esta receta contigo. Este es un pastel básico y uno de los favoritos de mi cocina ecológica (orgánica), ya que es muy fácil de hacer y queda delicioso.

1. Derrite la mantequilla y el chocolate blanco a fuego medio y reserva.
2. En un bol tamiza la harina con la levadura en polvo, añade el azúcar y mezcla bien. Incorpora la leche y la vainilla seguido de 1 huevo por vez hasta que esté todo bien combinado. A continuación vierte la mezcla de mantequilla y chocolate blanco y revuelve suavemente.
3. Cubre el molde para bizcocho con papel para hornear (pergamino), vierte la mezcla del pastel sobre el molde y agita para eliminar cualquier resto de burbujas.
4. Precalienta el horno a 160 °C (320 °F) y hornea el bizcocho durante 25 - 35 minutos, comprobando a los 20 minutos insertando un probador de pasteles o un palillo de dientes.
5. Cuando el probador de pasteles esté limpio, saca el pastel del horno y déjalo reposar en el molde durante 5 minutos. Prepara una rejilla para enfriar y deja reposar el bizcocho fuera del molde hasta que llegue a temperatura ambiente.

Para una versión *SIN LÁCTEOS* usa mantequilla y leche sin lactosa. También puedes sustituir la harina para hornear por harina *SIN GLUTEN*, para servir a aquellos que son sensibles al gluten.

Para un pastel más elegante, infusiona con *LAVANDA*: escalda la leche con 1 cucharadita de pétalos de lavanda comestibles, deja reposar hasta que llegue a temperatura ambiente y cuela la leche al agregarla a la mezcla del bizcocho. También puedes probar con chocolate rosa. ¡Te desafío a que intentes hacerlo!

INGREDIENTES

PARA 1 MOLDE DE BIZCOCHO CUADRADO DE 20cm (8")

- ½ taza (115 g / 4 oz / 8 Cucharadas) de mantequilla
- 2 huevos a temperatura ambiente
- ⅓ taza + 1 Cucharada (100 ml / 3.38 oz) de leche
- 1 cucharadita de esencia de vainilla (extracto)
- ½ taza de azúcar moreno (sin refinar) (100 g / 0.22 lb)
- 120 g (0.26 libras / 4.2 oz) de harina para hornear (*CONSEJOS Y TRUCOS*; página 19)
- 50 g (0.11 lb / 1.8 oz / ¼ taza) de chispas de chocolate blanco
- 2 cucharaditas de levadura en polvo para repostería

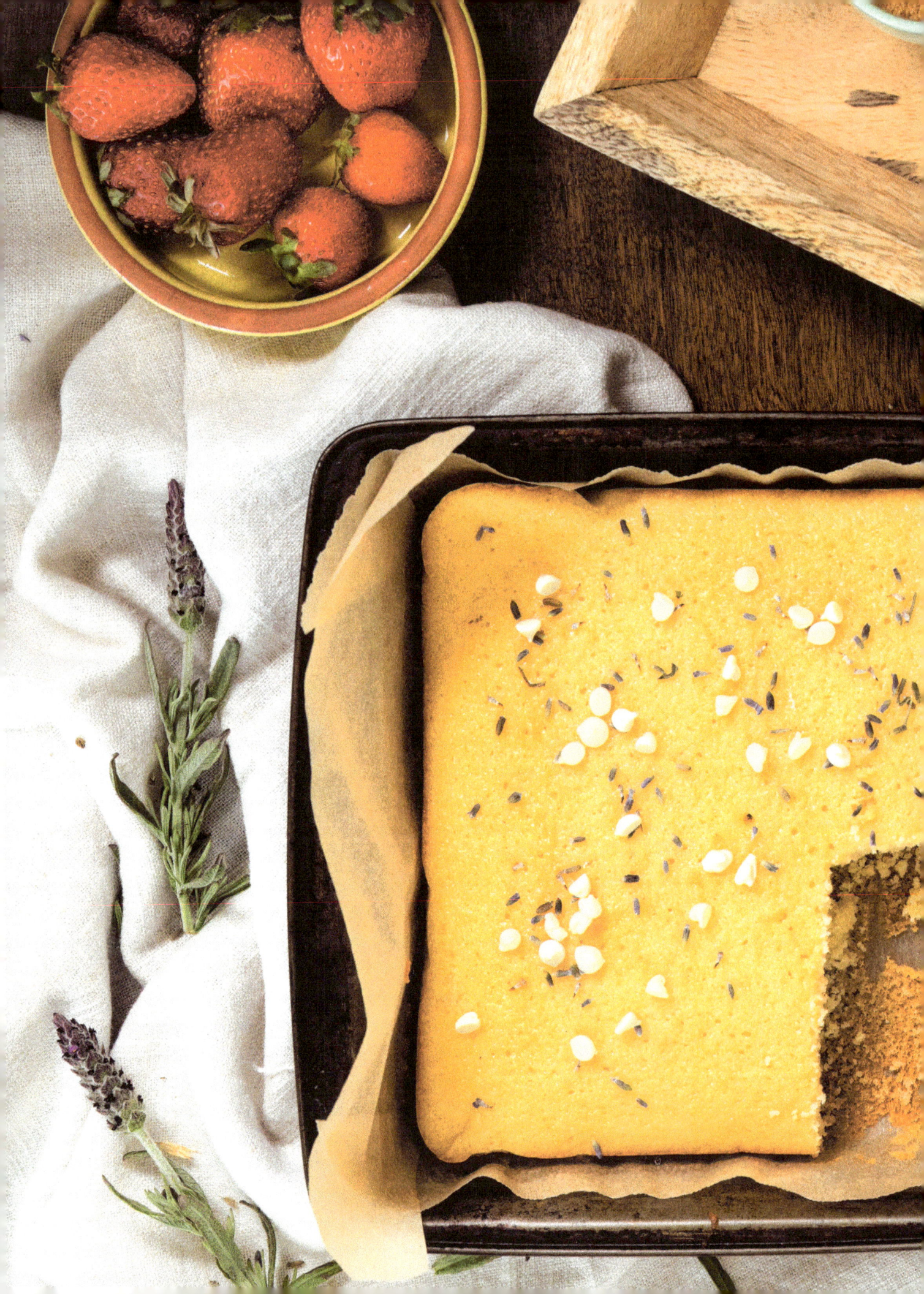

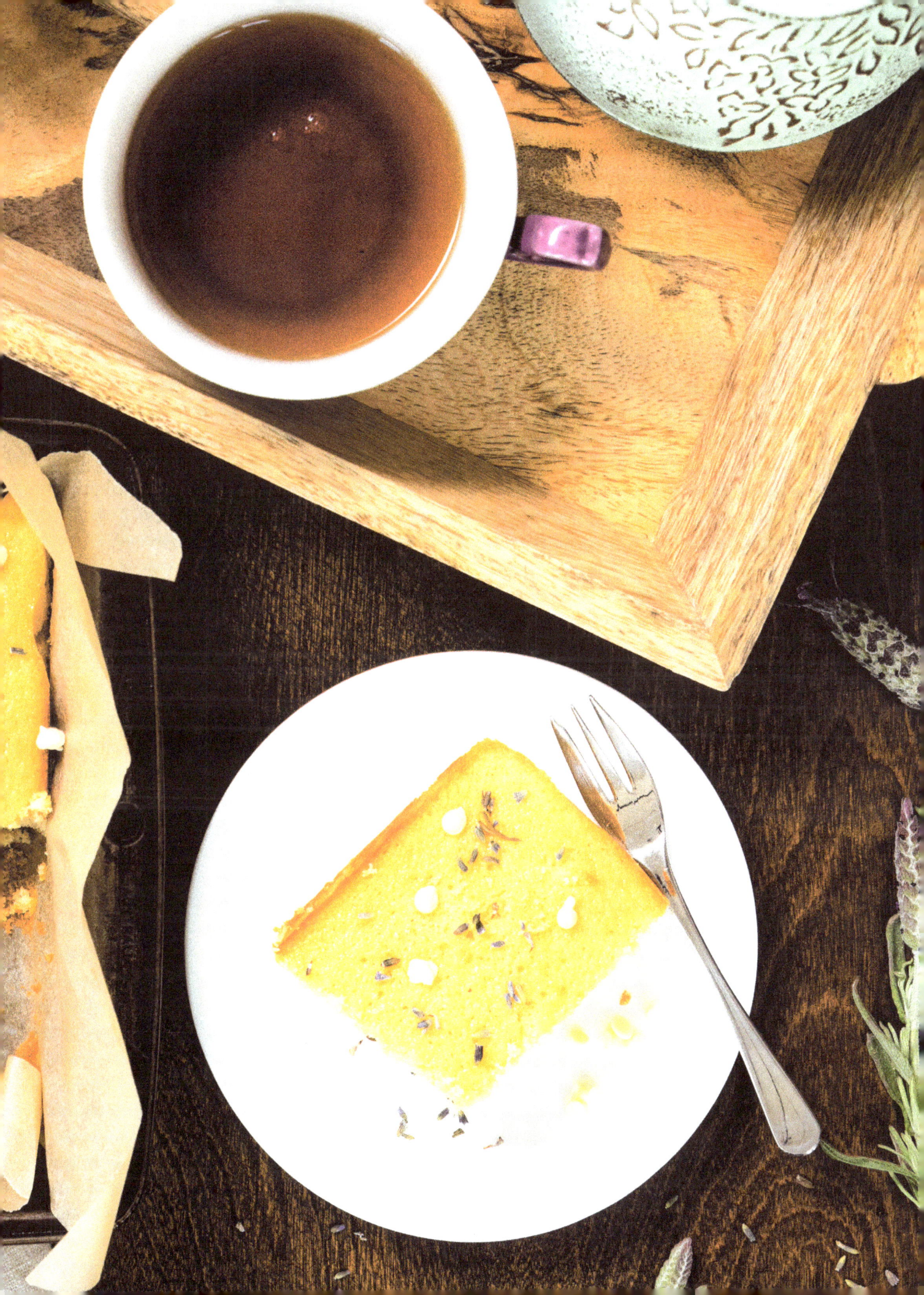

TARTA DE NARANJA SIN GLUTEN

INGREDIENTES

PARA 1 MOLDE DE BIZCOCHO REDONDO DE 23 cm (9")

- 2 naranjas medianas
- 6 huevos a temperatura ambiente
- 300 g (0.66 lb / 10.5 oz / 3 tazas) de harina de almendras
- 100 g (0.22 lb / 3.53 oz / ½ taza) de azúcar moreno (sin refinar); o al gusto
- 1 cucharadita de levadura de repostería (polvo de hornear) *SIN GLUTEN*
- 1 cucharadita de Limoncello (licor de limón italiano) o agua de azahar

Esta es una receta muy especial para mí. No solo es la primera tarta que hice *SIN GLUTEN*, sino que también aprendí a hacerla gracias a una gran mujer, Mary Doyle. La conocí a través de su hija Catherine y nuestras familias conectaron de inmediato, lo cual no es difícil, ya que son personas encantadoras. Mary es una activa defensora de los derechos humanos y una persona muy empática. Es una de las mujeres más educadas y ávidas lectoras que conozco. Ella fue quien me aconsejó que organizara una ceremonia homenaje a mi madre. Toda su familia se involucró con gran respeto por mis creencias y deseos. La ceremonia fue preciosa, una verdadera celebración de la vida de mi madre que pude compartir con mi familia y amigos en Australia. Ahora puedes entender lo que este pastel significa para mí. ¡Vamos a hornearlo!

1. Pon las naranjas enteras en una olla con agua hasta cubrirlas completamente y llévalas a ebullición a fuego alto, reduce el fuego a medio-bajo, hierve a fuego lento durante 2 horas, cuélalas y déjalas enfriar antes de comenzar la masa del pastel.

2. Bate los huevos con el azúcar y una pizca de sal con una batidora eléctrica (o a mano), hasta que estén pálidos y esponjosos.

3. Pica las naranjas, desecha las pepitas y licúa en un procesador de alimentos o licuadora hasta obtener un puré fino.

4. Añade el puré de naranja a la mezcla de huevos y azúcar, bate incorporando bien todos los ingredientes y vierte el Limoncello (o agua de azahar) y mezcla bien.

5. Agrega la harina de almendra y la levadura al resto de ingredientes y revuelve suavemente hasta que esté todo bien mezclado.

6. Precalienta el horno a 180 °C (350 °F); este pastel necesita esta temperatura más alta.

7. Forra el molde para bizcocho con papel para hornear (pergamino) o engrasa con aceite y espolvorea un poco de maicena (harina de maíz) para evitar que se pegue (recuerda que este es un pastel *SIN GLUTEN*).

8. Vierte la masa en el molde para bizcocho y agita para eliminar las burbujas.

TARTA DE NARANJA SIN GLUTEN

9. Hornea el pastel en el horno precalentado durante 45 minutos a 1 hora, comprobando la cocción a los 40 minutos insertando un probador de pasteles o un palillo de dientes en el centro de la tarta. Cuando el probador de pasteles salga limpio, saca el pastel del horno y déjalo reposar en el molde durante 15 minutos.

10. Sirve el pastel tibio o a temperatura ambiente en una fuente o en un soporte para pasteles.

11. Puedes espolvorear con azúcar glass (impalpable) o decorar con naranjas confitadas.

Este es un pastel muy jugoso y húmedo. Aparte del tiempo que lleva hervir las naranjas, es bastante fácil de hacer. Yo suelo cocinar las naranjas por la mañana y hornear la tarta por la tarde. Me gusta moler almendras enteras para esta receta, incluso con la piel, esto da como resultado un pastel más rústico, que me encanta.

Puedes sustituir la harina de almendras por avellanas, funciona igual de bien y también quedará delicioso.

También puedes servir con crema de yogur y leche condensada: mezcla 2 partes de yogur griego (o natural) con 1 parte de leche condensada.

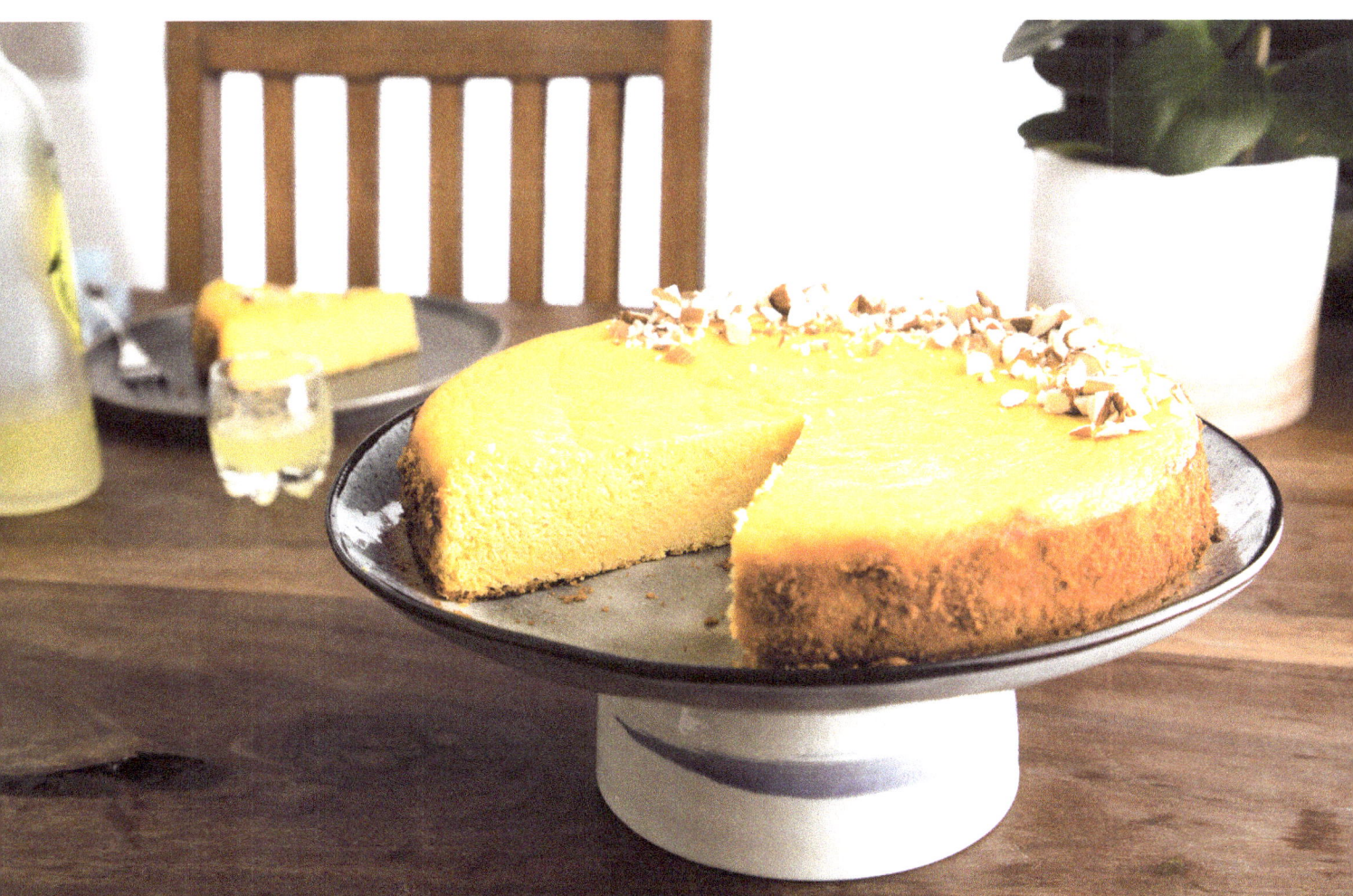

GALLETAS DE ESPELTA CON CHOCOLATE Y PEPITAS

INGREDIENTES

PARA 12 GALLETAS

- 1 taza de harina de espelta (150 g / 0.33 lb / 5.29 oz)
- 2 Cucharadas de harina para todo uso
- 4 Cucharadas de **azúcar de coco** (Panela o morena oscura) y 4 Cucharadas de **azúcar moreno** (sin refinar)
- 113.40 g (4 oz / ½ taza / 8 Cucharadas) de mantequilla con sal a temperatura ambiente (si usas mantequilla sin sal, agrega ¼ cucharadita de sal cuando la batas con el azúcar)
- 1 cucharadita de levadura para repostería (polvo de hornear)
- 1 huevo a temperatura ambiente
- 1 taza de chispas de chocolate
- ¼ taza de pepitas (pipas / semillas de calabaza tostadas)
- 1 cucharadita de esencia de vainilla (extracto)

Michelle Conder, mi compañera de cocina en el comedor escolar, solía hacer estas galletas. Nunca llegó a compartir su receta; estábamos demasiado ocupadas y cuando nos sentábamos a comer necesitábamos desconectar para afrontar la gran limpieza que teníamos por delante. ¡Éramos un gran equipo! No solo gané una gran compañera de cocina, sino también una amiga estupenda. Michelle es una autora fantástica y una mujer maravillosa. He adaptado mi propia receta usando harina de espelta y agregando las semillas de calabaza en honor a su popular receta. ¡A los niños les encantaban! Espero que a ti también.

1. Con una batidora de pie o de mano (o a mano), bate la mantequilla y el azúcar hasta que estén pálidos y esponjosos, agrega el huevo, la vainilla y bate hasta que esté todo bien mezclado.

2. Con la batidora a baja velocidad, añade la harina y la levadura hasta que estén bien combinados e incorpora las chispas de chocolate y las semillas de calabaza (pepitas).

3. Espolvorea un poco de harina sobre la encimera (mesada) de tu cocina y forma un rectángulo con la masa de las galletas. Envuélvela en un paño de cocina o papel para hornear y enfríala en la nevera durante 1 hora. (Para acelerar este proceso colócala en el congelador 15 - 20 minutos).

4. Prepara una bandeja grande para hornear galletas (plana; o dos) forrada con papel de hornear (pergamino).

5. Corta la masa para galletas en 12 porciones iguales, haz una bola con cada porción y ponlas en la bandeja preparada, dejando suficiente espacio entre ellas ya que se expanden durante la cocción.

6. Precalienta el horno a 160 °C (320 °F) y hornea las galletas durante 15 minutos.

7. Deja las galletas en la bandeja caliente fuera del horno durante 5 minutos para que se terminen de cocinar.

8. Déjalas enfriar sobre una rejilla y ¡disfruta!

Estas galletas se mantienen frescas durante varios días. Guárdalas en una lata para galletas o en un frasco de cristal (vidrio). Usa chispas de chocolate blanco y / o nueces para una experiencia diferente.

TIRAMISÚ DE LICOR DE CREMA IRLANDESA

Mi amiga Ángela prepara el mejor tiramisú y me enseñó como hacerlo antes de mudarme a California. Esta receta es mi interpretación usando crema irlandesa, que prefiero al licor de café. Para mi sorpresa, la última vez que la visité en Australia me dijo que ¡ahora lo prepara con licor de crema irlandesa! Ella ha sido mi amiga durante más de 20 años y es una de las 'tías' favoritas de mi hija.

Consejos para hacer el tiramisú perfecto: es mejor si lo preparas el día anterior o por la mañana para servirlo por la noche. Cuanto más frescos sean los huevos, mejor será el tiramisú. Usa 1 Cucharada de azúcar por cada huevo. Deja de 1 a 2 Cucharadas de licor para mezclar con el café. Si el mascarpone está frío quedará más cremoso. Esta receta es perfecta para una fuente cuadrada de 20 cm (8").

INGREDIENTES
PARA 4 - 6 PERSONAS

- 250 g de queso mascarpone (1 tab / 0.55 lb / 8 oz)
- 3 huevos
- 3 Cucharadas de licor de crema irlandesa
- 3 Cucharadas de azúcar moreno (sin refinar)
- 200 g (0.44 lb / 7 oz) de galletas para Tiramisú (lenguas de gato duras)
- 2 tazas de café expreso italiano a temperatura ambiente
- Una pizca de sal
- Canela molida
- Chocolate blanco

1. Prepara el café y déjalo enfriar.
2. Separa las claras de las yemas de los huevos.
3. Vierte 2 Cucharadas de licor en las yemas, mezcla con una batidora eléctrica, agrega el azúcar y bate hasta que quede pálido y esponjoso.
4. Añade el mascarpone a la mezcla y bate suavemente hasta que esté bien combinado.
5. En un bol aparte, bate las claras de huevo con la sal, como si estuvieras haciendo merengue (a punto de nieve) e incorpora suavemente con la mezcla del mascarpone y las yemas.
6. Vierte el café enfriado en una bandeja plana, agrega 1 Cucharada de crema irlandesa y mezcla bien.
7. Extiende una capa fina de la crema de queso en el fondo de la fuente de servir. Remoja cada bizcocho en la mezcla de café y colócalos en la bandeja muy apretados hasta que la crema esté completamente cubierta.
8. Continúa haciendo capas de crema y galletas hasta que tengas suficiente crema para cubrir la parte superior del tiramisú.
9. Refrigera durante al menos 4 horas o durante toda la noche para permitir que la crema se asiente. Benissimo!

Por mi alergia al cacao suelo servirlo individualmente con canela molida y chocolate blanco rallado, pero puedes espolvorear con chocolate amargo en polvo para un tiramisú más tradicional.

ROCKY ROAD

INGREDIENTES

PARA UNA BANDEJA
DE HORNO DE
32 x 22 cm (13 x 9")
SALEN 24 PEDAZOS

- 200 g (0.44 lb / 7 oz) de chocolate amargo. Compra el mejor chocolate (ecológico) orgánico que puedas encontrar
- 200 g (0.44 lb / 7 oz) chocolate con leche
- 200 g (0.44 lb / 7 oz) mini malvaviscos (marshmallows)
- 200 g (0.44 lb / 7 oz) de galletas de mantequilla
- 1 cucharadita de esencia de vainilla (extracto)
- 1 Cucharada de aceite de oliva extra virgen

Empecé a hacer *Rocky Road* ('*camino rocoso*') para contribuir al puesto de pasteles de los viernes en nuestra escuela en Melbourne, Australia. Un grupo de madres de primer grado horneaba cada semana y se turnaban para vender los pasteles caseros al terminar las clases, con el objetivo de recaudar suficientes fondos para los materiales de la clase de nuestros hijos. Todavía recuerdo los rostros emocionados de los niños y cómo solían correr para ser los primeros de la fila. Mi *Rocky Road* se hizo tan popular que a veces tuve que hacer el doble o el triple. Muchas madres me pidieron esta receta, ¡y aquí la tienen!

1. Prepara una olla con agua, llévala a ebullición y déjala hervir a fuego lento.
2. Cubre la bandeja de horno con papel para hornear (pergamino).
3. Rompe las galletas a mano, pícalas o aplástalas con un rodillo.
4. Rompe el chocolate, ponlo en un bol / recipiente resistente al calor, colócalo sobre el agua hirviendo, asegurándote de que el agua no toque la base del bol y revuelve hasta que se derrita por completo.
5. Retira el bol del fuego, añade la esencia de vainilla y revuelve hasta que esté bien combinado.
6. Incorpora el aceite de oliva y mezcla bien, esto le dará brillo al chocolate y ayudará a que no se oxide.
7. Mezcla rápidamente las galletas y los malvaviscos con el chocolate, vierte la mezcla en la bandeja preparada y esparce uniformemente.
8. Cubre con un paño de cocina limpio o con papel para hornear y refrigera durante al menos 4 horas, pero mejor durante toda la noche.
9. Saca el *Rocky Road* de la nevera y colócalo sobre una tabla de cortar.
10. Corta el lado más largo en 6 porciones y el lado más corto en 4; para 24 pedazos, y espolvorea con azúcar glas (en polvo / impalpable) para darle un toque final y festivo.

El *Rocky Road* es un regalo comestible perfecto. Experimenta con fruta seca, nueces, frutos secos y semillas para preparar una versión más saludable. Esta receta es perfecta para hacer con los niños; ¡invítalos, lo pasaréis genial!

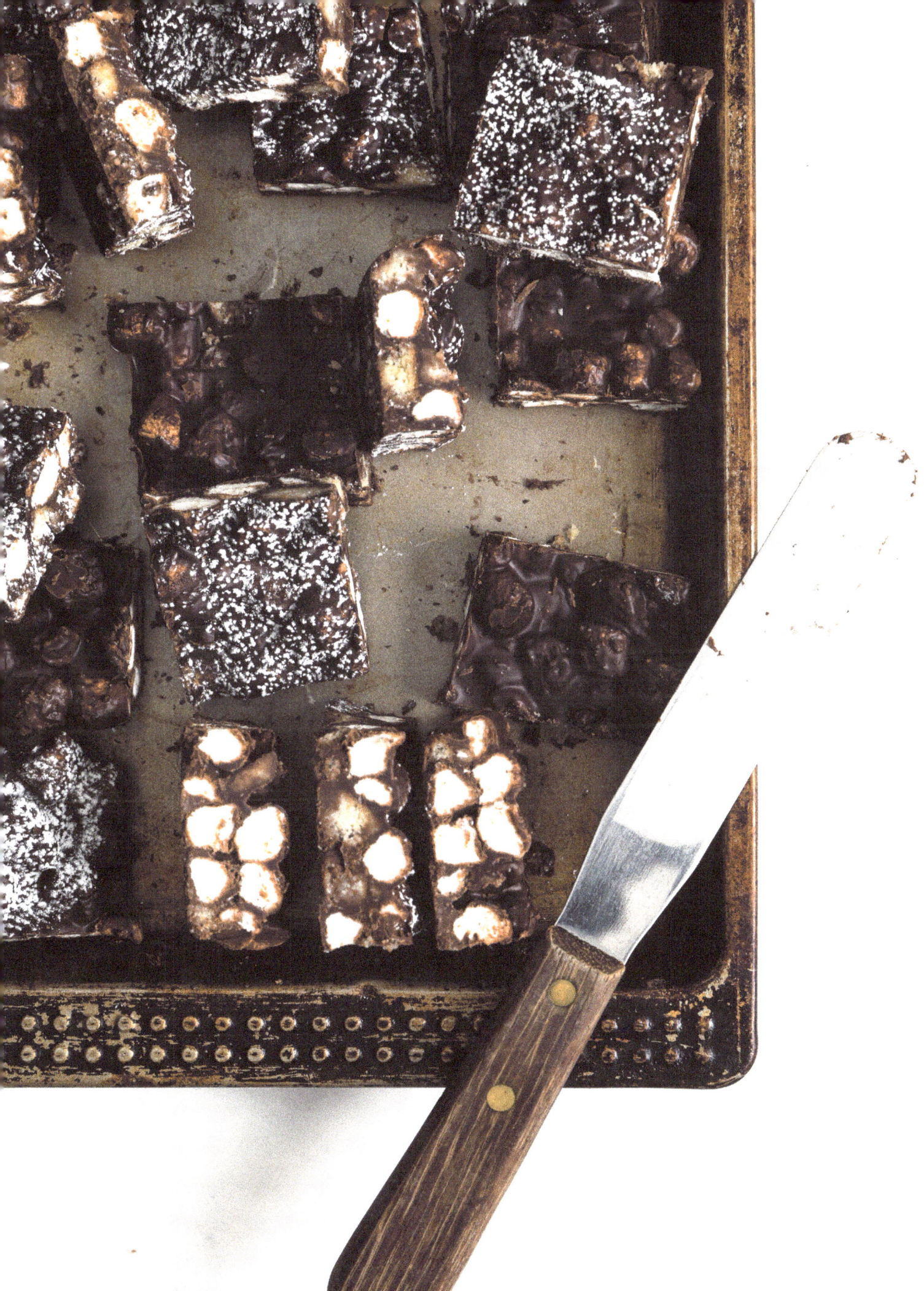

— Dulces & Postres —

FLAN DE QUESO

E ste Flan de Queso es otra receta que le debo a mi hermana Mayte. Lo preparó en mi casa durante su estancia en Australia cuando nació mi hija. ¡Tenerla conmigo esas primeras semanas de madre primeriza fue muy especial e importante para mí! Le pasé la receta a mi amiga Nay García para uno de sus caterings y me consta que todavía lo cocina. ¡El flan de queso es tan fácil de hacer y tan delicioso! Pero las personas que me vienen a la mente cuando hago este postre (¡además de mi hermana, por supuesto!) son mi amigo Rafa y el tío Justi. A los dos les encanta este flan y siempre me pedían que lo preparara cuando compartía una comida con ellos. Rafa es un amigo argentino que mi marido conoció en el trabajo en Australia. Nos hicimos muy amigos de él y su mujer Caro y solíamos celebrar ocasiones especiales juntos. Justi es el tío de mi marido y el marido de su madrina, siempre hago este flan para él con mucho cariño. Este flan de queso es mi postre estrella, el que siempre preparo cuando me piden que lleve algo dulce.

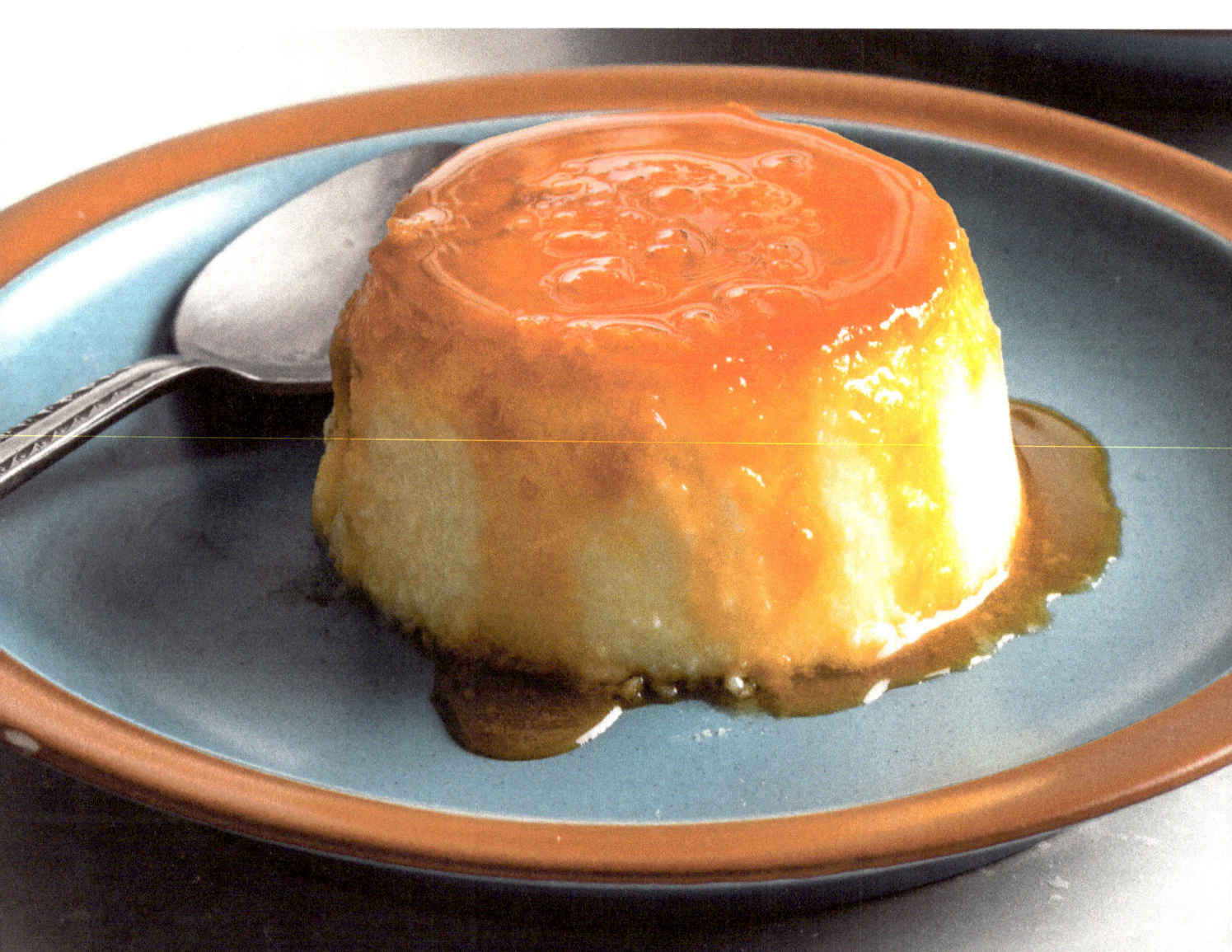

FLAN DE QUESO

1. Prepara un molde grande para flan.
2. Pon el azúcar en una cacerola o sartén a fuego medio y revuelve constantemente hasta que obtengas un caramelo dorado (ten cuidado de no quemarlo).
3. Vierte el caramelo rápidamente en el molde para flan y gíralo para cubrir las paredes del molde.
4. Coloca el queso crema, los huevos, la vainilla y la leche condensada en el vaso de una licuadora o procesador de alimentos (también puedes usar una batidora de mano).
5. Llena la lata vacía de leche condensada con leche y añádela a los demás ingredientes.
6. Bate bien hasta obtener una mezcla homogénea.
7. Vierte la mezcla de flan en el molde sobre el caramelo.
8. Precalienta el horno a 160 °C (320 °F).
9. Prepara una bandeja de horno profunda forrada con papel para hornear.
10. Pon el molde del flan en la bandeja preparada y agrega suficiente agua hirviendo hasta alcanzar la mitad del molde.
11. Hornea el flan de 45 minutos a 1 hora.
12. Para comprobar la cocción, agita el flan después de 40 minutos. Si se tambalea en el medio, continúa cocinando 5 minutos por vez hasta que esté cocido. Ten mucho cuidado, usa guantes de cocina y no sobre cocines el flan.
13. Deja enfriar completamente y refrigera unas cuantas horas.
14. Para obtener mejores resultados, prepara el flan el día anterior o por la mañana para servir por la noche.

Puedes hacer este flan en moldes individuales: dobla la cantidad del caramelo, divide con la mezcla del flan en todos los moldes y hornea por 20 - 30 minutos, hasta que cuaje, sin sobre cocinarlos.

Añade la ralladura de un limón y 1 cucharadita de *Limoncello*, en lugar de vainilla, para darle un sabor a limón. También puedes agregar ralladura de naranja y 1 cucharadita de agua de azahar para darle un sabor moruno.

INGREDIENTES

PARA 1 FLAN GRANDE

- 1 tarrina o bloque de queso crema (8 oz / 226.80 g)
- 1 lata de leche condensada (397 g / 14 oz)
- Leche entera
- 4 huevos a temperatura ambiente
- 1 cucharadita de esencia de vainilla (extracto)
- 6 Cucharadas de azúcar moreno (sin refinar)

SORBETE DE FRESA Y ALBAHACA

INGREDIENTES

PARA 4 - 6 PERSONAS

- 250 g (0.55 lb) de fresas congeladas
- ¼ taza de jarabe (sirope) de arce (o miel)
- 1 clara de huevo (usa la yema para hacer PASTA DE ESPELTA o para pintar con huevo)
- 1 puñado de hojas de albahaca fresca

Mi hija y yo descubrimos esta combinación de fresa y albahaca viendo un programa de cocina. Ya había hecho este tipo de sorbete antes (nosotras lo llamamos helado) y pensé que esta combinación de sabores funcionaría bien. ¡Y no me equivoqué! Esta receta es una de las formas más fáciles y saludables de preparar un postre rápido y delicioso. Siempre congelo las fresas que tienen algunas imperfecciones o están blandas. También puedes comprar fresas ya congeladas. Estoy segura de que te encantará el sabor y la frescura de este 'helado' tanto como a nosotros.

1. Lava las hojas de albahaca y sécalas.
2. Pon las fresas congeladas y las hojas de albahaca en el vaso de un procesador de alimentos o batidora.
3. Pulsa o bate hasta que esté completamente triturado.
4. Con el procesador a baja velocidad, vierte el jarabe de arce.
5. Aumenta la velocidad a media-alta y agrega la clara de huevo hasta que consigas una textura cremosa como la del helado.
6. Sirve inmediatamente o mete al congelador en un recipiente hermético.
7. Saca del congelador 5 - 10 minutos antes de servir.

Sirve solo o con FLAN DE QUESO (página 215) y con BIZCOCHO DE CHOCOLATE BLANCO (página 205).

Esta receta también funciona a la perfección con frutos rojos congelados o incluso con mango, pero debes omitir la albahaca.

Para una versión VEGANA, sustituye la clara de huevo por 2 Cucharadas de 'aquafaba' (página 69) hasta conseguir la consistencia deseada.

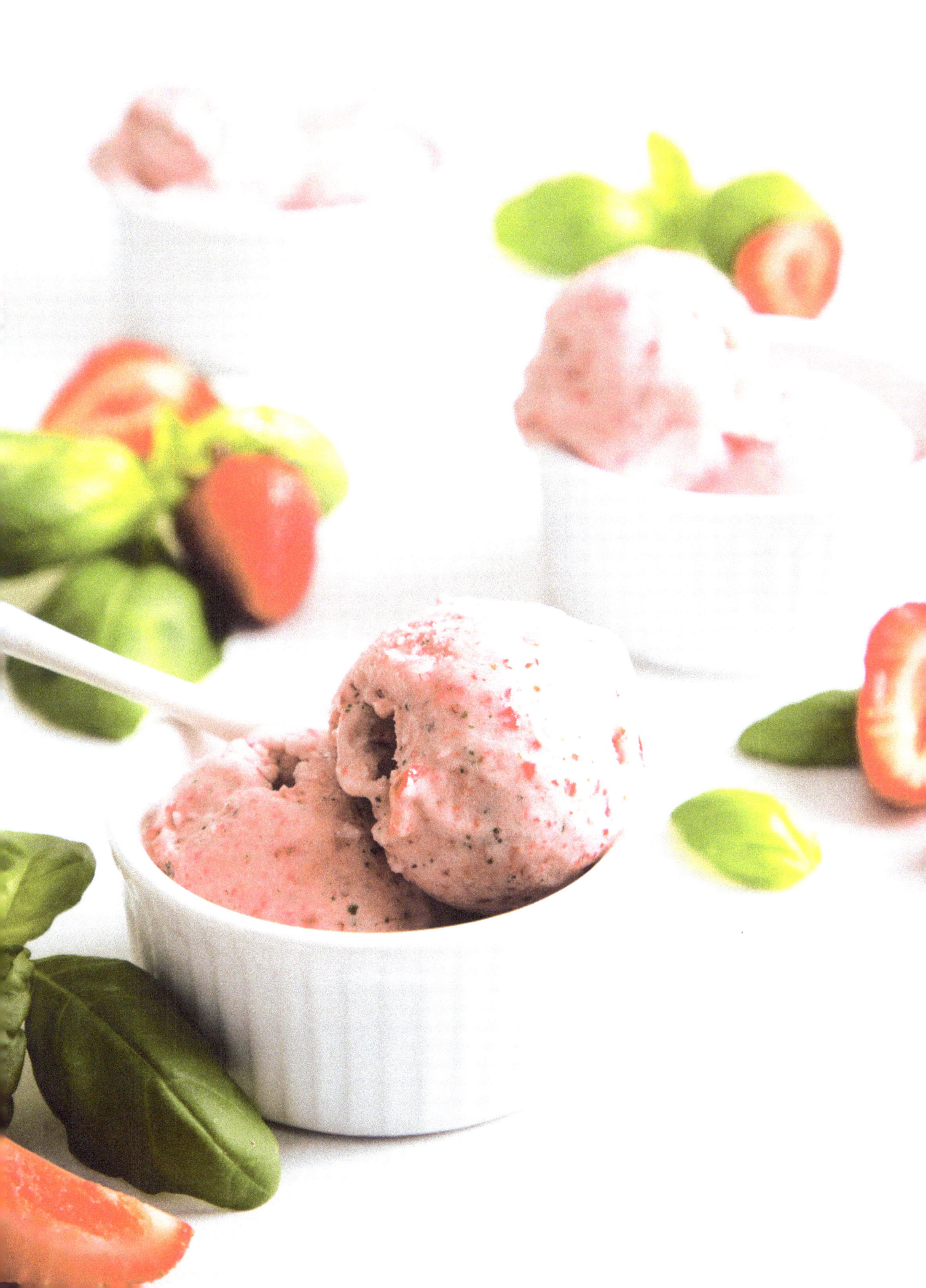

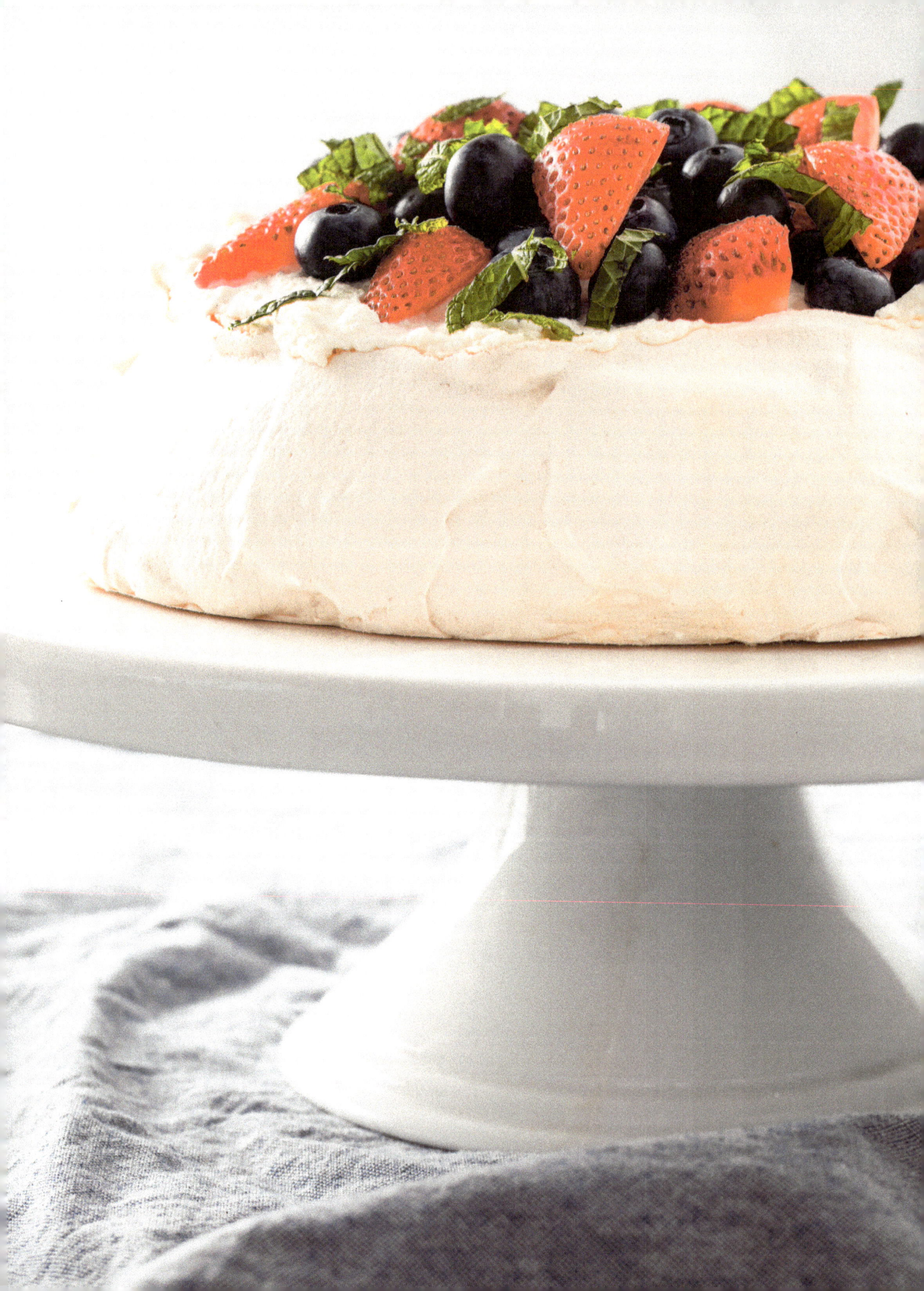

PAVLOVA CON FRUTOS ROJOS Y MENTA FRESCA

La *Pavlova* es un postre muy popular en Australia y Nueva Zelanda, llamada así en honor a la bailarina rusa Anna Pavlova. El merengue se monta tan ligero como una pluma, y se parece al tutú de Pavlova. Al ser 'australiana adoptada', sentí que tenía que intentar hacer este postre que todos decían que era tan difícil y complicado de preparar. Me aventuré a hacerlo un año para la famosa cena de Nochebuena de mis suegros. Seguí la receta al pie de la letra, pero no me gustó del todo el resultado. La *Pavlova* se agrietó por muchos lugares, que cubrí con crema y mucha fruta para disimularlos. Para mi sorpresa, cuando sirvieron la *Pavlova*, Peter, mi cuñado, australiano de muchas generaciones, dijo que era una "*Pav*" estupenda, tal y como debe ser: crujiente por fuera y delicada y suave por dentro. ¡Te puedes imaginar lo contenta que me puse! Desde entonces, he estado haciendo *Pavlovas* y he experimentado hasta llegar a esta receta. ¡No tengas miedo! Es más fácil de lo que parece.

1. Mantén la nata en la parte trasera del frigorífico (refrigerador) hasta que necesites usarla.
2. Con una batidora de pie o de mano, bate las claras de huevo con una pizca de sal durante 2 minutos a velocidad media-alta.
3. Reduce la velocidad a baja y empieza a agregar la taza de azúcar lentamente, ¼ de taza por vez. Aumenta la velocidad a alta y sigue batiendo durante 6 minutos más.
4. Precalienta el horno a 150 °C (300 °F).
5. Forra una bandeja de horno grande con papel para hornear (pergamino) y vierte el merengue en el centro de la bandeja formando un pastel redondo, alisando la parte superior y los laterales hacia arriba con la ayuda de una espátula de metal de pastelería (decorado / glaseado).
6. Introduce la *Pavlova* en el horno. Reduce la temperatura a 120 °C (250 °F) y hornea durante 1 hora y 15 minutos.
7. Apaga el horno y deja que la *Pavlova* se seque en el interior durante la noche (también puedes prepararla por la mañana y dejarla secar hasta la noche).

INGREDIENTES
PARA 8 PERSONAS

- 4 claras de huevo grandes (usa las yemas para hacer natillas o para pintar de huevo)
- 1 taza (200 g / 0.44 lb / 7 oz) de azúcar moreno (sin refinar)
- 1 taza (250 ml / 8 oz) de nata (crema) para batir
- 2 Cucharadas de azúcar glas (en polvo / impalpable)
- 1 cucharadita de esencia de vainilla (extracto)
- 250 g (0.55 lb) de frutos rojos (yo uso fresas y arándanos)
- 1 puñado de hojas de menta fresca (hierbabuena)

PAVLOVA CON FRUTOS ROJOS Y MENTA FRESCA

8. Al día siguiente, coloca con cuidado la *Pavlova* en una fuente plana para servir o en un soporte para pasteles y mantenla alejada de la humedad hasta que estés list@ para servirla (no la pongas en la nevera).
9. Lava los frutos rojos y corta las fresas (si las usas) como más te guste.
10. Bate la nata fría con la batidora de pie o de mano a velocidad media-alta hasta que esté medio montada. Reduce la velocidad y agrega el azúcar glas (en polvo) y la vainilla hasta que estén bien combinados y la nata esté completamente montada.
11. Unta la nata montada sobre la *Pavlova*.
12. Decora con los frutos rojos (se creativo o simplemente déjalas caer sobre el pastel) y con la menta fresca lavada, secada y cortada en tiras finas (en chiffonade).

Las recetas tradicionales de *Pavlova* llevan vinagre blanco y maicena (en algunos casos). En mi experiencia a lo largo de los años, he obtenido mejores resultados haciendo un merengue simple como en esta receta.

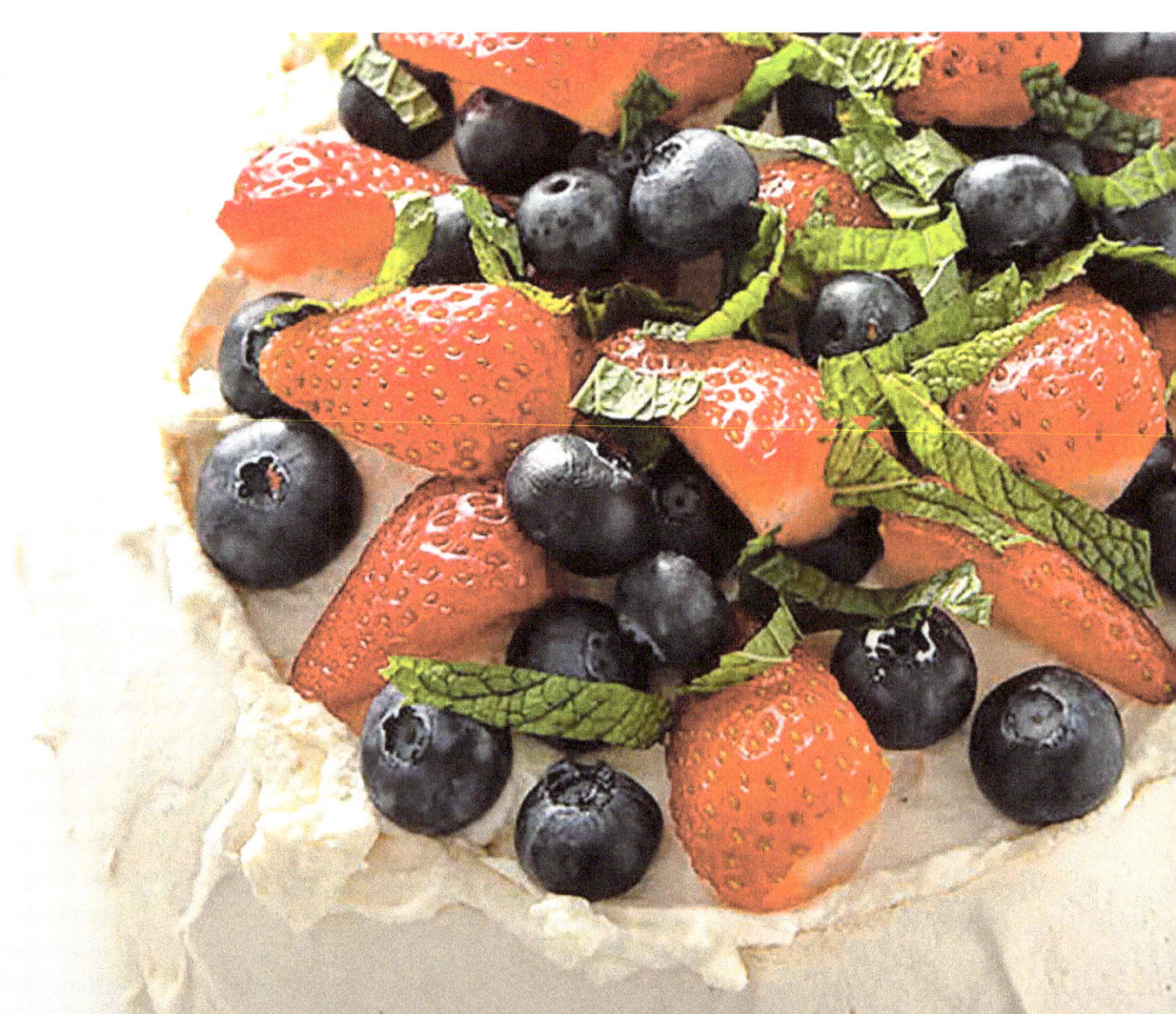

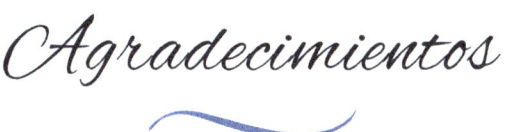

"Nada es más honorable que un corazón agradecido".

LUCIUS ANNAEUS SENECA

Cuando tengo que pensar a quién tengo que agradecer por ayudarme a hacer realidad mi sueño, tengo que retroceder en el tiempo algunos años. Cada una de estas personas ha contribuido a este libro de alguna manera y aquí quiero agradecer sus aportaciones por orden cronológico.

Leanne Callaghan, mi amiga y cliente por muchos años, gracias por crear la marca de mi empresa. Realmente supiste capturar la esencia de mi cocina y de mi persona. Nunca me canso de mirar mi logo.

Paola Coccis, mi primera mentora de cocina, grazie per tutti! Gracias por confiar en mí para cocinar para nuestros hijos en la escuela y por tu apoyo incondicional con mis puestos en el mercado.

Michele Conder, mi compañera de cocina en el comedor del colegio, ¡gracias por tu amistad y por los muchos momentos felices que vivimos juntas cocinando kilos de pasta! Gracias también a Anne y a todas las mujeres que amablemente se ofrecieron como voluntarias.

Gracias a los niños de la escuela primaria de Carlton, en Melbourne Australia, por hacer que mi tiempo de voluntaria en su programa de cocina fuera uno de los más felices de mi vida.

Gracias a todos los amigos que creyeron en mis productos ecológicos (orgánicos) y me apoyaron desde el principio. Sabéis quienes sois y os quiero mucho a todos.

Thank you to Linda Wayner y Sarah Silva por guiarme para convertirme en una mejor instructora de cocina; he aprendido mucho de vuestro gran conocimiento sobre alimentos. Gracias por vuestro apoyo y amistad.

Mi querida amiga Katina Cuba, ¡gracias! Me presentaste a Emily y creíste en mi proyecto y por eso te estaré eternamente agradecida.

Emily Growor, mi mentora, coach y editora, sin ti este libro no existiría. Desbloqueaste mi inspiración y me permitiste creer que la gente estaba esperando escuchar mi historia. Gracias por tu entusiasmo, tu apoyo, tus críticas justas y tu maravilloso prefacio.

Gracias, Beth Cutter, por creer en mí y darme la oportunidad de compartir mis habilidades culinarias, conocimientos sobre alimentos y recetas con nuestra comunidad. Mi familia nunca olvidará tus comentarios positivos después de mi clase de cocina de 'regalos comestibles'.

Mis alumnos, jóvenes y adultos, gracias por inspirarme a ser una mejor persona y por permitirme compartir mi pasión por la comida con vosotros. Ciertamente habéis despertado mi inspiración.

Kathryn, Jerry, Paul y Krassi, gracias por hacernos sentir como en casa en California desde el momento en que nos conocimos. Gracias también por vuestra disposición a degustar mis recetas y por vuestros comentarios tan positivos.

Un agradecimiento especial a Kathryn Holdforth por darme alas cuando me sentía atrapada.

Gracias a mi grupo de españolas en California, me habéis empoderado sin saberlo al disfrutar de mis productos y con vuestro entusiasmo durante nuestras clases de cocina con muchas risas y charlas. Siempre estáis ahí para apoyarme y lo aprecio enormemente.

Mi querida sobrina Rosa se unió a este viaje para diseñar y crear mi web y comenzar mi blog. Después de estar separadas durante muchos años, el universo nos reunió para trabajar juntas. Siento que hemos 'horneado' a nuestros bebés al mismo tiempo. ¡Te quiero mucho! Gracias por tu creatividad, inspiración y asesoramiento profesional. Estoy muy agradecida por tu entusiasmo en este proyecto que tiene tu firma por todas partes. No podría haber tenido una diseñadora y directora artística mejor. Gracias también por tu ayuda en la edición de este libro en español.

Gracias también a Javier García por su participación y estupendo trabajo creando mi web, mi blog, y por su continuo apoyo.

Gracias a Mona Sethi por confiar en mí como instructora culinaria en Pans on Fire. Agradezco mucho la oportunidad y tu apoyo. Gracias también a las señoras de la tienda por su ayuda, amabilidad y amistad.

Gracias a Shelly Waldman, mi fotógrafa, que capturó mi alma y la esencia de mi comida en las imágenes que aparecen en este libro. ¡Trabajar contigo ha sido la mejor manera de completar este proyecto y muy divertido!

Gracias a Dianne Aievoli Stephens, mi hermana de otra vida, por tu ayuda en la cocina para las sesiones de fotos. ¡Trabajamos juntas como si lo hubiéramos hecho toda la vida! Gracias también por tu edición y consejos de última hora.

Espero no olvidarme de nadie, pero si crees que debería haberte mencionado y no lo he hecho, te pido disculpas.

Gracias a mis seguidores en las redes sociales; tu apoyo a lo largo de los años ha sido muy importante para mí. Espero que disfrutes de este viaje y me permitas llevar felicidad a tu cocina y a tu vida.

Gracias a mi familia en España y mi familia extendida por Australia, Argentina y el mundo; os quiero mucho a todos y espero que estéis orgullosos de mí.

Gracias a mi querida amiga Maria del Mar Damani por ayudarme a editar esta edición en Español. Ha sido estupendo trabajar contigo y tu ayuda para conseguir un Español 'universal' ha sido fundamental.

¡Gracias! a mi muy querida sobrina Mayte por aceptar la revisión y edición final de este libro en Español. ¡Me hace tanta ilusión que hayas participado en este proyecto! Tus recomendaciones han hecho de este libro algo todavía más cercano y muy especial.

A mi querido Cristian, grazie amore! Sin tu apoyo financiero, moral y tu amor no estaría escribiendo hoy. Gracias por revisar voluntariamente mi manuscrito, probar mis recetas y animarme a seguir adelante cuando tuve un mal día. I love you!

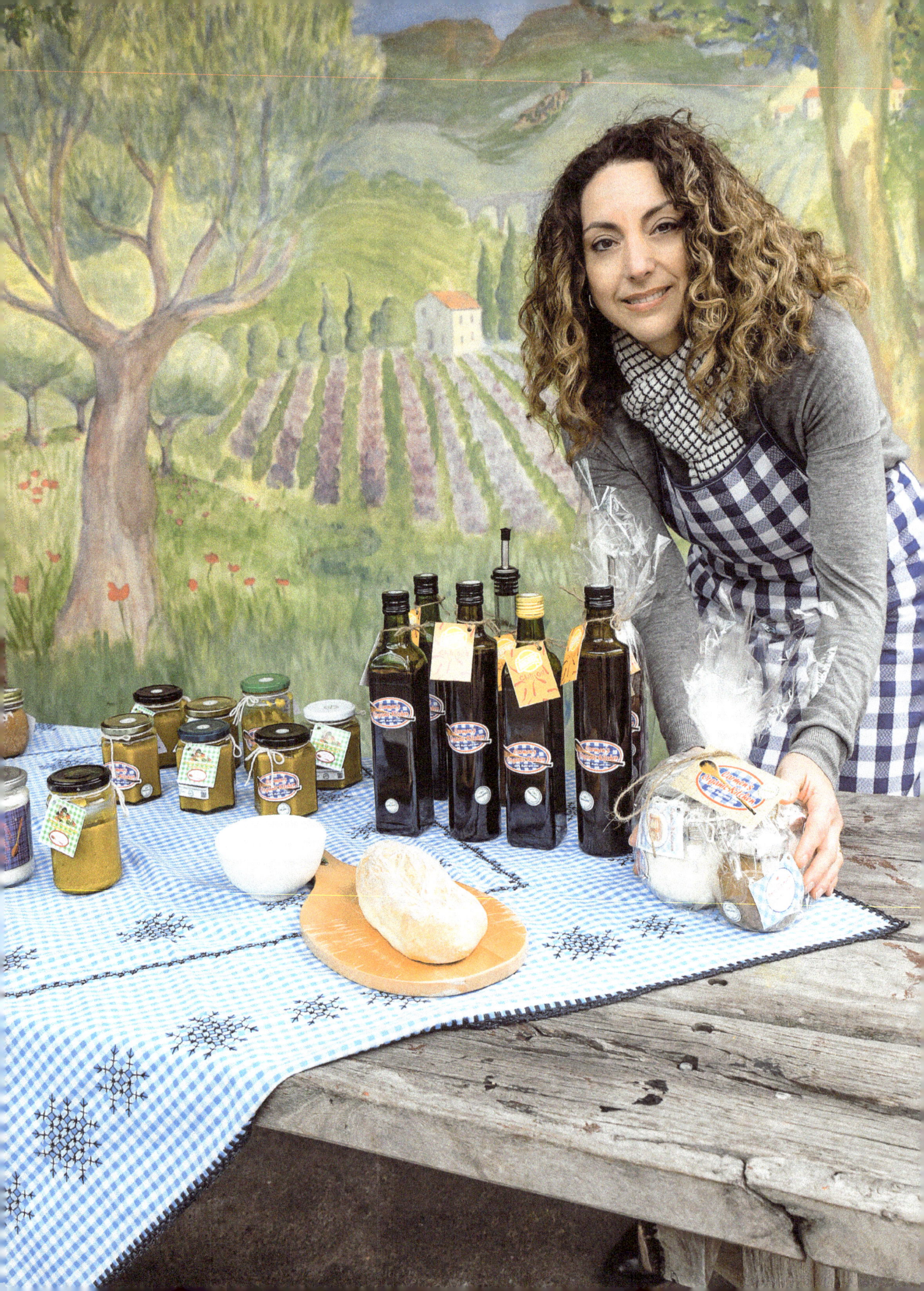

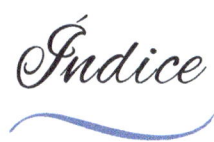

Índice

AGRADECIMIENTOS 221
AGUA FRESCA 45
ALIÑO (ADEREZO) PARA ENSALADAS 39
ALMEJAS CON SALSA DE VINO BLANCO, AJO Y AZAFRÁN 152
ARROZ AL HORNO CON CODORNIZ 144
ARROZ BLANCO PERFECTO 138
ASADO ARGENTINO AL HORNO CON CHIMICHURRI 175

BEBIDAS 41

BIZCOCHO DE CHOCOLATE BLANCO 205
BIZCOCHO DE VAINILLA Y YOGUR 198
BREAKFAST BURRITO 62
BUTTER CHICKEN 167

BÁSICOS 25

CALDO DE PESCADO 29
CALDO DE POLLO 28
CALDO DE VERDURAS 27
CANAPÉ DE PEPINO, QUESO DE CABRA Y SALMÓN AHUMADO 73
CARBONARA DE CALABACÍN 130
CARPACCIO DE REMOLACHA MULTICOLOR CON QUESO DE CABRA Y CILANTRO FRESCO 101
CHAI LATTE DORADO 50
CHALLAH 184
CHILI CON 'CARMEN' 174
CHOCOLATE CALIENTE 54
CHURROS 58
COCIDO 116
COLES DE BRUSELAS ASADAS CON PIMENTÓN 107

CONSEJOS & TRUCOS 19

COPA DE YOGUR (PARFAIT) 56
CREPES 64
CROQUETAS DE HINOJO Y SALMÓN AHUMADO 89
CUPCAKES DE CHOCOLATE 200
CUSCÚS BÁSICO 150
DAHL 125

DESAYUNOS 55

DIP DE QUESO FETA Y AGUACATE 68

DULCES & POSTRES 197

ENSALADA GALLEGA...156
ENSALADA DE ESPINACAS, ACEITUNAS KALAMATA Y RICOTTA..98
ENSALADA DE LECHUGA, MANCHEGO, MANZANA, ACEITUNAS NEGRAS Y NUECES...............................97
ENSALADA DE PATATAS RÚSTICA ITALIANA..108
ENSALADA DE PEPINO Y HIERBABUENA..95
ENSALADA DE REMOLACHA Y BATATA ASADAS CON SEMILLAS..102

ENSALADAS & VERDURAS 91

ENSALADA VERDE...94
ESPÁRRAGOS ASADOS...105
ESTOFADO DE OSOBUCO CON CALABAZA Y CALABACÍN...169
FALSO HELADO..204
FLAN DE QUESO...214
FUMET (DE MARISCO)...31
GALLETAS DE ESPELTA CON CHOCOLATE Y PEPITAS...210
GAZPACHO DE ESPÁRRAGOS...111
GNOCCHI...136
GREEN SMOOTHIE...42
GUACAMOLE SIMPLE..72
HUMMUS PERFECTO...69
JUDÍAS VERDES SALTEADAS CON AJO, CHILE Y TOMATES CHERRY..104
LA MAYONESA QUE NUNCA FALLA...35
LASAÑA CON PASTA DE ESPINACAS..132
LASSI DE MANGO..53
LIMONADA..46
MEJILLONES CON SALSA DE TOMATE PICANTE..159
MEZCLA DE AJO Y PEREJIL...32

MI HISTORIA 13

MINESTRONE CON VERDURAS DE PRIMAVERA Y PESTO..122
MI SOPA DE POLLO PARA EL ALMA..115
MUFFINS BÁSICOS..202
PAELLA DE MARISCOS...139

PAN & PIZZA..179

PAN CON TOMATE Y JAMÓN...65
PANE DI CASA..186
PAN INTEGRAL BÁSICO..182
PAN PLANO FÁCIL DE ESPELTA..181
PARATHA...194
PASSATA - SALSA DE TOMATE ITALIANA BÁSICA..37

PASTA & ARROZ 127

PASTEL DE CALABACÍN...83

PAVLOVA CON FRUTOS ROJOS Y MENTA FRESCA	219

PEQUEÑOS BOCADOS 67

PEROL	142

PESCADOS & CARNES 151

PESTO SUPERALIMENTO CON NUECES	40
PICADILLO	93
PILAF DE ATÚN Y ACEITUNAS KALAMATA	148
PIZZA BLANCA DE CALABACÍN, SALCHICHA Y PROVOLONE	190
PIZZA CON MANCHEGO, PIMIENTO MORRÓN Y ACEITUNAS	193
PIZZA DE ESPELTA	189
POLLO ASADO CON AJO, LIMÓN Y ROMERO	172

PRÓLOGO 11

PUCHERO CHICO	119
QUINOA BÁSICA	36
RAVIOLIS DE POLLO CON ACELGAS	134
REBANADAS DE HALLOUMI Y SANDÍA	81
RECETA BÁSICA DE PASTA FRESCA DE ESPELTA	128
RISOTTO DE HINOJO Y CHORIZO	146
ROCKY ROAD	212
ROLLITOS DE SALCHICHA AUSTRALIANOS	76
SALMÓN EN PAPILLOTE AL ESTILO ASIÁTICO	154
SANGRÍA	47

SCAN ME 228

SOBRE LA AUTORA 229

SOPA DE COLIFLOR Y KALE	120
SOPA DE ESPINACAS Y TOFU	126
SOPA DE GUISANTES CON JAMÓN	114
SOPA DE LENTEJAS CON CHORIZO	123
SOPA DE PESCADO CON FIDEOS VERMICELLI	112

SOPAS 109

SORBETE DE FRESA Y ALBAHACA	216
SUNG CHOI BAO	163

TABLA DE CONTENIDOS 9

TAPA DE CHORIZO Y QUESO MANCHEGO	74
TARTA DE NARANJA SIN GLUTEN	208
TIRAMISÚ DE LICOR DE CREMA IRLANDESA	211
TORTILLA ESPAÑOLA	78
TORTITAS INTEGRALES SUPER FÁCILES	59
TOSTADAS FRANCESAS DELICIOSAS	61
TRUCHA AL HORNO CON JAMÓN SERRANO	160

¿POR QUÉ ECOLÓGICO (ORGÁNICO)? 17

Escanéame

WWW.CARMENSORGANICKITCHEN.COM

COMIDA CON HISTORIA INSPIRADA EN INGREDIENTES ECOLÓGICOS (ORGÁNICOS), LOCALES Y DE TEMPORADA CON UN TOQUE INTERNACIONAL.

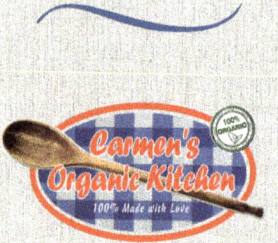

Sobre la Autora

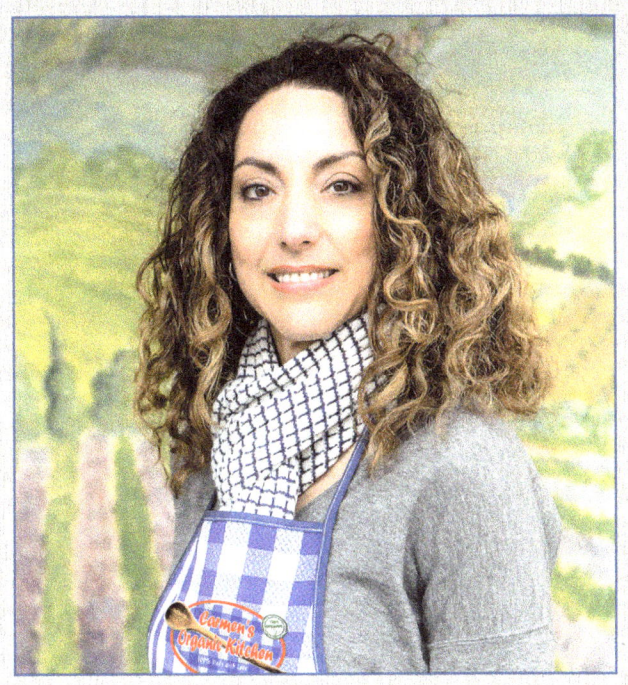

Carmen Delgado es una graduada de MBA en la Universidad RMIT en Melbourne, Australia. Cocinera e instructora culinaria autodidacta, le encanta compartir sus habilidades culinarias, sus conocimientos sobre alimentos y cómo llevar una vida saludable y sostenible.

Carmen crea para los amantes de la comida recetas fáciles y sencillas inspiradas en el pasado utilizando los mejores ingredientes. Su comida es versátil y muy sabrosa.

Española de nacimiento y australiana por adopción, Carmen vive en el norte de California con su marido, su hija y sus gatas Lola (DEP) y Lotta.

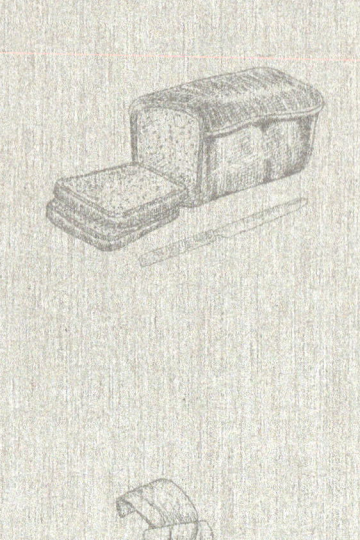
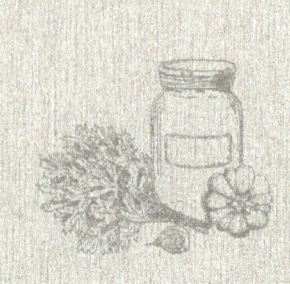
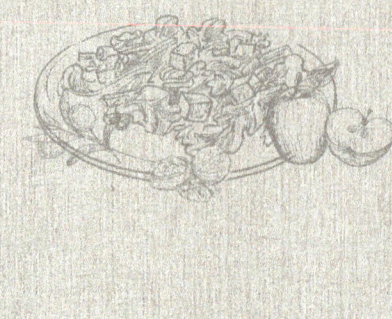
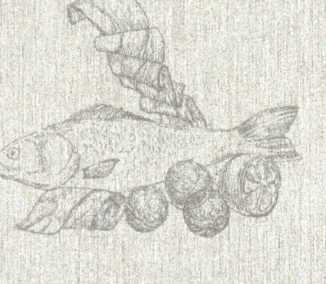
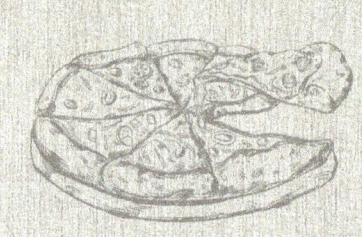
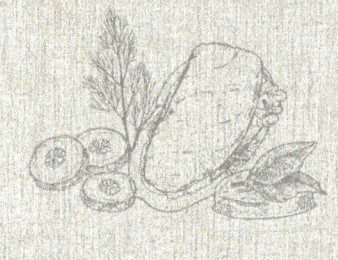

¡COME BIEN Y SÉ FELIZ!

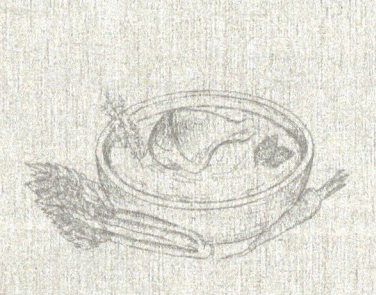
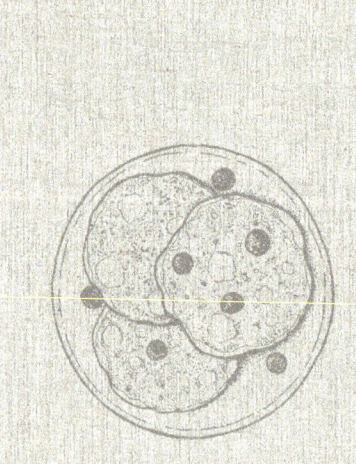
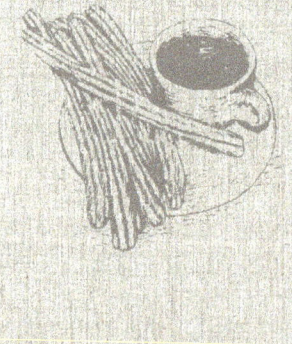
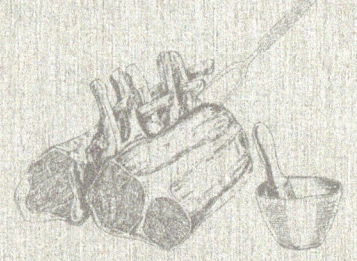
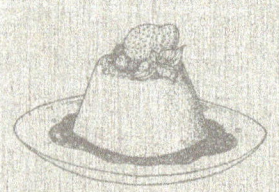
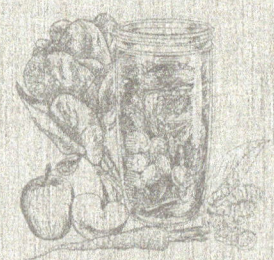

Receta

INGREDIENTES

Receta

INGREDIENTES

www.ingramcontent.com/pod-product-compliance
Lightning Source LLC
Chambersburg PA
CBHW061805290426
44109CB00031B/2937